DIMINUA ~~sua~~ IDADE

Dr. Frederic J. Vagnini | Dave Bunnell

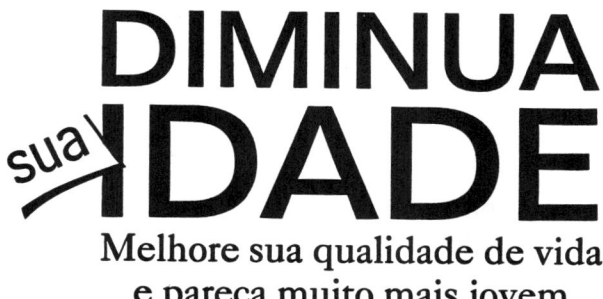

DIMINUA sua IDADE

Melhore sua qualidade de vida
e pareça muito mais jovem

Tradução
Maria Clara De Biase W. Fernandes

Revisão Técnica
Marta Moeckel

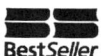

CIP-BRASIL. CATALOGAÇÃO-NA-FONTE
SINDICATO NACIONAL DOS EDITORES DE LIVROS, RJ.

V179d Vagnini, Frederic J.
Diminua sua idade / Frederic J. Vagnini, Dave Bunnell; tradução Maria Clara De Biase W. Fernandes. – Rio de Janeiro: BestSeller, 2009.

Tradução de: Count down your age
Apêndices
Inclui bibliografia
ISBN 978-85-7684-230-9

1. Saúde. 2. Rejuvenescimento. I. Bunnell, Dave. II. Título.

08-4355

CDD: 613
CDU: 613

Título original norte-americano
COUNT DOWN YOUR AGE

Copyright © 2007 by Frederic Vagnini and David Bunnell
Copyright da tradução © 2007 by Editora Best Seller Ltda.

Capa: Sense Design
Diagramação: ô de casa

Todos os direitos reservados. Proibida a reprodução,
no todo ou em parte, sem autorização prévia por escrito da editora,
sejam quais forem os meios empregados.

Direitos exclusivos de publicação em língua portuguesa para o Brasil
adquiridos pela
EDITORA BEST SELLER LTDA.
Rua Argentina, 171, parte, São Cristóvão
Rio de Janeiro, RJ – 20921-380
que se reserva a propriedade literária desta tradução

Impresso no Brasil
ISBN 978-85-7684-230-9

Dedicado a

minha inspiradora avó
Sadie Taylor,
meu filho e grande companheiro
Aaron Hassan Bunnell,
minha adorada esposa e sábia conselheira
Jaqueline Poitier,
meu octogenário companheiro de natação
Tom Gates,
meu amigo muito especial de toda a vida
Don Nace,
e, é claro, minhas filhas e netas.

– Dave Bunnell

Dedicado a

minhas duas filhas maravilhosas
Grace Marie e Clare Ann
por seu amor e apoio constantes,
minha noiva Laurie Mayer
por sua dedicação, ajuda e lealdade
e Frederic Vagnini e Elizabeth Vagnini, que
sempre estarão em minhas orações.

– Dr. Frederic Vagnini

Agradecimentos

Nossos sinceros agradecimentos a nossa agente muito eficaz, Coleen O'Shea, e a nossa editora, Johanna Bowman, pela ajuda e pelo apoio, sem os quais este projeto não seria concluído com tanto sucesso.

Sou especialmente grato a meu co-autor, David Bunnell. Ele apresentou um conceito surpreendente e, com seu conhecimento de informática e uma capacidade impressionante de escrever, manteve seu apoio até completarmos esta importante obra. Como fundador do LongLifeClub, fez uma significativa contribuição para a nova área da medicina antienvelhecimento.

Agradeço a minha equipe nos Heart, Diabetes and Weight Loss Centers de Nova York por me ajudar a cuidar de milhares de pacientes por ano como especialista em medicina antienvelhecimento e na gestão de doenças cardiovasculares, diabetes e redução do peso.

Também agradeço a meu sobrinho Daniel Cajigas, diretor da Nutrition and Wellness Vitamin Division, por seu trabalho e apoio excepcionais.

– Dr. Frederic Vagnini

Um agradecimento especial ao meu amigo Dr. V., que provou para o mundo que os médicos podem não só consertar corações como também ter grandes corações.

– Dave Bunnell

Sumário

Prefácio — 11

1 Teste antienvelhecimento
Faça o teste, descubra em que estágio você está
e comece a diminuir sua idade — 15

2 Plano de estilo de vida para viver mais e melhor
Durma, faça sexo e ria a caminho da fonte da juventude — 53

3 Plano de nutrição para toda a vida
Melhore sua saúde, estabilize seu peso e diminua sua idade — 87

4 Plano para um condicionamento físico melhor-do-que-nunca
Aumente seu vigor, duplique sua força
e faça esses hormônios fluírem! — 163

5 Assuma o controle de sua saúde
Conspire com seus médicos,
tome notas e acelere a diminuição de sua idade — 211

6 Plano antienvelhecimento — 253

Apêndice: Conteúdo de fibras dos alimentos básicos — 263

Leitura recomendada — 267

Índice remissivo — 273

Prefácio

Paul McCartney completou 64 anos em 18 de junho de 2006. Ele só tinha 16 quando escreveu a letra de "When I'm 64" – gravado nove anos depois no *Sgt. Pepper's Lonely Hearts Club Band*, principal álbum dos Beatles. Paul ainda tem cabelos e, embora duvidemos que fique fora até "quinze pras três", tem também a energia e a boa aparência de um homem muito mais jovem. Nós suspeitamos que a percepção das pessoas mais velhas tenha mudado. Segundo um artigo no *New York Times*, metade daquelas com mais de 64 anos se considera de meia-idade ou jovem. Para ser velho, você precisa ter 104.

Algumas de nossas pessoas favoritas realmente estão com cem anos ou mais (centenárias). As que Dave entrevistou para seu website LongLifeClub (longlifeclub.com) são vigorosas, ativas e, na maioria das vezes, independentes. Algumas ainda dirigem e pelo menos uma ainda escala montanhas. Nos meados deste século, haverá cerca de 800 mil centenários nos Estados Unidos. Mas mesmo se você tiver um estilo de vida perfeito, sua chance de chegar aos cem anos ainda será apenas uma em 10 mil. Fatores genéticos e a idade de sua mãe quando você nasceu provavelmente são mais importantes do que a quantidade de brócolis que você consome.

Nós temos um conceito diferente, mais viável: em vez de se preocupar em como estará aos cem anos, por que não ser mais jovem agora? Combinando os conhecimentos científicos e as observações mais recentes sobre nutrição, condicionamento físico, estilo de vida e medicina com a experiência do mundo real do Dr. Fred Vagnini como cardiologista e médico holístico do bem-estar, desenvolvemos um programa de saúde personalizável que desacelerará e até reverterá o processo de envelhecimento. Eis como. Suponhamos que você tenha uns 64 anos. Faça o longo teste no Capítulo 1 deste livro, leia os Capítulos 2 a 5 e então, no Capítulo 6, crie seu plano de saúde pessoal. Se você seguir o plano, quando estiver com 65 anos, realmente terá a idade *funcional* de uma pessoa com *menos* de 64. Isto é, você terá *diminuído* sua idade.

Nós acreditamos que você possa diminuir sua idade em até vinte anos. As pesquisas provam que há pelo menos dez biomarcadores de envelhecimento que você pode controlar e até reverter. Não importa qual seja sua idade, você pode aumentar sua massa muscular, acelerar sua taxa metabólica, reduzir sua porcentagem de gordura corporal, melhorar sua capacidade aeróbica e abaixar seu colesterol. Faça isso e todos começarão a dizer o quanto você parece bem.

A maioria das pessoas imagina que viverá pelo menos até os oitenta anos, mas teme que doenças degenerativas, inclusive a doença de Alzheimer, tornem seus últimos anos miseráveis. Elas não querem depender dos outros ou viver em asilos de "velhos". Nós imaginamos que, se você está lendo este livro, queira passar dos oitenta, porém, mais do que com a longevidade se preocupe com a *qualidade* dos dias que lhe restam – queira permanecer jovem, com a mente ativa, enérgica e saudável, e ter uma vida boa, significativa e cheia de diversão! Se essa for a sua vontade, você quer exatamente o mesmo que nós.

Dave é um homem da geração pós-guerra, muito bem-sucedido com um passado no mundo dos computadores. Graças ao apoio da avó e à ajuda do amigo "Dr. V", Dave se transformou em um defensor da vida saudável. No final da década de 1950, a avó de Dave começou a praticar yoga, plantar seus próprios vegetais orgânicos, tomar suplementos e distribuir cópias gratuitas do livro de Adelle Davis, *Let's Eat Right to Keep Fit*, [Vamos comer certo para manter a forma] para todos que quisessem ouvir seus discursos sobre como viver e comer bem. As pessoas zombavam dela dizendo que era "fanática por saúde", mas Dave a respeitava e, com 56 anos, decidiu dar continuidade à sua missão. Nesse processo, ele entrevistou o Dr. V para um artigo sobre spas e depois se encontraram em uma conferência antienvelhecimento. Desde então um colabora com o trabalho do outro.

O Dr. V é um médico e educador de saúde incomparável. Após atuar durante 25 anos como cirurgião cardíaco, pulmonar e vascular e operar milhares de pacientes, passou a se interessar por educação de saúde, medicina preventiva e nutrição clínica. Devido à sua vasta experiência em doença cardíaca e nutrição, tornou-se um orador muito requisitado e participava regularmente de programas no rádio e na televisão. Autor de vários livros e apresentador de seu próprio programa de rádio nos Estados Unidos, o Dr. V ainda atende de trinta a quarenta pacientes por dia.

Ao escrevermos este livro, na maioria das vezes usamos pronomes plurais para nos referir a nós mesmos, mas em alguns casos sentimo-nos compelidos a transmitir informações sobre um de nós individualmente, como, "Dave come frutas no café-da-manhã" e "Dr. V prefere comer frutas à noite de sobremesa". Isso nos ajudou a atingir nossos objetivos de contar nossas histórias pessoais e ao mesmo tempo transmitir muitas informações úteis, e esperamos que funcione bem para você.

Nós queremos que *você* se beneficie com nossa evangelização. Este livro visa a levá-lo a agir. Algumas de nossas sugestões incorporam idéias que você conhece há anos, como as de se exercitar e consumir mais vegetais, porém é provável que nunca tenha posto em prática. Outras, como as de manter um diário de saúde pessoal e rir muito, podem ser inéditas. Para começar, faça os testes de *Diminua sua Idade* para ter uma noção exata do que precisa fazer para desacelerar ou reverter o envelhecimento. Quem sabe você já não tenha diminuído sua idade em vários anos – nesse caso, seu início será fantástico.

Você notará que o programa que criamos a partir de nossas experiências pessoais e amplas pesquisas é desafiador e abrangente. Por exemplo, nós descobrimos que a capacidade de lidar com situações estressantes é tão importante quanto tomar vitaminas. E acreditamos que é nosso dever não só lhe dar dicas como também mostrar como praticá-las e lhe apresentar todas as explicações. Baseado no que aprendeu com o teste e o livro, você deverá estar pronto para a parte divertida. Nós o guiaremos pelo processo de criar seu próprio plano personalizado, cobrindo as áreas de nutrição, exercícios, estilo de vida e assistência médica. Com esse plano, você poderá diminuir sua idade e se sentir melhor do que *jamais* imaginou ser possível.

Teste antienvelhecimento

Faça o teste, descubra em que estágio você está e comece a diminuir sua idade

Para começar, é extremamente valioso estabelecer uma linha de partida: em que estado está sua saúde atual? Talvez já possa diminuir sua idade, mas em quantos anos? Nosso teste visa a descobrir isso. As pessoas que o fazem dizem que além de instrutivo e divertido, o teste é um grande incentivo para completarem nosso programa. Também dizem que você desejará fazê-lo de novo como um modo de avaliar seu progresso. Nós recomendamos que você faça o teste agora e o repita a cada três ou seis meses. A versão on-line em countdownyourage.com armazenará sua pontuação a cada acesso, permitindo-lhe consultá-la quando quiser. (Você também encontrará a versão on-line em longlifeclub.com.)

Os resultados de seu teste combinados com os novos conhecimentos que você acumulará lendo este livro servirão como base para seu próprio Plano para Diminuir sua Idade. Você saberá quais são seus pontos fortes e fracos e será capaz de estabelecer seus objetivos. Se desejar a energia, a acuidade mental e a boa aparência de uma pessoa saudável de 45 anos, quando tem 64, seu Plano para Diminuir sua Idade lhe ajudará a conseguir – e nós não estamos brincando. Por isso, faça o teste agora!

1. Qual você acha que é a melhor dieta para diminuir sua idade? (Circule a *melhor* opção)

- Ⓐ Baixo carboidrato (Atkins, South Beach e assim por diante).
- Ⓑ Baixo teor de gordura (Ornish, SlimFast, Jenny Craig).
- Ⓒ Mediterrânea.
- Ⓓ Redução de calorias.
- Ⓔ Vegetariana.
- Ⓕ Vegana.
- Ⓖ De sanduíches.
- Ⓗ Nenhuma; basta consumir a quantidade certa de alimentos saudáveis.

Pontos: Ⓐ 40 Ⓑ 60 Ⓒ 80 Ⓓ 85 Ⓔ 90 Ⓕ 80 Ⓖ 10 Ⓗ 100

SUA PONTUAÇÃO _____

2. Com que freqüência você toma café-da-manhã?

- Ⓐ Todas as manhãs.
- Ⓑ Cinco manhãs por semana.
- Ⓒ Menos do que três manhãs por semana.
- Ⓓ Quase nunca.

Pontos: Ⓐ 100 Ⓑ 70 Ⓒ 30 Ⓓ 0

SUA PONTUAÇÃO _____

3. Quais destes alimentos você consome em um dia comum? (Marque *todas* as alternativas corretas.)

- Ⓐ Grãos integrais (pães, cereais ou massas).
- Ⓑ Frutas.
- Ⓒ Feijão.
- Ⓓ Germe de trigo.
- Ⓔ Farinha de aveia ou aveia em outra forma.
- Ⓕ Vegetais crus.

- Ⓖ Vegetais cozidos.
- Ⓗ Brócolis, couve-flor ou repolho.
- Ⓘ Nozes, sementes ou ambas.
- Ⓙ Tofu.
- Ⓗ Pizza.
- Ⓛ Cheeseburger.
- Ⓜ Vitamina.

Pontos: Ⓐ 20 Ⓑ 20 Ⓒ 10 Ⓓ 10 Ⓔ 10 Ⓕ 20 Ⓖ 20 Ⓗ 10 Ⓘ 10 Ⓙ 10 Ⓗ 0 Ⓛ 0 Ⓜ 0

SUA PONTUAÇÃO _____

■ 4. Em um dia comum, que frutas você consome? (Marque *todas* as alternativas corretas.)

- Ⓐ Maçã.
- Ⓑ Banana.
- Ⓒ Laranja.
- Ⓓ Frutas Silvestres.
- Ⓔ Grapefruit.*
- Ⓕ Suco de laranja.
- Ⓖ Suco de grapefruit.
- Ⓗ Melão.
- Ⓘ Vitamina de frutas.
- Ⓙ Outras frutas.
- Ⓗ Eu não como frutas.

Pontos: Ⓐ 10 Ⓑ 10 Ⓒ 20 Ⓓ 20 Ⓔ 20 Ⓕ 5 Ⓖ 10 Ⓗ 10 Ⓘ 5 Ⓙ 10 Ⓗ 0

SUA PONTUAÇÃO _____

---

*n.q. toranja (*N. do E.*)

■ **5. Quais dos itens a seguir representam melhor seu café-da-manhã diário? (Café e chá opcionais.)**

- Ⓐ Ovos, torradas, batata, talvez bacon.
- Ⓑ Cereais com alto teor de fibras ("saudáveis"), frutas, leite desnatado ou semidesnatado e/ou iogurte.
- Ⓒ Cereais comuns (cornflakes e afins) e suco de laranja.
- Ⓓ Torradas integrais, suco de laranja.
- Ⓔ Torradas brancas, suco de laranja.
- Ⓕ Roscas, cream cheese.
- Ⓖ Pão doce, suco de laranja
- Ⓗ junkie food.
- Ⓘ *Shakes* ou barra de cereal.
- Ⓙ Cigarro, dose de tequila.

Pontos: Ⓐ 30 Ⓑ 100 Ⓒ 50 Ⓓ 60 Ⓔ 10 Ⓕ 30 Ⓖ 0 Ⓗ 0 Ⓘ 30 Ⓙ 0

SUA PONTUAÇÃO _____

■ **6. Quantos ovos você come aproximadamente?**

- Ⓐ Dois ou mais por dia.
- Ⓑ Cinco vezes por semana.
- Ⓒ Só como ovos brancos.
- Ⓓ De uma a três vezes por semana.
- Ⓔ Raramente.

Pontos: Ⓐ 20 Ⓑ 30 Ⓒ 60 Ⓓ 50 Ⓔ 30

SUA PONTUAÇÃO _____

■ **7. Com que freqüência, em uma semana, você come bacon, salsicha ou outras carnes curadas (inclusive frios, como salame)?**

- Ⓐ Uma ou duas vezes.
- Ⓑ Duas a quatro vezes.

- Ⓒ Mais de quatro veres.
- Ⓓ Muito raramente.
- Ⓔ Nunca.

Pontos: Ⓐ 30 Ⓑ 10 Ⓒ 0 Ⓓ 90 Ⓔ 100

SUA PONTUAÇÃO _____

■ 8. Qual a quantidade de café, incluindo o expresso, você toma?

- Ⓐ O equivalente a uma ou duas xícaras de café comum (não descafeinado) de manhã.
- Ⓑ O equivalente a três ou quatro xícaras de café comum (não descafeinado) por dia.
- Ⓒ Cinco ou mais xícaras de café comum (não descafeinado) por dia.
- Ⓓ Café descafeinado.
- Ⓔ Nunca toco em café.

Pontos: Ⓐ 80 Ⓑ 40 Ⓒ 10 Ⓓ 90 Ⓔ 100

SUA PONTUAÇÃO _____

■ 9. Se você toma chá diariamente, qual é o tipo e a quantidade?

- Ⓐ Chá preto ou escuro (duas ou mais xícaras).
- Ⓑ Chá verde (duas ou mais xícaras).
- Ⓒ Adoro meu chá de ervas e tomo pelo menos duas xícaras.
- Ⓓ Cerca de uma xícara.
- Ⓔ Só tomo chá ocasionalmente.
- Ⓕ Nunca tomo essa bebida horrível.

Pontos: Ⓐ 60 Ⓑ 100 Ⓒ 40 Ⓓ 20 Ⓔ 10 Ⓕ 0

SUA PONTUAÇÃO _____

10. Quais dos laticínios a seguir você consome normalmente? (Marque *todas* as alternativas corretas.)

- (A) Um a três copos de leite desnatado ou semidesnatado por dia.
- (B) Um a três copos de leite integral por dia.
- (C) Leite integral, ocasionalmente (cerca de três vezes por semana).
- (D) Creme em meu café ou chá.
- (E) Café com leite.
- (F) Queijo, inclusive ricota.
- (G) Adoro iogurte, tomo quase todos os dias.
- (H) Iogurte, ocasionalmente.
- (I) Manteiga.
- (J) Adoro chouriço.
- (H) Não consumo laticínios porque sou intolerante à lactose.
- (L) Nunca consumo laticínios.

Pontos: (A) 50 (B) 0 (C) 20 (D) 0 (E) 40 (F) 10 (G) 90 (H) 60 (I) 10 (J) 0 (H) 0 (L) 50

SUA PONTUAÇÃO _____

11. Quantas porções de vegetais você consome em um dia comum? (Uma porção da maioria das frutas e dos vegetais é menos do que você poderia pensar: equivale a ½ xícara.)

- (A) Na maioria das vezes, apenas uma porção.
- (B) Duas por dia.
- (C) Três a quatro por dia.
- (D) Cinco a seis por dia.
- (E) Mais de seis por dia.
- (F) Ketchup conta?
- (G) Nenhuma; vegetais são para os fracos.

Pontos: (A) 10 (B) 30 (C) 50 (D) 90 (E) 100 (F) 0 (G) 0

SUA PONTUAÇÃO _____

■ **12. Quais dos itens a seguir representam melhor seu almoço em um dia comum? (Circule a *melhor* opção.)**

- Ⓐ Hambúrguer, batata frita e Coca-Cola.
- Ⓑ Nuggets de frango, batata frita e milk-shake.
- Ⓒ Sanduíche no pão branco.
- Ⓓ Sanduíche no pão integral com tomate, alface ou outro vegetal, além de um pouco de carne, peixe ou frango.
- Ⓔ Sanduíche vegetariano.
- Ⓕ Salada, alguns cream crackers ou pão, chá gelado ou água.
- Ⓖ Vegetais crus, nozes e uma bebida.
- Ⓗ Peixe (inclusive sushi) ou frango, salada ou alguns vegetais e uma bebida.
- Ⓘ Pizza.
- Ⓙ Dois martínis e um cigarro.

Pontos: Ⓐ 0 Ⓑ 0 Ⓒ 15 Ⓓ 50 Ⓔ 70 Ⓕ 100 Ⓖ 90 Ⓗ 90 Ⓘ 20 Ⓙ 0

SUA PONTUAÇÃO _____

■ **13. Que quantidade de água você bebe por dia? (Inclua a que bebe quando acorda, durante e entre as refeições, depois de se exercitar, à noite etc. Um copo de água equivale a 250mL.)**

- Ⓐ Oito ou mais copos.
- Ⓑ Seis a oito copos.
- Ⓒ Quatro a seis copos.
- Ⓓ Dois a quatro copos.
- Ⓔ Menos de dois copos.
- Ⓕ Não bebo água, só refrigerante.

Pontos: Ⓐ 100 Ⓑ 80 Ⓒ 50 Ⓓ 20 Ⓔ 10 Ⓕ 0

SUA PONTUAÇÃO _____

■ **14. Quais são seus hábitos em relação ao açúcar? (Marque *todas* as alternativas corretas.)**

- (A) Passo geléia ou mel nas torradas e ponho açúcar nos cereais.
- (B) Tomo um ou mais refrigerantes por dia.
- (C) Tomo mais de dois refrigerantes por dia.
- (D) Ponho açúcar no café ou chá.
- (E) Não verifico as propriedades nutritivas nos rótulos dos alimentos.
- (F) Examino os rótulos e tento não comprar nada que contenha açúcar, frutose ou um de seus muitos substitutos.
- (G) Como doces todos os dias.
- (H) Como sobremesa (não frutas frescas) quase todos os dias da semana.
- (I) Como sobremesa um ou dois dias por semana.
- (J) Nunca como sobremesa.
- (K) Fujo do açúcar como o diabo foge da cruz.
- (L) Como doces no lanche.
- (M) Um pouco de açúcar não faz mal.

Pontos: (A) 0 (B) 0 (C) 0 (D) 0 (E) 0 (F) 90 (G) 0 (H) 0 (I) 40 (J) 100 (K) 100 (L) 0 (M) 0

SUA PONTUAÇÃO _____

■ **15. Qual a quantidade de vinho, cerveja ou bebida destilada que você toma em um dia comum? (Pense nos últimos três ou quatro dias antes de responder a esta pergunta.)**

- (A) Uma ou duas taças de vinho tinto.
- (B) Uma ou duas taças de vinho branco.
- (C) Um ou dois copos de cerveja ou coquetéis.
- (D) Três ou quatro doses (vinho, cerveja ou coquetéis).
- (E) Cinco ou mais doses (vinho, cerveja ou coquetéis).
- (F) Só bebo em ocasiões especiais.
- (G) Não tomo bebidas alcoólicas – de modo algum.

Pontos: **A** 90 **B** 50 **C** 20 **D** 10 **E** 0 **F** 90 **G** 100

SUA PONTUAÇÃO _____

■ **16. Quais dos itens a seguir representam melhor seu jantar em uma noite comum?**

- **A** Carne, batata, uma verdura e sobremesa.
- **B** Carne, batata e uma verdura, nenhuma sobremesa.
- **C** Carne, peixe ou frango; nenhuma batata, muitos vegetais, nenhum pão e nenhuma sobremesa.
- **D** Três martínis, algumas taças de vinho e um sanduíche.
- **E** Muitos vegetais maravilhosos, talvez uma massa ou arroz e fruta de sobremesa.
- **F** Salada, peixe ou frango, arroz ou batata, vegetais, sobremesa.
- **G** Salada, peixe ou frango, vegetais, sobremesa.
- **H** Refeição da letra F ou G com um pouco de fruta crua de sobremesa.
- **I** Arroz coberto com um prato ao curry.
- **J** Frango ou peixe frito, batata frita, salada.
- **K** Cheeseburger, Coca-Cola, batata frita e um grande brownie de chocolate com muito calda de chocolate.

Pontos: **A** 20 **B** 30 **C** 80 **D** 0 **E** 90 **F** 80 **G** 80 **H** 100 **I** 50 **J** 10 **K** muito menos que 0

SUA PONTUAÇÃO _____

■ **17. Adora sobremesa? (Marque *todas* as alternativas corretas.)**

- **A** Como sobremesa quase todos os dias.
- **B** Como sobremesa, mas geralmente é uma fruta inteira.
- **C** Como sobremesa três vezes ou mais por semana.
- **D** Menos de três vezes por semana.
- **E** Só como sobremesa ocasionalmente.
- **F** Nunca como sobremesa.

Pontos: Ⓐ 0 Ⓑ 80 Ⓒ 20 Ⓓ 80 Ⓔ 90 Ⓕ 100

SUA PONTUAÇÃO _____

■ **18. Com que freqüência você come carne (incluindo de vaca, cordeiro, porco, frios, cachorro-quente, salsicha, búfalo e carne de caça)?**

Ⓐ Pelo menos duas vezes por dia.
Ⓑ Quase todos os dias.
Ⓒ Três a cinco vezes por semana.
Ⓓ Menos de três vezes por semana.
Ⓔ Cerca de uma ou duas vezes por semana.
Ⓕ Raramente.
Ⓖ Nunca.

Pontos: Ⓐ 0 Ⓑ 10 Ⓒ 40 Ⓓ 80 Ⓔ 100 Ⓕ 100 Ⓖ 100

SUA PONTUAÇÃO _____

■ **19. Com que freqüência você come peixe? (Marque a *melhor* opção.)**

Ⓐ Você está brincando? Peixe cheira mal – nem toco nisso.
Ⓑ Eu não como peixe; sou vegetariano.
Ⓒ Cerca de uma vez por semana.
Ⓓ Duas a três vezes por semana.
Ⓔ Três a cinco vezes por semana.
Ⓕ Todos os dias.

Pontos: Ⓐ 0 Ⓑ 20 Ⓒ 40 Ⓓ 80 Ⓔ 100 Ⓕ 90

SUA PONTUAÇÃO _____

20. Qual a quantidade de "alimentos amiláceos" (batata, pão branco, massas e arroz) que você consome? (Marque *todas* as alternativas corretas.)

- Ⓐ Batata quase todos os dias.
- Ⓑ Arroz branco o tempo todo.
- Ⓒ Apenas pão branco.
- Ⓓ Pão integral, massas e arroz.
- Ⓔ Massas (de verdade, não aquelas coisas integrais horríveis).
- Ⓕ Três a cinco vezes por semana.
- Ⓖ Menos de três vezes por semana.

Pontos: Ⓐ 0 Ⓑ 0 Ⓒ 0 Ⓓ 100 Ⓔ 20 Ⓕ 10 Ⓖ 60

SUA PONTUAÇÃO _____

21. Que tipo de óleo de cozinha você usa mais?

- Ⓐ Azeite de oliva.
- Ⓑ Óleo de canola.
- Ⓒ Óleo de girassol, açafrão ou óleo de soja.
- Ⓓ Óleo Enova (óleo de cozinha e salada japonês feito de soja e canola (sua suposta vantagem sobre outros óleos poliinsaturados é uma diferença na estrutura química considerada capaz de ajudar a reduzir a gordura corporal).
- Ⓔ Óleo de semente de uva (cada vez mais usado pelos chefs como alternativa para o azeite de oliva devido ao seu alto ponto de fulgor, aproximadamente 160° C; é rico em antioxidantes e contém vitamina E e um grupo de bioflavonóides conhecido como procianidinas).
- Ⓕ Óleo de milho ou semente de algodão.
- Ⓖ Banha vegetal.
- Ⓗ Manteiga.
- Ⓘ Margarina.

Pontos: Ⓐ 100 Ⓑ 90 Ⓒ 60 Ⓓ 85 Ⓔ 90 Ⓕ 10 Ⓖ 0 Ⓗ 10 Ⓘ 0

SUA PONTUAÇÃO _____

22. Quais destes alimentos você consome pelo menos uma vez a cada duas semanas? (Marque *todas* as alternativas corretas.)

- Ⓐ Blueberry.*
- Ⓑ Grapefruit.
- Ⓒ Amêndoa.
- Ⓓ Maçã.
- Ⓔ Abacate.
- Ⓕ Beterraba.
- Ⓖ Brócolis.
- Ⓗ Cacau.
- Ⓘ Cranberry ou suco de cranberry.
- Ⓙ Linhaça.
- Ⓚ Alho.
- Ⓛ Gengibre.
- Ⓜ Azeite de oliva.
- Ⓝ Cebola.
- Ⓞ Laranja.
- Ⓟ Farinha de aveia ou aveia em outra forma.
- Ⓠ Salmão.
- Ⓡ Soja.
- Ⓢ Chá.
- Ⓣ Tomate.
- Ⓤ Grãos integrais.
- Ⓥ Vinho tinto.
- Ⓦ Feijões.
- Ⓧ Vegetais marinhos (também conhecidas como algas marinhas).
- Ⓨ Repolho.
- Ⓩ Couve.

Pontos: 10 para cada

SUA PONTUAÇÃO _____

---

*As blueberries podem ser substituídas por outras bagas como framboesas ou amoras. No Brasil, elas são comercializadas congeladas. É possível encontrá-las em lojas especializadas. (*N. do R. T.*)

■ **23. Você toma multivitamínicos? (Marque apenas uma alternativa.)**

(A) Pode apostar que sim.
(B) Não. Por quê – o que você tem a ver com isso?

Pontos: (A) 100 (B) 0

SUA PONTUAÇÃO _____

■ **24. Quais destes suplementos você toma em uma base diária? (Marque *todas* as alternativas corretas.)**

(A) Ômega-3 (óleo de peixe).
(B) Vitaminas do complexo B.
(C) Ácido alfa-lipóico.
(D) Acetil-L-carnitina.
(E) Curcumina.
(F) Vitamina D.
(G) Vitamina E.
(H) Coenzima Q10 (CoQ10).
(I) Magnésio.
(J) Selênio.
(H) S-adenosil-L - metionina (SANe).
(L) Fosfatidil serina (FS).
(M) Nattokinase.

Pontos: 10 para cada

SUA PONTUAÇÃO _____

■ **25. Você costuma se exercitar?**

(A) Sim.
(B) Nunca.

Pontos: (A) 100 (B) 0

SUA PONTUAÇÃO _____

26. Com que freqüência você se exercita em uma semana comum?

- (A) Todos os dias.
- (B) Cinco a seis dias.
- (C) Três a cinco dias.
- (D) Um a dois dias.
- (E) Nunca.

Pontos: (A) 100 (B) 90 (C) 70 (D) 40 (E) 0

SUA PONTUAÇÃO _____

27. Nesta escala de 6 a 20, como você avaliaria a intensidade de seus exercícios?

- (6) Nenhuma.
- (7) Muito, muito leve.
- (9) Muito leve.
- (11) Razoavelmente leve.
- (13) Um pouco forte.
- (15) Forte.
- (17) Muito forte.
- (19) Muito, muito forte.

Pontos: (6) 0 (7) 0 (9) 10 (11) 30 (13) 60 (15) 80 (17) 100 (19) 80

SUA PONTUAÇÃO _____

O teste da Escala de Borg

"Qual é a intensidade de seus exercícios?" Gunnar Borg, o famoso fisiologista sueco, demonstrou que a resposta de uma pessoa a essa pergunta pode ser corretamente avaliada em uma escala de 6 a 20 em que 6 representa nenhum exercício e 20 representa se exercitar até não agüentar mais. Em nossa opinião, uma pontuação de

19 ou 20 não é tão boa quanto uma de 15 a 18, porque você pode esgotar seu corpo, prejudicar suas articulações e criar um excesso de radicais livres caso se exercite demais constantemente. O melhor é que a intensidade seja forte, mas não "louca".

28. Qual é a duração média de sua sessão de exercícios?

(A) Duas horas ou mais.
(B) Noventa minutos.
(C) Sessenta minutos.
(D) 45 minutos.
(E) Trinta minutos.
(F) Quinze minutos.
(G) Cinco minutos.

Pontos: (A) 100 (B) 100 (C) 90 (D) 70 (E) 40 (F) 20 (G) 10

SUA PONTUAÇÃO _____

29. Fique em um pé só e se equilibre o máximo que puder por até dois minutos. Por quanto tempo consegue fazer isso?

(A) Menos de trinta segundos.
(B) 45 segundos.
(C) Um minuto.
(D) Um minuto e trinta segundos.
(E) Um minuto e 45 segundos.
(F) Dois minutos.

Pontos: (A) 0 (B) 20 (C) 50 (D) 70 (E) 90 (F) 100

SUA PONTUAÇÃO _____

■ 30. Repita o exercício anterior com os olhos fechados. Por quanto tempo consegue fazer isso?

- Ⓐ Não consigo.
- Ⓑ Dez segundos.
- Ⓒ Vinte segundos.
- Ⓓ Trinta segundos.
- Ⓔ 45 segundos.
- Ⓕ Um minuto ou mais.

Pontos: Ⓐ 0 Ⓑ 10 Ⓒ 30 Ⓓ 60 Ⓔ 80 Ⓕ 100

SUA PONTUAÇÃO _____

■ 31. Por quanto tempo você consegue prender a respiração (Se não souber, teste-se: primeiro respire profundamente várias vezes com os lábios bem cerrados para expandir os pulmões e oxigenar o corpo. Faça isso mais uma vez e prenda a respiração o máximo que puder, contando o tempo com um relógio ou outro instrumento.)

- Ⓐ Dois minutos ou mais.
- Ⓑ Noventa segundos a dois minutos.
- Ⓒ Sessenta a noventa segundos.
- Ⓓ Trinta a sessenta segundos.
- Ⓔ Quinze a trinta segundos.
- Ⓕ Menos de quinze segundos.

Pontos: se você tem

75 anos ou mais: Ⓐ 100 Ⓑ 100 Ⓒ 100 Ⓓ 90 Ⓔ 50 Ⓕ 10
65-75 anos: Ⓐ 100 Ⓑ 100 Ⓒ 100 Ⓓ 50 Ⓔ 30 Ⓕ 0
55-65 anos: Ⓐ 100 Ⓑ 100 Ⓒ 80 Ⓓ 40 Ⓔ 10 Ⓕ 0
30-55 anos: Ⓐ 100 Ⓑ 90 Ⓒ 70 Ⓓ 20 Ⓔ 0 Ⓕ 0
Menos de 30: Ⓐ 100 Ⓑ 80 Ⓒ 50 Ⓓ 20 Ⓔ 0 Ⓕ 0

SUA PONTUAÇÃO _____

Especialistas em prender a respiração?

Especialistas dizem que, mesmo se você não for um nadador, mas estiver em boa forma física, pode aprender a prender a respiração pelos três minutos e 38 segundos que fizeram Tanya Streeter quebrar o recorde mundial de mergulho livre. (Embora eles admitam que usar esse tempo para mergulhar a 121m de profundidade, como ela fez, possa ser mais que um desafio.) Nós achamos que esses "especialistas" devem estar se referindo a adolescentes. Dave, um entusiástico nadador, consegue prender sua respiração por dois minutos e 15 segundos – três minutos e 38 segundos parece impossível.

■ **32. Com que freqüência você faz um verdadeiro exercício aeróbico (que usa *continuamente* alguns – se não todos – de seus grandes músculos, como os das pernas ou dos braços, por no mínimo vinte minutos, durante os quais seus batimentos cardíacos atingem 60% a 80% de sua capacidade máxima)? (Marque a melhor opção.)**

- Ⓐ Cinco a seis vezes por semana.
- Ⓑ Três a quatro vezes por semana.
- Ⓒ Duas vezes por semana.
- Ⓓ Uma vez por semana.
- Ⓔ Uma vez a cada duas semanas.
- Ⓕ De vez em quando.
- Ⓖ Você não é minha mãe!

Pontos: Ⓐ 100 Ⓑ 90 Ⓒ 70 Ⓓ 40 Ⓔ 10 Ⓕ 0 Ⓖ 0

SUA PONTUAÇÃO _____

■ **33. Quão forte você é? (Marque *todas* as alternativas corretas.)**

- Ⓐ Consigo me levantar de uma cadeira sem esforço.
- Ⓑ Raramente tenho dificuldade em abrir a tampa de um frasco de alimento.

- Ⓒ Posso facilmente carregar duas sacolas de supermercado cheias.
- Ⓓ Não tenho dificuldade em pegar um bebê no colo.
- Ⓔ Eu conseguiria empurrar meu carro enguiçado em ponto morto – sem suar.
- Ⓕ Eu consigo levantar 91kg no supino.

Pontos: Ⓐ 5 Ⓑ 30 Ⓒ 20 Ⓓ 20 Ⓔ 60 Ⓕ 100

SUA PONTUAÇÃO _____

■ **34. Com que freqüência você faz treinamento de resistência (exercícios envolvendo o uso de seus grandes músculos para mover um peso, como os de levantamento de peso e bandas elásticas)?**

- Ⓐ Todos os dias.
- Ⓑ Cinco vezes por semana.
- Ⓒ Três a quatro vezes por semana.
- Ⓓ Duas vezes por semana.
- Ⓔ Uma vez por semana.
- Ⓕ Uma ou duas vezes por mês.
- Ⓖ Muito raramente.
- Ⓗ Nunca.

Pontos: Ⓐ 70 Ⓑ 90 Ⓒ 100 Ⓓ 90 Ⓔ 70 Ⓕ 30 Ⓖ 0 Ⓗ 0

SUA PONTUAÇÃO _____

■ **35. Teste de tocar-os-dedos-dos-pés: de pé com os joelhos juntos, incline-se para frente – até onde consegue ir?**

- Ⓐ Eu consigo pôr a cabeça nos joelhos e os cotovelos no chão.
- Ⓑ Consigo pôr minhas mãos espalmadas no chão.
- Ⓒ Consigo tocar o chão com os dedos.
- Ⓓ Consigo tocar em meus tornozelos com os dedos.
- Ⓔ Consigo tocar em minhas canelas.
- Ⓕ Vocês estão me matando.

Teste antienvelhecimento ■ 33

Pontos: (A) ha-ha (B) 100 (C) 80 (D) 50 (E) 20 (F) 0

SUA PONTUAÇÃO _____

■ **36. Com que freqüência você realmente sua (na sauna, durante exercícios intensos, yoga – não importa como)?**

(A) Cerca de uma vez por semana.
(B) Diariamente.
(C) Duas a três vezes por semana.
(D) Quatro a seis vezes por semana.
(E) O tempo todo, porque meu chefe é realmente intransigente.
(F) Poucas vezes (menos de uma vez por semana).

Pontos: (A) 40 (B) 100 (C) 60 (D) 90 (E) 0 (F) 0

SUA PONTUAÇÃO _____

■ **37. Você está mantendo sua espinha dorsal flexível? (Marque *todas* as alternativas corretas.)**

(A) Quando uso o controle remoto, sempre me inclino para frente.
(B) Pratico yoga uma vez por semana ou mais.
(C) Faço exercícios de alongamento.
(D) Vou regularmente ao meu quiroprático.
(E) Fico de cabeça para baixo.
(F) Eu me sento ereto.
(G) Eu caminho muito.

Pontos: (A) 0 (B) 90 (C) 80 (D) 50 (E) 90 (F) 30 (G) 30

SUA PONTUAÇÃO _____

38. Você dança? (Marque a melhor resposta.)

(A) Droga. Não. Afinal de contas, de que planeta vem esse Dave ou o Dr. Vagnini?
(B) Eu confesso: ocasionalmente.
(C) Cerca de uma vez por mês.
(D) Sim; isso é ótimo – eu danço mais ou menos de 15 em 15 dias.
(E) Eu adoro dançar e tento fazer isso uma vez por semana, às vezes mais.

Pontos: (A) 0 (B) 20 (C) 40 (D) 60 (E) 100

SUA PONTUAÇÃO _____

39. Você tem uma "rotina" de exercícios que funciona?

(A) Sim.
(B) Não.

Pontos: (A) 100 (B) 0

SUA PONTUAÇÃO _____

40. Você exercita seus olhos? (Marque a melhor resposta.)

(A) Na verdade... não.
(B) Às vezes, sim, eu exercito meus olhos.
(C) Vendo televisão sem piscar durante horas a fio quase todos os dias.
(D) Sim, eu exercito.

Pontos: (A) 0 (B) 50 (C) 0 (D) 100

SUA PONTUAÇÃO _____

■ **41. Qual foi a última vez em que você experimentou um esporte ou exercício novo e que exige muito esforço e concentração (como, por exemplo, tiro com arco, asa-delta, pólo aquático ou golfe)?**

- Ⓐ Nos últimos três a cinco anos.
- Ⓑ No ano passado ou nos últimos dois anos.
- Ⓒ No ano passado.
- Ⓓ Não é da sua conta.
- Ⓔ Muito tempo atrás (mais de cinco anos).
- Ⓕ Nunca.

Pontos: Ⓐ 30 Ⓑ 80 Ⓒ 100 Ⓓ 0 Ⓔ 0 Ⓕ 0

SUA PONTUAÇÃO _____

■ **42. Você exercita conscientemente seu cérebro?**

- Ⓐ Sim.
- Ⓑ Não.

Pontos: Ⓐ 100 Ⓑ 0

SUA PONTUAÇÃO _____

■ **43. Qual foi a última vez em que você realizou uma nova atividade que exigia que usasse sua mente de modos novos e se esforçasse (como, por exemplo, xadrez, sudoku, bridge, assistir a uma aula acadêmica, dar uma aula particular para crianças, aprender a identificar plantas ou pássaros)?**

- Ⓐ Nos últimos três a cinco anos.
- Ⓑ No ano passado ou nos últimos dois anos.
- Ⓒ No ano passado.
- Ⓓ Não é da sua conta.
- Ⓔ Muito tempo atrás (mais de cinco anos).
- Ⓕ Nunca.

Pontos: Ⓐ 30 Ⓑ 80 Ⓒ 100 Ⓓ 0 Ⓔ 0 Ⓕ 0

SUA PONTUAÇÃO _____

■ **44.** *Leia rapidamente esta frase*: o coelho roxo tocava violão e comia uma lata de pêssegos com uma colher. *Sem olhar ou ler a frase de novo, faça o seguinte*:

① Feche os olhos e cante "Parabéns pra você" para si mesmo *duas vezes*.
② Conte nos dedos até 17.
③ Respire profundamente.
④ Responda a estas perguntas:

Que animal estava na frase que você leu?
Qual era a cor do animal?
Que instrumento musical ele estava tocando?
O que estava comendo?
Que utensílio estava usando para comer?
Agora confira suas respostas relendo a frase.

Pontos: Todas as respostas corretas – você fez 100 pontos. Dê graças a Deus por sua memória recente ainda estar ótima. Se você errou apenas uma pergunta, fez 80 pontos. Se errou mais de uma, não fez nenhum ponto.

SUA PONTUAÇÃO _____

■ **45.** Quanto você dorme em uma noite comum? (Marque a *melhor* opção.)

Ⓐ Quatro horas ou menos.
Ⓑ Cinco a seis horas.
Ⓒ Sete horas.
Ⓓ Oito horas.
Ⓔ Nove horas.
Ⓕ Dez ou mais horas.
Ⓖ Nenhuma hora – eu não durmo.

Pontos: Ⓐ 10 Ⓑ 20 Ⓒ 60 Ⓓ 90 Ⓔ 100 Ⓕ 100 Ⓖ 0

SUA PONTUAÇÃO _____

■ **46. Você já dormiu ao volante? (Seja honesto e marque a *melhor* opção.)**

Ⓐ Nunca.
Ⓑ Uma vez, há mais de um ano.
Ⓒ No ano passado.
Ⓓ Eu quase dormi ao volante, mas consegui "me controlar" antes que fosse tarde demais.

Pontos: Ⓐ 100 Ⓑ 20 Ⓒ 0 Ⓓ 10

SUA PONTUAÇÃO _____

■ **47. O que você fuma? (Marque *todas* as alternativas corretas.)**

Ⓐ Cigarro.
Ⓑ Charuto.
Ⓒ Cachimbo.
Ⓓ Maconha.
Ⓔ Crack é minha substância preferida.
Ⓕ Nada.

Pontos: Ⓐ 0 Ⓑ 0 Ⓒ 0 Ⓓ 0 Ⓔ 0 Ⓕ 100

SUA PONTUAÇÃO _____

■ **48. Você fala pelo celular (monofone ou viva-voz, não importa) dirigindo?**

Ⓐ Ocasionalmente.
Ⓑ Eu paro no acostamento para falar.
Ⓒ Falar no celular dirigindo é um modo eficiente de usar meu tempo e você não tem nada a ver com isso!

- Ⓓ Eu não tenho celular. É irritante.
- Ⓔ Eu não dirijo.

Pontos: Ⓐ 50 Ⓑ 100 Ⓒ 0 Ⓓ 100 Ⓔ 100

SUA PONTUAÇÃO _____

■ **49. Você tem dificuldade em se concentrar no que está fazendo?**
(Marque a *melhor* opção.)

- Ⓐ Raramente ou nunca.
- Ⓑ Alguma ou por pouco tempo.
- Ⓒ Ocasionalmente ou por uma quantidade moderada de tempo.
- Ⓓ Na maior parte do tempo.

Pontos: Ⓐ 100 Ⓑ 90 Ⓒ 40 Ⓓ 0

SUA PONTUAÇÃO _____

■ **50. Com que freqüência você sente que sua vida é um "fracasso"?**
(Marque a *melhor* opção.)

- Ⓐ Raramente ou de modo algum.
- Ⓑ Alguma ou por pouco tempo.
- Ⓒ Ocasionalmente ou por uma quantidade moderada de tempo.
- Ⓓ Na maior parte do tempo.

Pontos: Ⓐ 100 Ⓑ 90 Ⓒ 40 Ⓓ 0

SUA PONTUAÇÃO _____

■ **51. Com que freqüência você sente que está aproveitando a vida?**

- Ⓐ Raramente ou de modo algum.
- Ⓑ Alguma ou por pouco tempo.

- ⓒ Ocasionalmente ou por uma quantidade moderada de tempo.
- ⓓ Na maior parte do tempo.

Pontos: ⓐ 0 ⓑ 10 ⓒ 50 ⓓ 100

SUA PONTUAÇÃO _____

■ 52. Como você avaliaria a "qualidade" de seu sono? (Marque *todas* as alternativas corretas.)

- ⓐ Durmo como um bebê e acordo novinho em folha
- ⓑ Tenho dificuldade em dormir.
- ⓒ Meu sono é interrompido durante a noite
- ⓓ Eu ronco como uma locomotiva.
- ⓔ Às vezes durmo bem; às vezes não.
- ⓕ Preciso tomar pílulas para dormir.
- ⓖ Uma garrafa de conhaque geralmente resolve o problema.

Pontos: ⓐ 100 ⓑ 0 ⓒ 0 ⓓ 0 ⓔ 60 ⓕ 20 ⓖ 0

SUA PONTUAÇÃO _____

■ 53. *Só para os homens*: em média, quantos orgasmos você tem atualmente por semana?

- ⓐ Cinqüenta ou mais.
- ⓑ Cerca de sete; às vezes, com sorte, tenho mais.
- ⓒ Mais de três, menos de sete.
- ⓓ Pelo menos um ou dois.
- ⓔ Menos de um por semana.

Pontos: ⓐ 0 por mentir ⓑ 100 ⓒ 80 ⓓ 40 ⓔ 0

SUA PONTUAÇÃO _____

■ **54. *Só para as mulheres*: como você avaliaria a qualidade de sua vida sexual? (Marque a resposta mais correta.)**

- Ⓐ Eu vejo fogos de artifício freqüentemente.
- Ⓑ Minha vida sexual é muito satisfatória.
- Ⓒ Não é das melhores, mas um pouco satisfatória.
- Ⓓ Entediante e não muito boa.
- Ⓔ Nada boa.

Pontos: Ⓐ 100 Ⓑ 100 Ⓒ 60 Ⓓ 20 Ⓔ 0

SUA PONTUAÇÃO _____

■ **55. Qual é o papel do humor em sua vida? (Marque *todas* as alternativas corretas.)**

- Ⓐ Não consigo achar nada engraçado neste mundo totalmente louco.
- Ⓑ Adoro rir; me faz muito bem.
- Ⓒ Assisto toda semana pelo menos um programa de humor na TV que é realmente engraçado.
- Ⓓ Comédia é o meu gênero preferido.
- Ⓔ Gosto de piadas que são realmente engraçadas.
- Ⓕ Ver humor nas situações cotidianas é minha especialidade.
- Ⓖ Eu tenho pelo menos um comediante favorito.

Pontos: Ⓐ 0 Ⓑ 100 Ⓒ 10 Ⓓ 10 Ⓔ 10 Ⓕ 10 Ⓖ 10

SUA PONTUAÇÃO _____

■ **56. Você medita? (Marque a *melhor* resposta.)**

- Ⓐ Medito por 15 minutos ou mais todos os dias.
- Ⓑ Medito de três a cinco vezes por semana.
- Ⓒ Medito uma ou duas vezes por semana.
- Ⓓ Você não pode estar falando sério – meditar é uma grande perda de tempo.
- Ⓔ Não.

Pontos: Ⓐ 100 Ⓑ 80 Ⓒ 40 Ⓓ 0 Ⓔ 0

SUA PONTUAÇÃO _____

■ **57. Como você descreveria seu relacionamento com seu cônjuge ou sua "cara-metade"? (Marque a *melhor* opção.)**

Ⓐ Feliz a maior parte do tempo.
Ⓑ Tempestuoso.
Ⓒ Com bons e maus dias.
Ⓓ Sou divorciado (ou separado).
Ⓔ Meu cônjuge ou minha cara-metade morreu.
Ⓕ Eu não tenho um.
Ⓖ Sou feliz vivendo sozinho.

Pontos: Ⓐ 100 Ⓑ 20 Ⓒ 50 Ⓓ 40 Ⓔ 30 Ⓕ 10 Ⓖ 20

SUA PONTUAÇÃO _____

■ **58. Qual o tamanho de sua rede social? (Marque *todas* as alternativas corretas.)**

Ⓐ Tenho muitos bons amigos.
Ⓑ Pertenço a um clube social.
Ⓒ Tenho uma enorme família e muitos agregados.
Ⓓ Estou ativamente envolvido em uma ou mais organizações comunitárias.
Ⓔ Vou à igreja regularmente.
Ⓕ Falo com muitas pessoas pela internet.
Ⓖ Meu clube de xadrez é bastante animado (vale para qualquer outro tipo de jogo social, inclusive pôquer).
Ⓗ Bingo é o meu jogo preferido.
Ⓘ Eu bebo e assisto a jogos esportivos com meus amigos.

Pontos: 10 para cada

SUA PONTUAÇÃO _____

■ 59. Sua vida tem sentido?

(A) Sim; sinto-me muito motivado a permanecer saudável e vigoroso porque as coisas que faço na vida são muito importantes para mim.
(B) Um pouco, mas não sempre.
(C) Minha vida tem sentido para mim, mas dificilmente para os outros.
(D) Eu gostaria de encontrar algo significativo, mas até agora não consegui.
(E) Está longe de ter; se eu fosse embora deste planeta amanhã ninguém notaria.

Pontos: (A) 100 (B) 70 (C) 50 (D) 30 (E) 0

SUA PONTUAÇÃO _____

■ 60. Se você fosse um forasteiro em uma terra estranha e subitamente desmaiasse na calçada, como o pessoal do serviço de emergência médica encontraria a informação que poderia salvar sua vida?

(A) Eles saberiam quem eu sou vendo minha carteira de motorista ou outras informações básicas em minha bolsa ou carteira.
(B) Tenho um cartão em minha bolsa (ou carteira) com o nome e o telefone de meu médico e da pessoa para entrar em contato em caso de emergência.
(C) Minhas informações médicas estão todas on-line, e eu uso um cartão na bolsa ou carteira que explica quem eu sou e como acessar meus arquivos.
(D) Todas as minhas informações médicas estão on-line e eu uso uma pulseira ou colar de identificação que explica quem sou e como acessar meus arquivos.
(E) Minhas informações médicas estão em um pen drive claramente identificado que eu plugo em qualquer computador com Windows e levo comigo o tempo todo.
(F) Eu, basicamente, estaria ferrado.

Pontos: (A) 20 (B) 50 (C) 80 (D) 10 (E) 100 (F) 0

SUA PONTUAÇÃO _____

■ **61. Como você descreveria seu relacionamento com seu clínico-geral?**
(Marque a *melhor* opção.)

- Ⓐ Eu quase nunca vou ao médico e quando vou ele está muito ocupado correndo de uma sala de tratamento para outra.
- Ⓑ Meu médico e eu trabalhamos juntos como uma equipe; nós nos comunicamos freqüentemente e estou muito feliz com isso.
- Ⓒ Meu médico é ótimo quando eu entro no consultório, mas é difícil me comunicar com ele quando eu saio de lá.
- Ⓓ Eu não vou a nenhuma droga de médico.

Pontos: Ⓐ 20 Ⓑ 100 Ⓒ 50 Ⓓ 0

SUA PONTUAÇÃO _____

■ **62. Qual foi a última vez em que você fez um exame de sangue?**
(Marque a *melhor* alternativa.)

- Ⓐ Há menos de um ano.
- Ⓑ Nos últimos três anos.
- Ⓒ Há mais de três anos e menos de cinco anos.
- Ⓓ Eu nunca fiz exame de sangue.
- Ⓔ Há mais de cinco anos.
- Ⓕ Quando eu fui pego por um policial da narcóticos à paisana.

Pontos: Ⓐ 100 Ⓑ 70 Ⓒ 30 Ⓓ 0 Ⓔ 10 Ⓕ 0

SUA PONTUAÇÃO _____

■ **63. Qual é o seu colesterol total?**

- Ⓐ Menos de 180 mL/dL (excelente).
- Ⓑ 200 mL/dL ou menos (bom).
- Ⓒ De 200 a 240 mL/dL (risco moderado).
- Ⓓ Mais de 240mL/dL (risco alto).
- Ⓔ Não sei.

Pontos: Ⓐ 100 Ⓑ 90 Ⓒ 50 Ⓓ 10 Ⓔ 0

SUA PONTUAÇÃO _____

■ 64. Qual é seu nível de triglicerídeos (gordura corporal na corrente sangüínea)?

Ⓐ Menos de 150mg/dL em jejum (muito bom).
Ⓑ Mais de 150mg/dL (não é ótimo, nem péssimo).
Ⓒ Mais de 500mg/dL e menos de 1.000mg/dL (ruim).
Ⓓ Mais de 1.000mg/dL (alarmantemente alto).
Ⓔ Não sei.

Pontos: Ⓐ 100 Ⓑ 50 Ⓒ 10 Ⓓ 0 Ⓔ 0

SUA PONTUAÇÃO _____

■ 65. Durante quantos dias em um ano comum você não consegue ir trabalhar ou sair de casa devido a doenças como um forte resfriado ou uma gripe?

Ⓐ Quase nunca.
Ⓑ Menos de 3 dias.
Ⓒ 4 a 7 dias.
Ⓓ 8 a 12 dias.
Ⓔ Mais de 12 dias.

Pontos: Ⓐ 100 Ⓑ 90 Ⓒ 50 Ⓓ 20 Ⓔ 0

SUA PONTUAÇÃO _____

■ 66. Qual é o tamanho (a circunferência) de sua cintura? (Para uma medição mais exata, ponha uma fita métrica ao redor de seu abdômen desnudo, logo acima do osso do quadril. Em geral, a cintura é a parte mais estreita do corpo, cerca de 2,5cm acima do umbigo. Posicione a fita paralelamente ao chão sem apertá-la. Relaxe, exale o ar dos pulmões e meça sua cintura.)

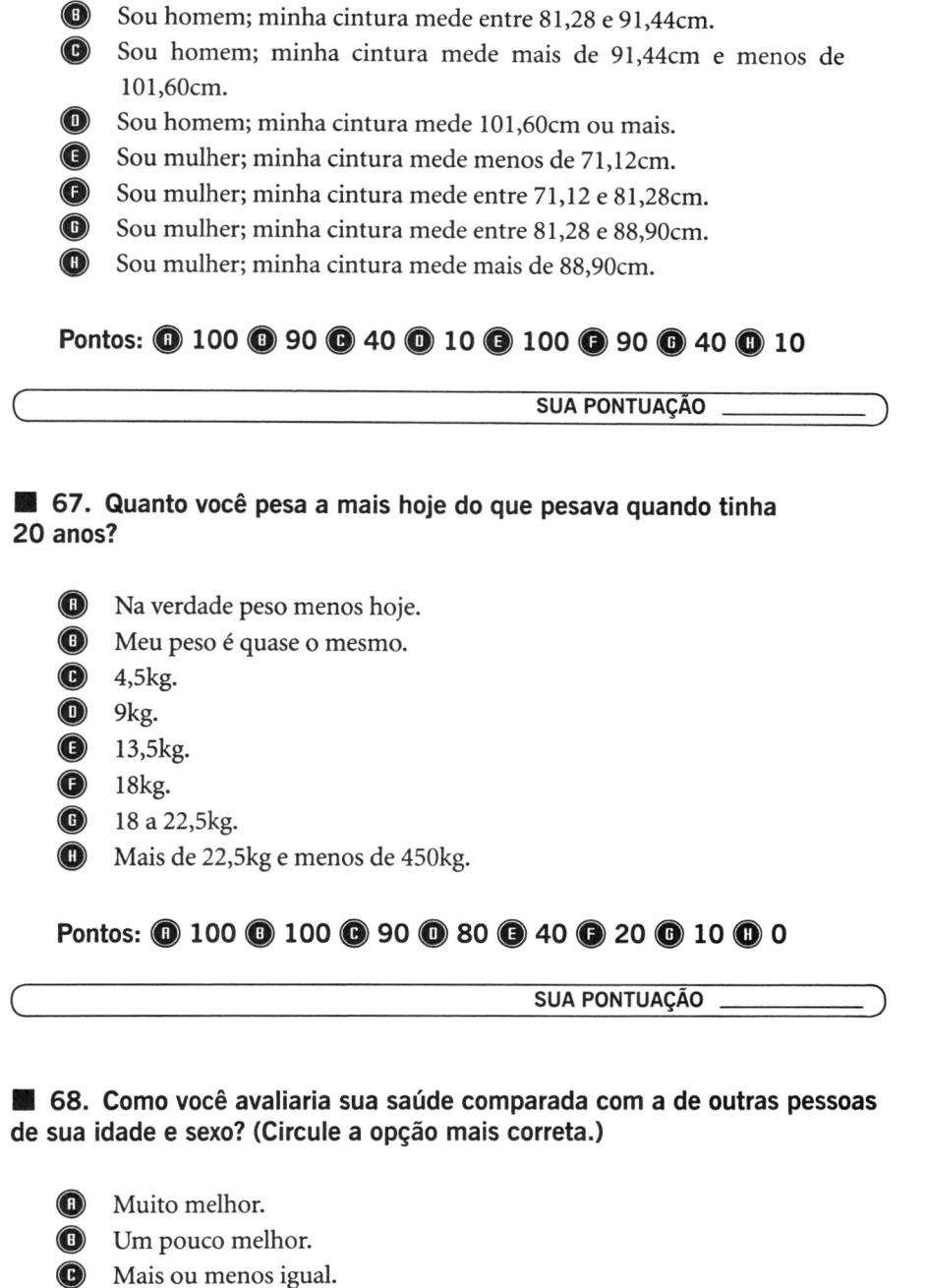

- Ⓐ Sou homem; minha cintura mede menos de 81,28cm.
- Ⓑ Sou homem; minha cintura mede entre 81,28 e 91,44cm.
- Ⓒ Sou homem; minha cintura mede mais de 91,44cm e menos de 101,60cm.
- Ⓓ Sou homem; minha cintura mede 101,60cm ou mais.
- Ⓔ Sou mulher; minha cintura mede menos de 71,12cm.
- Ⓕ Sou mulher; minha cintura mede entre 71,12 e 81,28cm.
- Ⓖ Sou mulher; minha cintura mede entre 81,28 e 88,90cm.
- Ⓗ Sou mulher; minha cintura mede mais de 88,90cm.

Pontos: Ⓐ 100 Ⓑ 90 Ⓒ 40 Ⓓ 10 Ⓔ 100 Ⓕ 90 Ⓖ 40 Ⓗ 10

SUA PONTUAÇÃO _____

■ **67. Quanto você pesa a mais hoje do que pesava quando tinha 20 anos?**

- Ⓐ Na verdade peso menos hoje.
- Ⓑ Meu peso é quase o mesmo.
- Ⓒ 4,5kg.
- Ⓓ 9kg.
- Ⓔ 13,5kg.
- Ⓕ 18kg.
- Ⓖ 18 a 22,5kg.
- Ⓗ Mais de 22,5kg e menos de 450kg.

Pontos: Ⓐ 100 Ⓑ 100 Ⓒ 90 Ⓓ 80 Ⓔ 40 Ⓕ 20 Ⓖ 10 Ⓗ 0

SUA PONTUAÇÃO _____

■ **68. Como você avaliaria sua saúde comparada com a de outras pessoas de sua idade e sexo? (Circule a opção mais correta.)**

- Ⓐ Muito melhor.
- Ⓑ Um pouco melhor.
- Ⓒ Mais ou menos igual.

- (D) Um pouco pior.
- (E) Comparado a pessoas da minha idade, eu não sou nada saudável.

Pontos: (A) 100 (B) 80 (C) 50 (D) 20 (E) 0

SUA PONTUAÇÃO _____

■ 69. Você é diabético ou pré-diabético? (Marque a *melhor* opção.)

- (A) Meu médico diz que sou pré-diabético e estou seguindo os conselhos dele para lidar com isso (inclusive tomando medicação, quando prescrita).
- (B) Meu médico diz que sou pré-diabético e deveria prestar atenção ao que como, mas isso é tudo que sei.
- (C) Sim, mas não quero tomar medicação, por isso estou tentando controlar isso com dieta e exercícios.
- (D) Sim e tomo medicação.
- (E) Sim, tomo insulina.
- (F) Não, eu não sou.

Pontos: (A) 90 (B) 40 (C) 10 (D) 60 (E) 60 (F) 100

SUA PONTUAÇÃO _____

■ 70. Você já foi diagnosticado com doença cardíaca?

- (A) Nunca!
- (B) Sim, mas isso foi há anos e estou fazendo um enorme progresso.
- (C) Sim e estou seguindo um programa de reabilitação.
- (D) Sim, mas não estou fazendo muito em relação a isso agora.

Pontos: (A) 100 (B) 80 (C) 70 (D) 10

SUA PONTUAÇÃO _____

■ **71. Qual é sua pressão sangüínea? (Marque a *melhor* resposta.)**

(A) Abaixo de 120 por 80 – muito boa.
(B) Acima de 120 por 80, mas abaixo de 140 por 90; não tomo medicação para pressão sangüínea.
(C) Acima de 120 por 80, mas abaixo de 140 por 90; meu médico diz que eu tenho pré-hipertensão e me prescreveu um remédio.
(D) Acima de 140 por 90, mas eu a controlo com medicação.
(E) Acima de 140 por 90 – não tomo medicação.

Pontos: (A) 100 (B) 50 (C) 90 (D) 80 (E) 10

SUA PONTUAÇÃO _____

■ **72. Qual foi a última vez em que você fez uma colonoscopia, se é que já fez? (Escolha *todas* as alternativas corretas.)**

(A) Tenho 50 anos ou mais e nunca fiz.
(B) Tenho 50 anos ou mais e fiz uma nos dois últimos anos.
(C) Tenho 50 anos ou mais e a última que fiz foi há mais de dois anos.
(D) Tenho menos de 50 anos e realmente espero fazer minha primeira colonoscopia quando chegar a hora.
(E) Tenho menos de 50 anos e já fiz.

Pontos: (A) 0 (B) 100 (C) 70 (D) 70 (E) 100

SUA PONTUAÇÃO _____

■ **73. *Só para as mulheres:* o que é que você está fazendo, se é que está, para detectar sinais precoces de câncer de mama? (Marque a opção mais próxima de sua realidade.)**

(A) Faço regularmente o auto-exame de mama para ver se encontro caroços e uma mamografia ou um outro exame (como tomossíntese digital) recomendado pelo meu médico.

- Ⓑ Faço regularmente o auto-exame de mama, mas tenho relaxado em relação à mamografia.
- Ⓒ Não faço o auto-exame, pelo menos não freqüentemente, mas sigo o conselho de meu médico sobre mamografia.
- Ⓓ Não faço o auto-exame ou mamografia.
- Ⓔ Recebi o diagnóstico de câncer de mama e estou tendo êxito no combate à doença.

Pontos: Ⓐ 100 Ⓑ 40 Ⓒ 70 Ⓓ 0 Ⓔ 50

SUA PONTUAÇÃO _____

■ **74.** *Só para os homens:* O que você está fazendo, se é que está, para detectar sinais precoces de câncer de próstata? (Marque a *melhor* opção.)

- Ⓐ Tenho 50 anos ou mais e meu médico faz um toque retal por ano e me manda fazer exame de sangue de antígeno prostático específico (PSA).
- Ⓑ Tenho 50 anos ou mais e meu médico faz um toque retal por ano, mas não recomenda exames regulares de PSA porque realmente não detectam câncer.
- Ⓒ Tenho menos de 50 anos e faço o exame de PSA, e meu médico também faz o costumeiro toque retal.
- Ⓓ Tenho menos de 50 anos e não estou fazendo muito em relação a isso.
- Ⓔ Tenho mais de 50 anos e não estou fazendo muito em relação a isso.

Pontos: Ⓐ 80 Ⓑ 80 Ⓒ 90 Ⓓ 50 Ⓔ 30

SUA PONTUAÇÃO _____

■ **75.** Com que freqüência você examina seus olhos? (Circule a *melhor* opção.)

- Ⓐ Eu tenho entre 40 e 60 anos e vou ao oftalmologista a cada dois anos.
- Ⓑ Tenho menos de 40 anos e vou ao oftalmologista a cada cinco anos.
- Ⓒ Tenho mais de 60 anos e vou ao oftalmologista uma vez por ano.
- Ⓓ Vou regularmente ao optometrista.

(E) Tenho mais de 40 anos e enxergo muito bem, portanto não preciso me preocupar com isso.
(F) Tenho mais de 40 anos e fui ao oftalmologista, mas não a cada dois anos.
(G) Nenhuma das respostas acima.

Pontos: (A) 100 (B) 100 (C) 100 (D) 0 (E) 0 (F) 60 (G) 0

SUA PONTUAÇÃO _____

■ 76. O que você faz para prevenir e detectar câncer de pele? (Escolha *todas* as alternativas corretas.)

(A) Se eu me exponho ao sol por mais de quinze ou vinte minutos, uso filtro solar.
(B) Quando me exponho ao sol, sempre uso chapéu.
(C) Tenho 40 anos ou mais e vou ao dermatologista uma vez por ano.
(D) Eu torro na praia.
(E) Examino regularmente minha pele em busca de manchas suspeitas ou alterações em verrugas.
(F) Fico em ambientes fechados e nunca pego sol.

Pontos: (A) 30 (B) 20 (C) 50 (D) 0 (E) 20 (F) 0

SUA PONTUAÇÃO _____

■ 77. Quem em sua família passou dos 85 anos? (Escolha *todas* as alternativas corretas.)

(A) Minha mãe.
(B) Meu pai.
(C) Uma de minhas avós.
(D) Minha outra avó.
(E) Um de meus avôs.
(F) Meu outro avô.
(G) Uma de minhas tias ou um de meus tios.

- Ⓗ Mais de uma de minhas tias ou tios.
- Ⓘ Um ou mais de meus bisavôs.
- Ⓙ Um ou mais de meus irmãos.

Pontos: 10 para cada

SUA PONTUAÇÃO _____

■ **78. Alguém em sua família tem Alzheimer, ou morreu dessa doença? (Escolha *todas* as alternativas corretas.)**

- Ⓐ Minha mãe.
- Ⓑ Meu pai.
- Ⓒ Uma de minhas avós.
- Ⓓ Minha outra avó.
- Ⓔ Um de meus avôs.
- Ⓕ Meu outro avô.
- Ⓖ Uma de minhas tias ou um de meus tios.
- Ⓗ Mais de uma de minhas tias ou um de meus tios.
- Ⓘ Um ou mais de meus bisavôs.
- Ⓙ Um ou mais de meus irmãos.
- Ⓚ Que eu saiba ninguém.

Pontos: de Ⓐ até Ⓙ 0; Ⓚ 100

SUA PONTUAÇÃO _____

Sua pontuação final

Usando uma calculadora, se tiver uma à mão, some sua pontuação em cada pergunta. Caso não tenha, lamento, mas terá de fazer a soma do modo antigo.

Pontuação total _____

O que significa sua pontuação

A pontuação mais alta é 7.900. Nós achamos impossível alguém atingi-la, mas por favor nos avise se a atingir, porque gostaríamos de, junto ao Vaticano, apoiar seu pedido de canonização. Uma "mediana" é 3.830. Nesse nível, você não está fazendo muitas coisas positivas para deter o processo de envelhecimento, tampouco o acelera. Para começar a diminuir sua idade, sua pontuação tem de ser maior.

Nossa pesquisa e experiência nos fazem acreditar que podemos diminuir sua idade em até vinte anos, se você atingir uma pontuação quase perfeita. Por isso, criamos um algoritmo para computar o número de anos em que pode diminuí-la, baseado em nosso teste. A tabela a seguir lhe mostra essa quantidade de anos:

Cartão de pontuação para diminuir sua idade

Sua pontuação	Número de anos em que pode diminuir sua idade
3.630-3.820	0
3.830-4.020	1
4.030-4.220	2
4.230-4.420	3
4.430-4.610	4
4.620-4.810	5
4.820-5.010	6
5.020-5.210	7
5.220-5.410	8
5.420-5.610	9
5.620-5.810	10
5.820-6.020	11
6.030-6.210	12
6.220-6.400	13
6.410-6.590	14
6.600-6.790	15
6.800-6.990	16
7.000-7.190	17
7.200-7.390	18
7.400-7.590	19
7.600-7.900	20

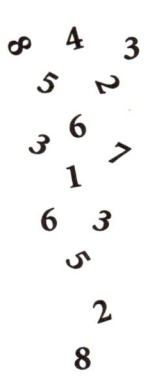

Plano de estilo de vida para viver mais e melhor

Durma, faça sexo e ria a caminho da fonte da juventude

Neste capítulo, faremos um verdadeiro sermão sobre como viver. Para falar a verdade, nenhum de nós é santo e gosta que pessoas hipócritas nos digam como viver. Você também não deve gostar e teríamos vergonha de até mesmo começar a falar se não tivéssemos aprendido do modo mais difícil o valor de um estilo de vida saudável.

Recentemente Dave foi a uma conferência de saúde em que um famoso especialista em medicina antienvelhecimento comentou que só tinha comido no McDonald's uma vez; ele disse que deu uma mordida em um Big Mac e o cuspiu em um guardanapo. "Nunca mais fui lá", afirmou. Independentemente da veracidade do caso, isto remeteu Dave à afirmação de Bill Clinton sobre fumar maconha: "Eu nunca traguei." Dave teria gostado mais do médico se ele tivesse dito "eu costumava devorar Big Macs de manhã, ao meio-dia e à noite" e mais de Clinton se ele tivesse dito "foi um barato, cara; eu ficava totalmente doidão".

Não importa em que condição sua vida (e seu corpo) está, não é tarde demais para mudar. Comece agora a ficar mais saudável e feliz e ter uma vida mais gratificante. Um estilo de vida não-saudável pode derrubá-lo, mas o contrário pode fazê-lo se sentir milagrosamente renovado. Nós dois somos ótimos exemplos disso.

Queremos que você conheça nossas *verdadeiras* histórias de Long Lifestyle.

O PRESTIGIOSO CIRURGIÃO CARDÍACO

O Dr. Frederic J. Vagnini, também conhecido como "Dr. V", era um dos mais bem-sucedidos e conceituados cirurgiões cardíacos. Vaidoso, usava ternos feitos à mão, dirigia carros fantásticos e praticava pesca esportiva ao largo da costa da Flórida em seu próprio iate. Ele operava milhares de pessoas com doenças cardíacas e nos vasos sangüíneos. Sabia das conseqüências do estilo de vida não-saudável, mas fumava cigarros, bebia em excesso, tinha uma alimentação péssima e, além de pescar, não fazia exercícios. "Eu realmente estava me destruindo", diz.

Quando abriu sua primeira clínica particular em Long Island, o Dr. V era um homem bonito e esguio de 1,90m que parecia ter tudo. Bem casado, acomodou-se em sua vida confortável e ansiava por ter filhos. Pouco a pouco começou a engordar e, quando sua mulher engravidou da primeira filha, ele descobriu as refeições fast-food. O Dr. V se lembra: "Minha mulher comia sorvete à tarde e se satisfazia com apenas um pouco. Já eu, quando ia acompanhá-la, ficava com vontade de devorar tudo."

O desejo era tão forte que ele começou a ir para a cama com dois sanduíches. Comia um assistindo ao programa do David Letterman e o outro guardava para quando acordava no meio da noite.

O fumo também passou a ser um problema sério; Dr. V começou a usar um inalador para continuar com seu vício em tabaco. Fumar também estava "acabando com meu estômago", diz, "mas eu não parava". Para melhorar esse problema, ele começou a tomar Zantac.

Seu café-da-manhã costumava ser bastante simples: um cigarro e um pouco de café preto com um adoçante artificial. O almoço no consultório era sanduíche, batata frita e Coca-Cola ou, se saísse para almoçar, uma tigela de macarrão gravatinha, muito pão com manteiga e um martíni. É claro que essa não era a melhor dieta, tampouco continha tantas calorias – não o bastante para explicar como o Dr. V passou a pesar mais de 130kg. Ele começou a comprar seus ternos em lojas que vendiam roupas para pessoas gordas e altas.

Depois do nascimento de sua primeira filha, o Dr. V cumpriu uma promessa feita à mulher e parou de fumar. Em última análise, esse foi um enorme passo para a saúde, mas seu impacto imediato não foi tão grande. Ele explica: "Eu substituí os cigarros por açúcar. Passei a tomar mais bebidas alcoólicas e a comer todos os tipos de bolos e tortas, freqüentemente com sorvete. E depois comecei a comer Doritos à noite." Ele rapidamente engordou mais 18kg.

"Foram os Doritos", diz. "Você pode realmente ficar viciado neles, como eu fiquei." O Dr. V comia Doritos o dia inteiro. Agora sabemos que consumir carboidratos como os do Doritos aumenta rapidamente os níveis de insulina, o que subseqüentemente abaixa os níveis de açúcar no sangue e faz desejar mais carboidratos. Portanto, o vício do Dr. V era bastante real.

Ele ainda conseguiu se convencer de que conseguiria controlar sua alimentação e seu peso caso se esforçasse um pouco mais. Mas dada a sua óbvia falta de sucesso, sentia um certo desconforto em aconselhar seus pacientes a emagrecerem. Como fazem muitos outros médicos, ele simplesmente lhes entregava as típicas folhas de dieta, sabendo que não a seguiriam.

Ao se olhar no espelho, o Dr. V viu pontos de gordura amarelos surgindo em suas pálpebras – uma condição chamada de *xantelasma* resultante de colesterol alto. Levando sua filha para passear no carrinho de bebê, sentiu tanta falta de ar que teve de parar e se sentar em um banco para descansar. Ele fez um pedido de exame de sangue para si mesmo.

Seu assistente colocou o resultado do exame na escrivaninha junto com uma pilha de outros papéis, por isso o Dr. V não o viu imediatamente. Então, no final de uma tarde, quando era a última pessoa no consultório, pegou distraidamente o exame e começou a lê-lo sem perceber que era o *dele*. "Meu Deus", pensou , "esse paciente está com um problema grave". Perguntando-se quem era, olhou para o nome e ficou chocado. Aquele era o seu.

A princípio o estilo de vida do Dr. V não mudou muito; a mudança exigiu um ato de "intervenção divina" por parte de um paciente. Aparecendo no consultório para uma consulta de rotina, esse homem de meia-idade era muito mais saudável do que ele era há anos. Magro, tinha pressão sangüínea normal e parecia feliz – não nervoso como costumava ser o Dr. V. O paciente sorriu maliciosamente ao explicar a base de sua recém-descoberta saúde e entregou ao Dr. V uma cópia do livro *The Carbohydrate Addict's Diet*, do Dr. Richard Heller e da Dra. Rachael Heller.

Claramente visível na capa do livro, as palavras "viciado em carboidrato" gritavam para ele. "Esse sou eu", pensou o Dr. V. "Sou viciado em carboidratos". Ele jogou fora o restante de seus pacotes de Doritos. Leu o livro, mudou sua dieta e logo procurou os autores e começou a trabalhar com eles em um programa de prevenção e cura de doença cardíaca. O Dr. V se tornou o co-autor de sua seqüência, *The Carbohydrate Addict's Healthy Heart Program* [Programa de saúde coronária para viciados em carboidrato]. Nos meses seguintes, perdeu 41kg, recuperou sua força e ficou com uma ótima aparência física. Estudou para se tornar nutricionista e especialista em medicina antienvelhecimento, parou de fazer cirurgias e abriu seu próprio centro de bem-estar. O Dr. V se reinventou.

Os americanos são mais gordos do que é divulgado

Pesquisadores da Harvard School of Public Health ficaram um tanto chocados quando descobriram que os níveis de obesidade dos americanos eram muito mais altos do que os divulgados. O problema era que as pessoas freqüentemente forneciam informações erradas sobre seu peso e altura, particularmente em pesquisas pelo telefone. Em conseqüência disso, os pesquisadores descobriram que as estimativas de obesidade eram mais de 50% mais baixas do que a realidade.

> Mulheres subestimam mais seu peso do que os homens; entretanto, os homens tendem a superestimar sua altura. Os pesquisadores estimaram a verdadeira prevalência da obesidade nos Estados Unidos em 28,7% para homens adultos e 34,5% para mulheres adultas – mais de 50% mais alta do que a estimada anteriormente.

Hoje sua dieta é muito saudável, seguindo as diretrizes do Plano Long Life Eating, e ele se exercita regularmente. Seus programas de rádio semanais, ouvidos em todo o país, concentram-se nas últimas descobertas sobre saúde e longevidade. O Dr. V também aprendeu a reduzir drasticamente o estresse em sua vida por meio da "consciência do estresse", meditação, oração, e tendo regularmente uma boa noite de sono. Ele ainda é um grande cozinheiro, mas seu livro de receitas favorito não é mais *The Meat Lover's Cookbook*, sim *The Slow Mediterranean Kitchen*.

O MAGNATA DOS TÍTULOS DE TECNOLOGIA

Fundador das revistas de informática *PC*, *Pc World* e *Macworld*, Dave Bunnell era extremamente rico. Presidente do conselho e CEO de uma próspera empresa de mídia, ele ganhava muito dinheiro e vivia em uma grande casa, uma espécie de rancho na Califórnia, no rico subúrbio de Hillsborough. Também tinha uma segunda casa nas montanhas do Colorado.

Ao contrário do Dr. V, Dave entendia de boa nutrição e estilo de vida saudável. Sua inspiradora avó, Sadie Taylor, foi uma das primeiras americanas a praticar yoga e defender o consumo de frutas e vegetais orgânicos. Ela distribuía cópias gratuitas do livro de Adelle Davis *Let's Eat Right to Keep Fit* para todos que quisessem ouvir sua mensagem um tanto crítica sobre como viver e comer. As pessoas zombavam de Sadie dizendo que era "fanática por saúde", mas ela era muito especial para Dave, que levava sua mensagem a sério. O único problema era que não colocava em prática o que sabia.

Dave decidiu que um dia seria realmente saudável, mas não agora. Estava ocupado demais com suas revistas e lidando com o enorme estresse de dirigir uma grande empresa.

"Meu dia começava com um copo de suco de laranja espremida na hora (160 calorias, 20g de açúcar), feito por mim mesmo, seguido de uma grande xícara de café expresso com leite. A caminho do trabalho, eu quase sempre dava dois ou três tragos de maconha em uma das guimbas que sempre encontrava em meu cinzeiro", diz Dave. "Foi aí que começou o problema com minha dieta."

Dave demorava cerca de 40 minutos para ir de carro para o trabalho. Quando se aproximava do escritório, a larica já estava instalada. Duas escolhas próximas o atraíam: Noah's Bagels e McDonald's. Se ele parava no Noah's, comia um dos grandes bagels de cebola com uma camada generosa de tomates secos (512 calorias, 30g de gordura); se parava no McDonald's, simplesmente tinha de comer o Sausage McMuffin com queijo (560 calorias, 32g de gordura) com outro suco de laranja.

Dave não lanchava de manhã, mas bebia cerca de cinco xícaras de café com creme para agüentar até a hora do almoço. Ao meio-dia estava faminto. Um de seus restaurantes favoritos era uma churrascaria próxima.

"A caminho do restaurante, se eu não estivesse com alguém 'careta' dava mais um ou dois tragos de maconha, só para ativar as papilas gustativas", diz ele. O sanduíche favorito de Dave era alto com dois tipos de carne, peito bovino e pernil de porco defumado, em um grande pão azedo com molho e batatas temperadas (cerca de 1.200 calorias, 32g de gordura). Geralmente ele tomava chá gelado, mas às vezes bebia meio litro de cerveja.

Independentemente do que Dave almoçava, no meio da tarde estava sempre cansado, faminto e sonolento. Era hora de mandar seu assistente comprar o grande milk-shake de café do Ben & Jerry's (520 calorias, 24g de gordura).

Depois do trabalho, Dave entrava em seu Jaguar "Lister" de 12 cilindros, acendia um dos charutos que gostava de fumar (Montecristo nº 2 havano era seu favorito) e dirigia até metade do caminho para casa antes de parar em um bar com TV para relaxar com alguns martínis. De algum modo ele conseguia voltar para casa, onde dava um rápido mergulho na piscina de seu quintal. Ocasionalmente andava de bicicleta pelo bairro (para "permanecer em forma"). Dave tinha uma academia de ginástica completa em casa, que incluía aparelhos de resistência de US$50.000,00, pesos livres e equipamentos aeróbicos, mas raramente lembrava disso.

Se Dave não estava fazendo algo em sua cozinha superequipada, onde era um ás na preparação de massas e todos os tipos de tortas de frutas, gostava de sair para comer bifes ou costeletas. Ele adorava um T-bone de meio quilo (1.200 calorias, 60g de gordura) com cebolas grelhadas, purê de batata e – lembrando-se das sábias palavras de sua avó – espinafre. É claro que o jantar sempre incluía duas ou três taças de vinho tinto. Ele só comia sobremesa quando estava com sua mulher e ela queria dividir algo – precisava reduzir o consumo de alguma coisa, pensava.

O que não se deve fazer no programa Long Lifestyle

Nós não queremos passar tempo demais lhe dizendo para não fumar ou ser o último a sair do bar todas as noites, porque se você fizesse isso provavelmente não pegaria este livro para ler. Contudo, nosso programa Long Life seria incompleto sem uma lista de coisas a não fazer.

1. **Não fume coisa alguma.** Isso inclui cachimbo, charuto, cigarro, maconha e crack. Qualquer um que lhe diga que maconha não faz mal ignora o fato de que seus usuários a longo e curto prazo se saem pior em testes de memória, atenção e rapidez de processamento mental do que os não usuários.
2. **Pare de beber.** Se você não consegue tomar apenas um ou dois drinques, deve se abster totalmente de álcool.
3. **Não seja imprudente.** Não adianta cuidar bem de si mesmo e morrer porque não usou o cinto de segurança ou falava pelo celular enquanto dirigia.
4. **Proteja sua audição.** Evite ouvir música alta. Leve tampões para ouvido se seu neto insistir para você ir com ele ao próximo show de rock.
5. **Não se entedie.** O tédio leva a depressão e muita energia negativa, o que não é bom para você.
6. **Não chute o cachorro.** Se você não conseguir controlar sua raiva, procure ajuda.

7. **Não se iluda.** Avalie sinceramente sua saúde, seus hábitos e sua disposição, assim como o efeito que tem sob as pessoas ao seu redor. A mudança começa com o autoconhecimento.

"A triste verdade", diz Dave, "é que eu estava fora de controle. A maconha e a bebida estimulavam meu apetite. Havia dias em que consumia quantidades enormes de comida". Além disso, Dave ficava acordado até depois da meia-noite, vendo filmes de sua grande coleção, fumando mais maconha, tomando uísque escocês raro de puro malte e, quase sempre, devorando um pote inteiro de sorvete de baunilha Häagen-Dazs (1.040 calorias, 60g de gordura). "Uma vez que você abre a tampa de um Häagen-Dazs e começa a comer, é difícil parar", diz ele.

Dave nunca ia ao médico. Não tinha um. Com a cabeça firmemente enterrada na areia, viveu assim ano após ano até que uma série de tragédias pessoais — inclusive a morte de seu filho de 26 anos e o colapso das empresas dot.com — finalmente o fez se olhar no espelho e perceber que precisava mudar seu modo de agir antes que fosse tarde demais. "Minha mulher me disse que nosso filho tinha aparecido para ela em um sonho", diz ele, "e queria que eu me cuidasse".

Pela primeira vez em vinte anos, Dave foi fazer uma consulta médica e um check-up. Como você pode imaginar, ele tinha hipertensão, colesterol LDL (lipoproteína de baixa intensidade) alto, um nível de homocisteína e triglicerídeos muito alto e estava 27kg acima do peso. A médica lhe prescreveu um anti-hipertensivo, remédio contra o pré-diabetes metformina, e lhe disse para se exercitar mais. Ela também sugeriu que Dave fosse a um nutricionista, mas como ele já sabia tudo sobre nutrição nem se deu a esse trabalho.

Percebendo a estupidez que era um homem de 50 anos fumar maconha, ele simplesmente parou. Surpreendeu-se com o quão fácil isso foi, então, também parou de beber e começou a nadar regularmente. Comprou um carro mais razoável e, como não queria cheirar a fumaça de charutos, parou de fumá-los. Um dia, quando estava nadando, começou a pensar na avó e em como ela tornara sua missão espalhar a boa nova sobre exercícios, alimentos orgânicos e estilo de vida saudável. De barriga para cima e olhando para o céu, aconteceu a epifania que faria sua vida brilhar diante de seus olhos: utilizando o que sabia sobre mídia, poderia dar continuidade à missão da vovó Sadie e alcançar milhares, se não milhões, de pessoas. Tendo almoçado naquele dia em um restaurante chinês chamado Long Life Veggie House, ele decidiu imediatamente fundar o LongLifeClub (longlifeclub.com) – um recurso on-line para as pessoas da geração pós-guerra, como ele mesmo, que queriam ser mais saudáveis e ter uma vida mais longa.

A psicologia da decisão de Dave trabalhou a seu favor. Sempre muito bem-sucedido, ele percebeu que não poderia ser o fundador do LongLifeClub e não se dedicar ao seu próprio estilo de vida saudável. Redobrando seus esforços para se exercitar, Dave acrescentou o ciclismo, o levantamento de peso e o remo à sua rotina. Ele se apresentou como voluntário para ser o treinador de basquete da escola para as amigas de suas netas.

A mudança mais difícil foi reduzir o consumo de carne. Apesar de ter sido criado no estado do Nebraska, Dave tinha aprendido a apreciar não só grandes bifes como também hambúrgueres, costelas, frios, salsicha e até pão de carne. Ele comia carne no almoço, no jantar e, muitas vezes, no café-da-manhã. Não admira que seu colesterol LDL fosse tão alto. Pouco a pouco, Dave realizou essa mudança – atualmente come carne cerca de uma vez por semana –, mas demorou vários meses para reduzir seu consumo. No início, ele substituiu os hambúrgueres que gostava de comer no almoço por frango e passou a comer mais peixe no jantar. Em um belo dia, descobriu que realmente podia fazer uma refeição vegetariana de vez em quando *sem perder sua masculinidade*. Hoje quase sempre ele come salada no almoço e, duas ou três vezes por semana, seu jantar é vegetariano.

AFASTE SUA NÉVOA MENTAL

Nós estamos convencidos de que muitas pessoas de meia-idade ou mais velhas vivem em uma eterna "névoa mental". Quando o Dr. V era gordo não tinha consciência disso, embora comprasse roupas cada vez maiores. Durante anos, Dave disse para si mesmo que podia parar de beber e fumar maconha quando quisesse.

O momento de dissipar a névoa é este. Mudar seu estilo de vida pode acrescentar dez ou mais anos produtivos à sua vida. Se você não puder imaginar o que fazer com esse bônus de saúde, envolva-se no mundo lá fora e se dedique a uma causa em que acredite. Torne-se um ambientalista ou missionário – tanto faz para nós; apenas faça algo totalmente diferente. Envolva-se mais com seus netos ou a igreja de seu bairro. Comece um negócio no E-bay, viaje para a África, aprenda um novo idioma, pratique vôo livre ou toque violino – deixe sua imaginação ser seu guia.

DURMA UM POUCO!

Acredite ou não, o estilo de vida saudável começa com o sono. Quando você entender que vivemos no que o Dr. William C. Dement, o pai da medicina do sono, chama de "sociedade doente de sono", não terá como você evitar se juntar a nós na causa de fazer do sono uma prioridade. As chances de que você não esteja dormindo o suficiente são de mais de 90%. Mudar isso melhorará muito seu humor, sua capacidade cognitiva, sua produtividade, sua capacidade de comunicação e sua saúde geral, inclusive seu sistema gastrointestinal, seu funcionamento cardiovascular e seu sistema imunológico.

Se, como mais de 50% dos adultos que vivem no mundo industrializado, você sofre de privação crônica do sono, não tratar desse problema pode matá-lo. Você também pode prevenir algumas pessoas sobre isso. Em uma pesquisa da National Sleep Foundation, 23% dos entrevistados admitiram ter dormido ao volante no ano anterior e mais de 30% disseram que fizeram isso pelo menos uma vez na vida. A privação do sono tem um papel importante na maioria dos acidentes "de causa desconhecida". Vinte e quatro mil pessoas morrem por ano na América do Norte e Europa em acidentes causados por dormir ao volante. E essa é apenas a ponta do iceberg. Literalmente centenas de milhares de pessoas em todo o mundo morrem todos os anos devido a desordens do sono não diagnosticadas e tratadas. Se você conhece alguém que teve um ataque cardíaco, as chances são de que uma desordem do sono não diagnosticada tenha contribuído para esse problema.

A falta de sono também contribui para o ganho de peso. "Vários estudos de pesquisa confirmam a tese de que pouco sono leva a ganho de peso", afirma J. Catesby Ware, diretor do Sleep Disorder Center do Sentara Norfolk General Hospital, em Norfolk, Virginia. "Como isso acontece ainda não está muito claro, mas há secreções hormonais afetadas pela perda de sono que aparentemente influem no apetite e na alimentação."

Milhões de pessoas ficam exaustas todos os dias porque não administram seu sono. Em média, hoje os adultos dormem uma hora e meia a menos por noite do que seus bisavôs. As pessoas vivem sonolentas, sem entender o motivo. Você conhece alguém triste e apático? Algumas boas noites de sono podem ser o que um médico lhe recomendaria.

Antigamente os médicos não entendiam como a falta de sono contribuía para as doenças de seus pacientes, mas hoje talvez entendam muito bem. Muitos médicos e pacientes têm buscado a solução mais rápida – pílulas pra dormir. Mais de 40 milhões de receitas médicas são prescritas todos os anos nos Estados Unidos e esse número vem aumentando constantemente nos últimos dez anos.

Nós não somos totalmente contra as pílulas para dormir, porque as drogas mais novas não apresentam o mesmo risco de dependência das antigas, como os barbitúricos. Contudo, não fornecem uma solução real a longo prazo para a privação de sono, freqüentemente mascaram causas tratáveis e têm sérios efeitos colaterais, como no caso do Ambien. O efeito colateral mais comum é ficar grogue no dia seguinte, mas os efeitos mais graves incluem sonambulismo, redução dos níveis de consciência, julgamento, memória e inteligência. As pílulas para dormir *não* melhoram o funcionamento ou desempenho diário. O tipo de sono de que você precisa para operar em níveis ótimos de energia ("qualidade do sono") não é fornecido por elas.

O ciclo do sono noturno

Nós dormimos porque nossos ancestrais primitivos precisavam evitar os perigos de perambular sem rumo no escuro, certo? Até Hans Berger, psiquiatra alemão, aparecer em 1929 e começar a medir a atividade das ondas cerebrais ligando pequenos eletrodos ao couro cabeludo, isso era quase tudo que sabíamos sobre o sono.

Graças à invenção de Berger do eletroencefalograma (EEG), agora sabemos que o sono pode ser dividido em cinco estágios distintos de atividade das ondas cerebrais que se desenvolvem dentro de uma hora: sonolência, sono leve, início do sono profundo, sono profundo e REM (*rapid eye movement*/movimentos oculares rápidos). Todos esses estágios são vitais para a saúde mental e física; coletivamente, formam um ciclo do sono que se repete a cada 90 a 110 minutos.

O estágio mais profundo – o quarto, ou de ondas lentas – dura apenas trinta a quarenta minutos. É muito importante porque é um momento de recuperação do corpo durante o qual o fornecimento de sangue para os músculos é aumentado: a temperatura corporal abaixa para conservar energia; a atividade metabólica diminui; e a segregação do hormônio do crescimento, que também repara os tecidos, atinge seu pico nas 24 horas do dia.

O último estágio é o sono REM. Quando ele começa, você tem os primeiros sonhos da noite, a respiração e a pressão sangüínea aumentam e se tornam um pouco irregulares e o cérebro emite ondas teta. Você relaxa tanto que não consegue se mover, ficando literalmente paralisado. Por quê? Bem, os cientistas que estudam o sono acham que esse é um mecanismo que o impede de se machucar ou machucar quem dorme ao seu lado, porque se você pudesse se mover "representaria" seus sonhos. Alguns homens têm um defeito que diminui a capacidade do cérebro de interromper os impulsos do córtex motor durante o sono REM, e realmente machucam seriamente a si mesmos e aos outros. (Os sonhos ocorrem durante todos os estágios do sono, porém é mais freqüentemente no sono REM, quando são mais vívidos e emocionantes.)

O corpo pode ficar totalmente parado durante o sono REM, mas a mente fica ativa. Quando o fluxo sangüíneo aumenta no cérebro, os olhos se movem rapidamente e a estimulação neuronial dispara. Todas as idéias e informações que o cérebro armazenou durante o dia são reconhecidas, editadas e arquivadas. Sem o sono REM, a capacidade do cérebro de transferir memória recente para a memória remota é prejudicada e você passa a ter uma disfunção mental.

O sono REM tem um efeito colateral interessante – ereções nos homens e maior intumescimento e lubrificação nas mulheres. Você pode ficar surpreso de saber que isso acontece durante 95% do tempo do sono REM e não tem nada a ver com seus sonhos. Em vez disso, é o modo da natureza de reabastecer seus órgãos sexuais de oxigênio e nutrientes para ajudar a manter o funcionamento sexual saudável.

O sono REM tipicamente dura apenas cerca de dez minutos por ciclo de sono. Contudo, sua duração aumenta se você passa algumas horas do dia aprendendo intensivamente coisas novas. Pesquisadores mostraram que os estudantes universitários apresentam um grande aumento do sono REM durante várias semanas após estudarem para um exame final. Um aumento significativo no sono REM fortalece os circuitos da memória do mesmo modo como o levantamento de peso fortalece os músculos. Quanto mais sono REM você tem, melhor é sua memória recente e seu desempenho cognitivo.

Desligue essa TV!

Uma das soluções para os distúrbios do sono é você desligar a TV para não ver aqueles comerciais de pílulas para dormir! Vivemos em uma cultura 24/7 (24 horas por dia, sete dias por semana) que não nos incentiva a dormir muito e a TV tem um grande papel nisso. Faz muitos de nós ficar acordados até tarde da noite vendo David Letterman, um filme ou evento esportivo – talvez porque queremos falar sobre isso no trabalho no dia seguinte para parecer por dentro do assunto. Mas falando sério, se você tem uma televisão em seu quarto e se preocupa um pouco com sua saúde, livre-se dela o mais rápido possível. Ficar deitado na cama vendo TV é uma das causas mais comuns e evitáveis de privação de sono.

Seus ancestrais não viam TV até tarde, não iam a jantares ou ao cinema todas as noites, não viam estabelecimentos abertos 24 horas por dia, não jogavam futebol à noite ou freqüentavam clubes noturnos. Até pouco tempo atrás, não existia nem mesmo luz elétrica.

De quanto sono *você* precisa?

Se você nunca boceja ou se sente cansado durante o dia e adormece à noite em cerca de vinte minutos, acorda "naturalmente" de manhã sem a ajuda de um despertador e repete esse padrão dia após dia, está tendo sono suficiente e pode pular para a próxima parte deste livro.

Depois de acreditar durante anos que comumente uma pessoa pode sobreviver com sete ou oito horas de sono por noite, os pesquisadores estão cada vez mais chegando à conclusão de que nós realmente precisamos da mesma quantidade de sono de nossos ancestrais – dez horas. Isso não os está tornando populares, porque muitas pessoas consideram o sono uma perda de tempo. Nós vivemos em uma cultura que menospreza as pessoas que "dormem demais". Nós as consideramos preguiçosas e improdutivas. É verdade que nossas necessidades de sono não são as mesmas – há quem possa sobreviver com três horas de sono por noite, mas isso é raro. Segundo o Dr. William Dement, "ninguém que costume dormir pouco foi estudado de um modo que comprove essa afirmação". Thomas Edison achava que as pessoas dormiam o dobro do que precisavam e esse sono extra as tornava "doentias e ineficientes". Ele se gabava de dormir apenas quatro horas por noite, mas há uma forte evidência anedótica de que era dado a cochilos e, portanto, sua quantidade total de sono por dia era de quase oito horas.

Além disso, nossos relógios biológicos mudam com o correr do tempo. Muitas pessoas se vêem indo para a cama mais cedo do que costumavam ir e se levantando nas primeiras horas da manhã. Os pesquisadores do sono se referem a isso como "passar de coruja a cotovia", algo bastante normal. Contudo, os problemas surgem quando você resiste às mudanças em seu relógio biológico. Se aprender a entender o que seu corpo está tentando lhe dizer e simplesmente aceitá-lo, seu sono melhorará automaticamente. Tanto Dave quanto o Dr. V costumavam ficar acordados até depois de meia-noite, mas agora normalmente vão para a cama antes das 22 horas e se levantam às 6 da manhã. Há alguns anos, não seria surpreendente se um deles ou ambos fosse para a cama às 20 horas e acordasse às 4 horas da manhã.

Muitas pessoas mais velhas que têm dificuldade em dormir recorrem aos cochilos, o que é bom, exceto pelo fato de que a qualidade de seu sono também é um problema. À medida que envelhecemos, a quantidade de sono nos estágios três, quatro e REM tende a diminuir e ficamos a maior parte do tempo nos estágios um e dois. O quanto disso é "natural" e o quanto pode ser atribuído a outros fatores é difícil de determinar. As desordens psiquiátricas (particularmente a depressão), o uso de drogas psicoativas e os problemas de saúde (especialmente os problemas cardíacos e a hipertensão) estão associados à incidência e persistência de perturbações do sono.

Não existe um modo científico exato para determinar a quantidade necessária de sono para cada um, mas você pode aprender muito sobre seu relógio biológico mantendo um "diário do sono" por uma ou duas semanas. O Diário de *Diminua sua Idade* lhe mostrará alguns padrões para ajudá-lo a lidar com o sono. Se, por exemplo, seu desempenho sempre for baixo uma hora depois de almoçar, pode tirar um cochilo rápido (de não mais de vinte minutos) à hora do almoço, ou ir para a cama mais cedo e ver quanta diferença isso faz. Nós o incentivamos a experimentar. Se você se sentir mais descansado após nove horas de sono do que após oito, saberá que precisa de nove horas.

O quarto propício ao sono

Você nunca terá uma boa noite de sono sem um ótimo lugar para dormir que não seja cheio de distrações. Isso significa um quarto limitado a três funções básicas: vestir-se e despir-se, dormir e ter sexo. Você também só deve usar sua cama para ler, dormir e ter sexo.

Os melhores quartos são silenciosos, escuros e frescos. Qualquer som que exceda 70 decibéis pode estimular seu sistema nervoso o suficiente para mantê-lo acordado – por isso, pelo amor de Deus, conserte a torneira que pinga no banheiro e, se o tiquetaque do despertador for alto demais, compre um novo. Alguns sons são difíceis de controlar, como os de latidos de cães, alarmes de carros, aquecedores de ambiente, festas até tarde da noite, a TV alta de seu vizinho surdo, gatos se implicando e sirenes. Se esses ou outros sons o incomodarem, compre uma máquina de "ruído branco" como SleepMate, que os disfarça com um som calmante de nível baixo. Experimente usar tampões para ouvido como os oferecidos nos aviões. Se você for um irremediável pão-duro, sintonize sua rádio FM em um ponto neutro entre dois canais e o deixe ligado em volume baixo; o "pseudo ruído branco" realmente funciona – você poderia ficar viciado nele.

Diário de *Diminua sua Idade*

Data _____

Preencha de manhã
Hora em que você foi para a cama _____
Hora em que você adormeceu _____
Hora em que acordou _____
Número de vezes em que acordou durante a noite _____
Quantidade de tempo acordado durante a noite _____
Total de sono noturno _____
Descreva a qualidade de seu sono _____

Você ficou grogue quando acordou? Sim _____ Não _____
Em caso afirmativo, por quanto tempo? _____

Preencha antes de ir para a cama
Você cochilou hoje? Sim _____ Não _____
Em caso afirmativo, estime o tempo total do cochilo _____
Descreva a qualidade de seus cochilos _____

Usando a escala Long Life a seguir, avalie sua vivacidade durante o dia:

1. Vigoroso, alerta, cheio de energia
2. Ótimo, mas não em minha melhor forma
3. Relaxado, não totalmente alerta, mas funcionando bem
4. Lento, um pouco confuso, mole, pouco ativo
5. Arrastando-me, talvez deprimido
6. Sonolento, preferindo estar deitado
7. Com muita dificuldade em ficar acordado

No início da manhã, depois de acordar, eu me avaliaria (1 a 7) _____

Algumas horas depois de acordar _____
No final da manhã _____
Na hora do almoço _____
Uma hora depois do almoço _____
No início da tarde _____
No final da tarde _____
Na hora do jantar _____
Uma hora depois do jantar _____
No final da noite _____
Usando essa escala, avalie sua sonolência/vivacidade durante o dia _____

Se sua pontuação não foi 1 ou 2 nesta avaliação, você precisa dormir mais. Nós recomendamos que acrescente algumas horas ao seu tempo de sono para ver quanta diferença isso poderia fazer. Se você se sentir melhor, mas ainda não estiver com uma pontuação alta como gostaria, as chances são de que esteja com um grande déficit de sono. Nesse caso, recomendamos que acrescente regularmente um cochilo à sua rotina diária. Se isso ainda não for suficiente, acrescente dois cochilos.

Os seres humanos foram criados para dormir na escuridão, por isso você realmente precisa que seu quarto seja escuro. Quando se preparar para ir para a cama, feche as cortinas e a porta. Se não conseguir deixar o quarto totalmente escuro, use uma venda nos olhos. Dave usa e a acha infalível. Cansado das vendas baratas que podem ser compradas nos aeroportos, procurou e encontrou uma melhor em uma loja de viagens sofisticada.

Mantenha a temperatura de seu quarto entre 15,5° e 18,3° C. Se ficar mais alta do que isso, ou você dormir com muitos cobertores, tenderá bem mais a ter pesadelos ou acordar cheio de ansiedade. Algumas pessoas gostam de ar fresco quando dormem e não há nada de errado com isso, mas não é um pré-requisito. Se o ar de seu quarto estiver seco, use um umidificador.

Um quarto propício ao sono é limpo e arrumado. Pilhas de roupa suja e contas a pagar, relatórios e manuscritos por terminar só servem para distraí-lo; você acaba deitado na cama a noite toda pensando no que deveria, poderia e teria feito, mas não fez.

Invista em sua roupa de cama! Fronhas e lençóis limpos e de boa qualidade, especialmente de linho, criam uma sensação de tranqüilidade e fazem uma diferença na rapidez com que você entra em um sono profundo. Um bom travesseiro e um colchão firme lhe dão o apoio de que você precisa nos pontos certos e evitam que tenha dor no pescoço ou nas costas. Rolos para o pescoço e travesseiros anatômicos fornecem uma ótima sustentação cervical e também são altamente recomendados.

12 dicas estratégicas para dormir

The International Classification of Sleep Disorders, Diagnostic and Coding Manual, publicado pela American Sleep Disorders Association, reconheceu 78 desordens do sono, algumas das quais são graves demais para serem tratadas sem a ajuda de um médico ou especialista em sono. A próxima parte deste capítulo apresenta sugestões sobre o que dizer ao seu médico para obter ajuda, caso você precise. Antes de seguir nessa direção, você pode usar algumas estratégias muito eficazes para ter uma noite de sono melhor.

1. Torne o sono uma prioridade em sua vida. Quando você sair à noite, não tema dizer: "Desculpe-me, meu amigo, mas tenho de ir para casa descansar."

2. Estabeleça um ciclo de sono regular. Seu corpo tem biorritmos que se mantêm constantes dia a dia e quanto mais regular você for em relação ao sono, mais fácil será ter o descanso de que precisa. Não se prive de sair uma ou outra noite para ir ao cinema, mas fora isso siga seu horário, *até nos fins de semana*.

3. Deixe a noite terminar. À medida que for se aproximando a hora de dormir, desligue-se das preocupações estressantes da vida diária. Pare de pensar em trabalho ou coisas a fazer. Relaxe vendo TV, lendo, jogando cartas ou o que quer que possa evitar pensamentos perturbadores. Desligue o telefone.

4. Medite. Se você tem dificuldade em relaxar, experimente isto:
- Encontre um lugar tranqüilo com luz fraca em que possa se deitar no chão e fechar os olhos.
- Respire lenta e profundamente pelo nariz até encher os pulmões e depois exale o ar devagar.
- Concentre-se em seus dedos dos pés – relaxe-os totalmente. Depois se concentre nos pés, relaxando-os também. Pouco a pouco, vá passando para partes superiores de seu corpo: pernas, coxas, estômago, peito, braços, pescoço, cabeça e, por fim, o rosto.
- Fique assim, totalmente relaxado e respirando devagar, durante no mínimo cinco minutos e no máximo vinte. Se sua mente divagar muito, tente dizer para si mesmo uma única palavra monossilábica a cada vez que exalar o ar. "Om" funciona bem, mas se achar piegas demais, use uma diferente.
- Quando você terminar este exercício, se ainda não estiver pronto para ir para a cama, passe o resto da noite fazendo algo tranqüilo, como ler ou ouvir música calma. Não veja TV.

5. Não fume coisa alguma. Se você fuma regularmente cigarro, cachimbo ou charuto, não fume por duas ou três horas antes de ir para a cama. A nicotina, assim como a maconha, estimula a atividade cerebral e aumenta a pressão sangüínea e a pulsação.

6. Não tome bebidas alcoólicas perto da hora de dormir. O álcool poderá fazê-lo adormecer rapidamente, mas seu sono será de má qualidade e interrompido. Você tenderá a acordar em três ou quatro horas e a ter dificuldade em voltar a dormir. A melhor regra é não consumir álcool três horas antes de ir para a cama.

7. Evite a cafeína. A partir do final da tarde, evite tomar café ou outra bebida que contenha cafeína, inclusive chá e refrigerantes. Se você comer chocolate à noite, coma apenas um pedaço pequeno, porque contém pouca quantidade de cafeína. Afinal, ela é inimiga do sono. Se você não acredita nisso, tome um café expresso duplo no Starbucks por volta das 21 horas; você se arrependerá.

8. Relaxe em uma banheira ou com um banho de chuveiro quente antes de ir para a cama. A água quente tende a trazer o sangue para a superfície da pele e a afastá-lo do cérebro, ajudando você a relaxar e ficar com sono.

9. Evite discussões ou conversas estressantes antes da hora de dormir. Combine com sua mulher, sua namorada, seu companheiro de quarto ou o criado que dorme ao pé de sua cama que nenhum de vocês iniciará no quarto qualquer tipo de discussão que cause ansiedade.

10. Estabeleça um ritual para a hora de dormir. Faça alguns exercícios de alongamento leves antes de ir para a cama. Apague a luz e use um abajur para ler um romance agradável ou uma revista (nada relacionado com o trabalho). Ouça uma música suave. Se você for religioso, reze – só faça orações de agradecimento e não pedidos urgentes de intervenção divina. Crie uma rotina para a hora de dormir que funcione para você e a siga. Você se verá ansiando por esse momento especial do dia. Sua rotina o ajudará a livrar sua mente de preocupações.

11. Faça sexo com prazer. As endorfinas liberadas pelo sexo com alguém ou sozinho podem torná-lo sonolento e melhorar a qualidade de seu sono. Contudo, evite experiências sexuais que o deixem ansioso, insatisfeito ou desgostoso consigo mesmo – que poderiam fazê-lo ficar acordado à noite se perguntando: "O que há de errado comigo?"

12. Experimente melatonina. A melatonina é um hormônio natural produzido pela glândula pineal que, entre outras coisas, estimula o sono. Durante o dia, a pineal é inativa, mas quando o sol se põe e a noite chega, ela é "ligada" e começa a produzir ativamente melatonina. Como resultado, os níveis de melatonina no sangue aumentam muito e você começa a se sentir menos alerta e com mais vontade de dormir.

À medida que envelhecemos, a glândula pineal produz cada vez menos melatonina. Felizmente para muitas pessoas, há à venda um suplemento de melatonina sintética em doses de 1 a 5mg. As pesquisas sobre a melatonina são confusas, com alguns estudos concluindo que não é mais eficaz do que um placebo e outros afirmando que é eficaz, particularmente para quem sofre de "jet lag" ou privação de sono por um período prolongado. Nossa experiência pessoal é a de que a melatonina, quando corretamente usada, funciona incrivelmente bem. Dave a toma todas as noites e o Dr. V a recomenda para alguns de seus pacientes.

O maior problema com a melatonina é que a dosagem necessária varia de uma pessoa para outra, e para a maioria das pessoas é muito pequena – bem menor do que a das pílulas vendidas na farmácia. Se você não está tomando melatonina, o Dr. V recomenda que comece com meia cápsula de 1mg ou menos. Se isso não adiantar, aumente aos poucos a dosagem até que surta efeito. Você pode tomar até 10mg e algumas pessoas realmente precisam disso. Além de fazer você se sentir grogue, a melatonina não tem efeitos colaterais conhecidos.

Você tem *certeza* de que não sofre de apnéia do sono?

Se você tem um bom quarto que divide com uma pessoa disposta a colaborar (ou dorme sozinho) e experimentou nossas 12 dicas estratégicas para dormir, mas ainda não dorme tanto quanto precisaria, pode ter uma desordem do sono que exige intervenção médica. Marque uma consulta com seu médico e, nela, deixe claro que a privação de sono é o *motivo* de você estar ali. Não a torne um problema secundário dizendo algo como: "A propósito, sei que vim aqui devido a uma pequena coceira, mas acho que deveria mencionar que não tenho uma boa noite de sono há dez ou 12 anos." Freqüentemente os médicos se distraem devido a sobrecarga de trabalho e se concentram principalmente na queixa principal – basicamente ignorando tudo o mais. Se seu médico não parecer preocupado ou simplesmente fizer "aham" e escrever uma receita, peça que o encaminhe para um especialista em sono.

O que nós queremos é que você elimine qualquer possibilidade de apresentar uma condição dificilmente diagnosticada, conhecida como apnéia do sono. Às vezes chamada de "a doença do séc. XXI", ela pode levar a obesidade, doença cardíaca, diabetes, apoplexia e ataque cardíaco – para não falar em acidentes automobilísticos fatais. Estima-se que 30 milhões de americanos e mais de 100 milhões de pessoas em todo o mundo tenham apnéia do sono não diagnosticada.

Às vezes você cochila durante o dia porque seu sono na noite anterior foi agitado? Você ronca? Sente-se freqüentemente cansado e às vezes irritado? Em geral, as pessoas com apnéia do sono não diagnosticada tentam várias formas de terapia do sono e medicações ou apenas aceitam se sentir cansadas e indispostas. Muitas vezes são as queixas de roncos altos por parte de cônjuges ou companheiros de quarto que fornecem a chave para um diagnóstico tardio. Se você disser para seu médico, "Minha mulher diz que eu tenho de fazer algo a respeito do meu ronco", ele poderia suspeitar de apnéia do sono. Se você disser, "Eu estou tendo dificuldade em dormir", o mais fácil a fazer será prescrever um calmante.

Que diabo é apnéia do sono? O termo *apnéia* deriva da palavra grega que significa "sem respiração" e não poderia descrever melhor essa condição, porque as pessoas que a apresentam literalmente param de respirar. Não raro alguém com apnéia do sono pára de respirar 700 ou mais vezes em uma noite. Os músculos que normalmente mantêm a garganta aberta durante o estado desperto relaxam e deixam a garganta se estreitar. O resultado é o ar ficar restrito ou não conseguir passar.

O que acontece quando você pára de respirar enquanto dorme? Bem, seu cérebro desperta para seu corpo poder respirar de novo, e então você logo volta a dormir. Isso acontece tão rápido e freqüentemente que a maioria das pessoas nem o percebe. O resultado é previsível: o sono nunca é realmente profundo e em vez disso é interrompido, deixando você cansado e freqüentemente mal-humorado durante o dia.

Para aprender mais sobre a apnéia do sono e como diagnosticá-la e tratá-la, sugerimos que você visite o site sleepquest.com. Sleep Quest é uma empresa, mas fornece ótimas informações sobre a apnéia do sono, inclusive um teste para determinar se você é um provável candidato a ela. Quando apropriado, o site oferece um exame diagnóstico doméstico em vez de exigir que você vá a um "laboratório do sono". Isso é extremamente importante porque dormir em um laboratório com todos os tipos de fios ligados ao corpo não é algo que muitas pessoas queiram fazer, mas até recentemente, este era o único modo de diagnosticar a apnéia do sono.

TENHA UMA VIDA SEXUAL LONGA

Sem dúvida, o sexo faz bem para a saúde. Segundo o *British Medical Journal*, os homens que têm um orgasmo mais de duas vezes por semana tendem 50% menos a morrer prematuramente do que aqueles que têm um orgasmo menos de uma vez por mês, e tendem três vezes menos a ter um ataque cardíaco. É claro que se você pensar sobre isso, os homens que só têm orgasmo uma vez por mês, provavelmente não estão muito saudáveis. Portanto, você pode se perguntar: o sexo realmente torna a pessoa mais saudável ou é a boa saúde que a torna mais sensual? Isso importa?

A situação com as mulheres é um pouco mais clara. Pesquisadores do Center on Aging da Duke University descobriram que o prazer sexual é um ótimo indicador de redução da mortalidade feminina. Independentemente de quantas vezes faz sexo, quando uma mulher está satisfeita com a qualidade de sua vida sexual, ela tende a ter uma vida mais longa.

Não importa o quanto você acha que está *velho*, uma vida sexual ativa traz muitos benefícios importantes para a saúde, inclusive estes a seguir:

- **Menos risco de câncer de próstata.** Um estudo americano que acompanhou 30 mil homens durante oito anos mostrou que aqueles que ejaculavam mais freqüentemente – 21 vezes por mês – tendiam um terço a menos a ter câncer de próstata do que os que ejaculavam com menos freqüência (quatro a sete vezes por mês). Além disso, essas ejaculações não têm de envolver uma parceira. A masturbação é igualmente eficaz.

- **Aumento dos níveis de hormônios.** A atividade sexual aumenta os níveis de testosterona e estrogênio em homens e mulheres. Em ambos, o aumento de testosterona fortifica ossos e músculos. Nas mulheres, mais estrogênio aumenta a flexibilidade dos tecidos vaginais e protege contra doenças cardíacas.

- **Aumento do fluxo sangüíneo.** A aceleração dos batimentos cardíacos e a respiração profunda associadas ao sexo aumentam o fluxo sangüíneo para o cérebro e outros órgãos.

- **Redução do estresse e sono melhor.** Você sabe que isso é verdade – depois do sexo se sente mais relaxado e é mais fácil dormir. Só não fume um daqueles cigarros às vezes mostrados nos filmes. O fumo acelera a respiração e restringe o fluxo sangüíneo, anulando os efeitos positivos que você acabou de obter.

- **Alívio da dor.** O sexo causa o aumento das endorfinas, opiatos naturais que elevam o limiar da dor, oferecendo alívio para condições como artrite, torcicolo e dor de cabeça.

- **Vitamina T.** A menos que você só faça sexo solitário, a intimidade do ato sexual, especialmente quando envolve amor, é muito curativa. Carícias, abraços e aconchego – o que chamamos de Vitamina T (de Ternura) – promove cura física e emocional. O Dr. Dean Ornish, em seu livro *Amor & sobrevivência: a base científica para o poder curativo da intimidade,* escreve que "um coração aberto pode levar ao sexo mais prazeroso e arrebatador". A pesquisa dele indica que se você tem uma pessoa em sua vida com quem realmente se importa e que se importa com você, corre três a cinco vezes menos risco de morte prematura e doença de todas as causas. *Diminua sua idade!*

O sexo e seu médico

Seu médico deveria lhe perguntar sobre sua vida sexual. Se não perguntar, toque no assunto, porque essa conversa pode mostrar que está com o médico errado. Os médicos são pessoas como todas as outras – geralmente tímidos em relação a discutir assuntos íntimos. Essa é uma pergunta importante, cuja resposta pode indicar seu estado de saúde fisiológica ou mental. Se você tem uma disfunção sexual, geralmente a solução é simples. Não há motivo para mudanças naturais relacionadas com a idade suprimirem permanentemente o desejo ou impedirem o prazer do ato sexual.

Em se tratando de sexualidade, homens e mulheres são muito diferentes ("Ah, não diga!", poderia você observar.) O pico da funcionalidade sexual masculina ocorre por volta dos 18 anos (que desperdício!), enquanto a feminina normalmente não atinge seu auge antes dos 35 a quarenta anos. Os rapazes adolescentes podem ter 10 a 12 ereções seguidas de ejaculações numa única noite, enquanto os homens com mais de 50 freqüentemente se sentem com sorte quando isso acontece uma vez. A capacidade das mulheres de atingir o orgasmo também diminui com a idade; contudo, o interesse pelo sexo e a capacidade de apreciá-lo persistem.

Uma paciente de 86 anos do Dr. V disse que o sexo que tinha com um homem muito mais jovem, de 55 anos, era prejudicado porque a secura vaginal lhe causava dor e ela não conseguia mais fazer amor de manhã. "Eu só consigo transar à noite", observou. O Dr. V lhe receitou um creme com estrogênio para restabelecer sua resistência vaginal e recomendou um lubrificante à base de água antes do sexo. Algumas semanas depois, ela disse que tinha rompido com o homem de 55 anos para ficar com um amante ainda mais jovem!

MORRER DE RIR?

"Esses caras devem estar doidos", poderia você pensar. "Primeiro querem que eu durma muito, depois que faça muito sexo e agora que eu ria muito." O que isso tem a ver com "estilo de vida"? A resposta é: tudo.

Rir pode não ser tão importante quanto dormir e fazer bastante sexo, mas está muito perto disso. Segundo um estudo de pesquisadores do University of Maryland Medical Center, pessoas com doenças cardíacas tendem muito menos a rir em várias situações comparadas com pessoas da mesma idade que não as têm. Michael Miller, M.D., que dirigiu esse estudo, disse: "A capacidade de rir – naturalmente ou como um comportamento aprendido – pode ter implicações importantes em sociedades em que as doenças cardíacas continuam a ser a principal causa de morte. Nós sabemos que se exercitar, não fumar e consumir alimentos com baixo teor de gorduras saturadas reduz o risco de doenças cardíacas. Talvez dar regularmente boas gargalhadas devesse ser acrescentado a essa lista." Nós concordamos com ele.

Norman Cousins, famoso ativista da paz e antigo editor da *Saturday Review*, foi um dos primeiros a descobrir os poderes curativos do riso. Ele assistia a filmes antigos dos irmãos Marx como parte da "estratégia de humor" que criou para se recuperar de uma espondilite anquilosante, forma dolorosa e fatal de artrite que faz as vértebras crescerem juntas, tornando o corpo rígido. Com uma chance em quinhentas de recuperação, Cousins desafiou as probabilidades médicas e se recuperou totalmente.

Apenas 15 minutos de riso lhe permitiam dormir sem dor por duas horas. E as amostras de sangue tiradas na época mostraram que seu nível de inflamação diminuíra depois dos tratamentos de riso. Publicada no *New England Journal of Medicine*, em 1979, essa foi a primeira documentação a mostrar que o humor afeta positivamente a doença.

O teste do riso de *Diminua sua idade*

Para testar sua capacidade de ver o lado mais leve das coisas, nós criamos este breve teste. (Marque a melhor resposta para cada pergunta.)

■ **1. Um velho amigo de quem você não ouve falar há anos lhe telefona às 3 horas da manhã para bater papo. Como você reage?**

- Ⓐ Eu bato imediatamente o telefone na cara dele e tiro da tomada.
- Ⓑ Eu digo: "São 3 horas da manhã aqui. Por favor me telefone de novo em uma hora mais decente, seu idiota!"
- Ⓒ Eu falo com ele com uma voz inexpressiva e encerro a conversa o mais rapidamente possível.
- Ⓓ Eu encontro algo do que rir e tenho uma breve, porém agradável conversa com meu velho amigo.
- Ⓔ Eu digo para mim mesmo, "Como assim ...?" e tenho uma conversa longa e amistosa durante a qual rimos muito.

Pontos: Ⓐ 0 Ⓑ 1 Ⓒ 2 Ⓓ 3 Ⓔ 4

SUA PONTUAÇÃO _____

■ **2. Você se veste com apuro para um evento especial. Ao chegar, um de seus amigos (as) está com uma roupa idêntica. O que você faz?**

- Ⓐ Eu me aproximo dessa pessoa e lhe dou um tapa na cara.
- Ⓑ Evito chegar muito perto dela para ninguém notar.

Ⓒ Eu acho uma certa graça nisso, mas não o menciono para a pessoa e nem para ninguém.
Ⓓ Eu dou uma gargalhada e se alguém me perguntar digo por que estou rindo.
Ⓔ Eu me aproximo dessa pessoa e temos uma ótima conversa durante a qual nos apontamos dedos e rimos muito.

Pontos: Ⓐ 0 Ⓑ 1 Ⓒ 2 Ⓓ 3 Ⓔ 4

SUA PONTUAÇÃO _____

■ **3. Você está no cinema e um dos personagens do filme diz algo hilário. Você começa a rir alto, mas então nota que ninguém mais está rindo. Na verdade, algumas pessoas à sua frente se viraram em suas cadeiras e estão olhando para você. Nessa hora ...**

Ⓐ Encaro as pessoas e dou de volta um assobio alto.
Ⓑ Eu calo a boca e afundo em minha cadeira.
Ⓒ Acho graça de mim mesmo e paro de rir, mas não deixo isso me incomodar.
Ⓓ Deixo minha risada completar seu curso natural e não presto atenção ao que as outras pessoas estão fazendo.
Ⓔ O fato de ninguém mais ter entendido a piada a torna ainda mais engraçada; eu rio um pouco mais alto.

Pontos: Ⓐ 0 Ⓑ 1 Ⓒ 2 Ⓓ 3 Ⓔ 4

SUA PONTUAÇÃO _____

Pontuação total

Se sua pontuação foi 25 ou maior, significa que o riso lhe protege contra doença cardíaca ou outras doenças relacionadas com o estresse. *Brincadeirinha!* Você só precisa de 8 pontos para ter essa garantia extra. Se fez menos de 4, é um infeliz!

Hoje o humor é amplamente aceito por seu valor terapêutico. Muitos hospitais e centros de bem-estar têm programas de terapia do riso formais e informais. Na Índia, os clubes de riso, onde as pessoas se reúnem no início da manhã para rir, estão crescendo mais rápido do que os sites de redes sociais da Internet.

Você pode se perguntar: qual é a evidência científica disso? Bem, os pesquisadores da Maryland School of Medicine descobriram que o riso aumenta significativamente o fluxo sangüíneo fazendo o tecido que forma o revestimento interno dos vasos sangüíneos – o endotélio – se expandir. O endotélio tem um forte efeito no tônus vascular. Regula não somente o fluxo sangüíneo como também a coagulação e o espessamento do sangue, além de secretar substâncias químicas e outras em reação a feridas, infecções ou irritação.

No estudo, um grupo de vinte homens e mulheres saudáveis viram primeiro uma cena de guerra violenta do filme *O resgate do soldado Ryan* e depois uma cena engraçada de *Kingpin – estes loucos reis do boliche*. Os pesquisadores descrevem os resultados como "dramático": depois de assistir à cena de guerra, o fluxo sangüíneo dos sujeitos diminuiu bastante, em média 35%. Em contrapartida, a cena engraçada fez com o que o fluxo aumentasse bastante, em média 22%. Esse aumento é equivalente ao que você esperaria depois de se exercitar durante quinze a trinta minutos! O efeito da maior ou menor vasodilatação durou cerca de duas horas.

Nós não achamos necessário participar de um clube ou terapia do riso para obter esses benefícios. Como um primeiro passo, torne a comédia uma parte regular de sua experiência vendo um programa cômico na TV, assistindo a uma comédia no cinema ou lendo um livro engraçado. Dave assiste regularmente a um programa de humor na TV e o Dr. V tem uma coleção de episódios da série *I Love Lucy* que gosta de assistir sempre que está de mau humor.

O maior desafio é aprender a ver o humor em situações estressantes como uma ferramenta para controlar a raiva e impulsos não saudáveis. Isso exige tempo, mas é possível. Apenas se lembre de uma situação estressante recente, talvez um incidente quando você dirigia seu carro. Pense no quão bobo foi, e em como você poderia ter lidado com aquilo de um modo diferente. Dave costumava "dar o dedo" para os motoristas imprudentes e até xingá-los, mas hoje apenas sorri para eles – e eles freqüentemente retribuem a gentileza. O Dr. V tem sorte de nunca ter sido realmente uma pessoa raivosa, mas tinha o pavio um pouco curto; ao longo dos anos, aprendeu a pôr seu ego de lado o suficiente para rir de si. Para nós dois, o humor é o remédio para as irritações, grandes e pequenas.

DEIXE O MOMENTO

Rir não é a única ferramenta disponível para reduzir o estresse da vida moderna. Também há a meditação e uma forma abreviada dela que chamamos de "deixar o momento".

Em qualquer hora do dia, quando você se sentir muito tenso e cansado, pode rapidamente fugir, ou deixar o momento, apenas respirando profundamente algumas vezes e se concentrando em sua respiração. Essa ferramenta muito eficaz é tão simples que nos surpreende o fato de a maioria das pessoas não usá-la. Na próxima vez em que você estiver em um engarrafamento de trânsito horrível sem saber se conseguirá chegar a tempo ao trabalho ou ao jogo de futebol, respire profundamente. Adquira esse hábito e se surpreenderá com o quanto será mais fácil lidar com os aborrecimentos diários se você se concentrar nas coisas importantes.

Outra ótima técnica é se concentrar nas áreas de tensão e deixar os músculos correspondentes relaxarem. Experimente fazer isso com os pequenos músculos ao redor de seus olhos – pode fazê-lo neste momento. Deixe os músculos relaxarem. Experimente a mesma coisa com sua testa e depois seus maxilares. Incrível, não é? Acrescente seus ombros e os músculos de sua barriga e cobrirá quase todas as áreas de seu corpo em que carrega muita tensão.

Combinando técnicas de relaxamento com respiração profunda, você pode aprender a induzir um estado meditativo às vezes chamado de "resposta de relaxamento". Termo cunhado pelo Dr. Herbert Benson, professor da Harvard Medical School e presidente do Mind Body Medical Institute (mbmi.org), a resposta do relaxamento é a compensação do corpo para o estresse. O estresse inicia a reação de luta, ou fuga, na qual os perigos percebidos causam uma aceleração dos batimentos cardíacos, da respiração e do fluxo sangüíneo. Em nossa sociedade, exceto por casos relativamente raros de violência no trânsito e outros mais, dificilmente lutamos ou fugimos. Em vez disso, nossa reação causa ansiedade, depressão, arritmia cardíaca e uma diminuição do limiar da dor, tudo relacionado com insônia, redução na contagem de esperma e resposta sexual nos homens, e ondas de calor, TPM e infertilidade nas mulheres.

O Dr. Benson descobriu que, durante os estados meditativos, a respiração se torna mais lenta, os batimentos cardíacos e a pressão sangüínea diminuem, o limiar da dor aumenta, uma sensação de serenidade substitui a ansiedade, as ondas de calor desaparecem e a contagem de esperma aumenta. Pessoas que meditam com freqüência têm conseguido abaixar e controlar sua pressão sangüínea sem medicação.

Maharishi Mahesh Yogi, que ficou famoso por andar com os Beatles e depois criou o movimento da Meditação Transcendental, diz que o corpo é como um oceano. Quando você fica na praia e olha para o oceano, só vê a atividade da superfície (alguns surfistas, um ou dois barcos) e ouve o som das ondas quebrando na praia; o que não vê é o vasto mundo abaixo. A meditação é uma jornada para longe da superfície da mente na direção de lugares mais profundos. Se você decidir torná-la uma parte séria de sua vida diária, nós o aconselhamos a ir a um centro de meditação onde possa obter orientação. Ou faça o que nós fazemos: quando as coisas ficarem confusas, respire profundamente para deixar o momento e ocasionalmente pratique a Meditação de *Diminua sua idade*.

> **Meditação simples de *Diminua sua idade***
>
> Encontre um lugar tranqüilo para se sentar, no chão ou em uma cadeira confortável. Se optar por uma cadeira, seus pés devem tocar o chão. Ponha as mãos no colo, feche os olhos e pare por um momento. Concentre-se em sua respiração.
>
> - Inspire lenta e profundamente, usando o diafragma para levar o ar aos pulmões.
> - Quando inspirar, diga para si mesmo: "Diminua minha idade."
> - Prenda a respiração por um ou dois segundos.
> - Exale lentamente, usando o diafragma para tirar todo o ar dos pulmões. Ao fazer isso, repita a frase: "Diminua minha idade."
> - Prenda a respiração por um ou dois segundos.
> - Repita o processo, se possível mais devagar.
> - Permaneça concentrado em sua respiração enquanto sente seu corpo relaxar; você pode até ter a sensação de que ele está ficando mais pesado.
> - Quando sua mente divagar, volte conscientemente a ficar atento à sua respiração.
>
> Continue por alguns minutos ou o máximo que puder – 15 minutos ou mais. Você se sentirá renovado – com as baterias recarregadas e pronto para enfrentar mais da batalha diária. Durante o dia, lembre-se do quanto se sentiu bem durante a meditação. Essa é uma "meditação para iniciantes" que você pode ou não fazer pelo resto de sua vida. Há literalmente centenas de formas mais avançadas de meditação que você pode pesquisar na internet.

VALORIZE SEUS RELACIONAMENTOS

O isolamento leva à morte precoce. Você não precisa ser casado ou ter alguém para melhorar sua saúde (embora isso ajude), mas precisa ter uma rede social ativa. Segundo muitos estudos, as pessoas casadas, ou que contam com um forte apoio social, têm menos ataques cardíacos, pressão sangüínea mais baixa, vida mais longa e tendem a ser mais felizes (menos deprimidas). De acordo com um estudo publicado no *American Journal of Sociology*, 88% dos homens casados vivem até os 65 anos, enquanto apenas 63% dos homens que nunca se casaram, 65% dos divorciados e 81% dos viúvos vivem até essa idade. Entre as mulheres, 92% das casadas, 81% das que nunca casaram, 82% das divorciadas e 90% das viúvas vivem até os 65 anos. Achamos que há dois motivos para isso: o primeiro é que os homens sozinhos tendem muito mais a ter comportamentos autodestrutivos (beber, fumar e farrear) do que as mulheres sozinhas, e estas tendem mais a ter uma boa rede de amigos confiáveis.

Se você vive com alguém, há uma maior probabilidade de que obtenha cuidados amorosos nos momentos de doença. Um cônjuge ou parceiro tende a promover os bons hábitos e desestimular os maus. Se você é casado e tem uma família estendida, pode ter mais motivos para cuidar de si mesmo porque os outros dependem de você. O provável é que se exercite mais, tenha uma alimentação saudável e faça check-ups médicos – e tenda menos a afogar suas mágoas no álcool (entre outras coisas).

Além disso, as pessoas casadas vivem mais porque costumam ter rendas mais altas, aposentadorias maiores e economizar mais. Não parece justo, mas as mais ricas têm mais acesso a assistência médica e informações e tendem menos a fumar, beber, se alimentar mal e ser sedentárias. Elas podem pagar viagens, freqüentar Spa, consumir alimentos orgânicos, tomar suplementos caros ou remédios prescritos não cobertos pelo plano de saúde, procurar médicos melhores, contratar *personal trainers* e realizar muitas outras atividades relacionadas com a saúde. Se você ainda não é multimilionário, não se desespere; há muitas pessoas pobres supersaudáveis e muitas extremamente ricas doentes. Você não precisa ser rico para se exercitar e ter uma alimentação e um estilo de vida saudáveis.

E ser casado nem *sempre* é bom. Segundo estudos publicados em *Archives of Internal Medicine* e *Health Psychology*, permanecer em um *mau* casamento está associado a hipertensão e outros riscos cardiovasculares, depressão e doença mental. Quando você ouve alguém dizer: "Meu marido (ou minha mulher) está me enlouquecendo!" essa pode ser uma afirmação literal. Seu padre (ou rabino) poderia dizer algo diferente, mas se você está em um mau casamento e já procurou ajuda em vão, nós dizemos: "Fuja pelos fundos, Jack! Faça um novo plano, Stan!"

Como editor de LongLifeClub, Dave teve a oportunidade de entrevistar dezenas de centenários e ler sobre muitos outros. Uma das características que eles *sempre* parecem ter em comum é uma forte rede social. Se não são casados, mantêm laços estreitos com familiares, amigos e comunidades. Envolvem-se ativamente com igrejas, templos ou organizações comunitárias e, apesar de sua idade, têm um senso de objetivo.

O Dr. V endossa firmemente esse último ponto: o *senso de objetivo* é crucial para a saúde e longevidade. Sem ele, você não tem tantos motivos para se esforçar muito para manter sua vitalidade. Por que sair e caminhar 16km se você não acredita que está fazendo uma diferença na vida dos outros? Ser egoísta no sentido de cuidar de si mesmo é importante, mas quando você acredita que sua vida tem um motivo ou sentido tem uma forte motivação para continuar vivendo. Portanto, se você está ativamente envolvido no mundo externo, encontre um objetivo no qual possa acreditar e se dedique de corpo e alma a ele. Pode ser religioso, político, ambiental – desde que seja positivo. Nós achamos que basta isso para acrescentar cinco anos à sua vida.

Uma observação final sobre os centenários: não importa pelo que passaram – e alguns têm histórias surpreendentes – eles são universalmente otimistas. Isso pode parecer simplista, mas o otimismo anda de mãos dadas com uma forte rede social. Uma visão de mundo positiva, a capacidade de ver o lado bom até das piores situações é outra característica absolutamente essencial das pessoas que vivem muito e bem. Se você é um velho rabugento, uma velha mesquinha ou apenas uma pessoa melancólica e amarga, procure ajuda! Pode ser que esteja deprimido, ou sofra de hipo ou hipertireoidismo ou um desequilíbrio hormonal. Procure seu médico; obtenha um pouco de aconselhamento; experimente alguns suplementos que melhoram o humor como a erva de São João*, SAMe S - odenosye - methioníma ou HTTP-5; ou fale francamente com seus amigos ou seu conselheiro espiritual.

---

*(Hipericum perforatum) remédio fitoterápico usado como antidepressivo.
Obs: Deve ser utilizado com acompanhamento médico. (*N. do RT.*)

3

Plano de nutrição para toda a vida

Melhore sua saúde, estabilize seu peso e diminua sua idade

Consumir a quantidade certa de alimentos nutritivos e evitar os que não fazem bem pode fornecer enormes benefícios para a saúde, mas você não precisa estar em uma dieta para fazer isso. A própria palavra *dieta* sugere restrições e nosso plano nutricional *expandirá* sua experiência culinária. O que queremos dizer é que você não precisa estar em uma dieta para diminuir sua idade. Com pouquíssimas exceções, o único benefício comprovado de fazer dieta é a perda *temporária* de peso. Todos parecem saber disso, contudo, por alguns motivos inexplicáveis, milhões de pessoas continuam a tentar. Estima-se que as vendas mundiais de produtos e livros de dieta sejam de mais de U$ 100 bilhões por ano, embora dois terços das pessoas que emagrecem com dietas recuperem o peso em um ano, e 97% em cinco anos.

Nós achamos que as indústrias da dieta e da "prisão" são as únicas de grande crescimento no mundo em que a maioria de seus consumidores fracassa repetidamente. Como o crack, a dieta deve ser extremamente viciadora. De que outro modo você pode explicar por que poucas pessoas que fazem dieta desistem delas? Em vez disso, como os reincidentes passam de uma dieta da moda para outra. Não queremos que você perca seu valioso tempo e dinheiro contribuindo para essa estupidez. Quando nós criamos nosso Plano de nutrição para toda a vida, combinamos idéias cientificamente comprovadas, baseadas nas melhores evidências disponíveis em estudos conduzidos em todo o mundo sobre saúde, boa forma e longevidade com nossas experiências e as dos pacientes do Dr. V. Também buscamos orientação de nutricionistas, psicólogos e outros defensores da saúde.

Em vez de uma dieta, propomos um "estilo alimentar" repleto de alimentos saudáveis e infinitas descobertas culinárias. O Plano de nutrição para toda a vida é um conjunto específico de "conceitos de alimentação inteligente", cuidadosamente escolhidos para tornar seu corpo forte e resistente a doenças. Nós temos fé em você: quando se familiarizar com esses conceitos e os motivos pelos quais os incluímos, terá mais consciência da necessidade de uma alimentação saudável. Nossa idéia é simplesmente equipá-lo com conhecimentos que lhe permitam tomar suas decisões baseado em suas próprias percepções e necessidades.

Grandes esforços para mudar a vida começam com grandes atitudes, por isso queremos lhe dar um empurrão nesse sentido, dizendo-lhe primeiramente para jogar sua balança (se tiver uma) no lixo ou guardá-la no fundo de um armário de onde dará muito trabalho tirá-la. Você não precisa dela. Pesar-se todos os dias ou com freqüência pode ser ilusório e deprimente. Há muitos motivos pelos quais nós engordamos e emagrecemos. Manter a perda de peso exige tempo. O importante é emagrecer e permanecer magro para sempre.

Suponha que hoje é uma manhã de sexta-feira. Na véspera você comeu pouco, evitou lanchar e caminhou 8km; mas agora, ao se pesar na balança, está chocado e desanimado porque engordou um quilo! O que faz? Corre para o Denny's e toma o mega café-da-manhã "Grand Slam" (665 calorias, 49g de gordura e 1.106 megagramas de sal) – ou duplica seus esforços, come uma cenoura no almoço e caminha 16km? Seja como for, sua auto-estima desceu pelo ralo.

"Eu devo ser mesmo horrível", diz para si mesmo.

As calorias abastecem o corpo e, quando não usadas, são armazenadas como gordura. A American Dietetic Association, o US Department of Agriculture e os National Institutes of Health dizem que o melhor modo de emagrecer é reduzir calorias e aumentar a atividade física. Nós lhe dizemos como fazer isso, concentrando-se em quantas calorias você ingere e, igualmente importante, quantas queima através de exercícios e outras atividades físicas.

Conceitos de alimentação inteligente

1. Adorar comer.
2. Consumir fibras.
3. Distinguir os bons dos maus carboidratos.
4. Tomar o café-da-manhã certo.
5. Tornar o iogurte parte de seu mundo.
6. Beber litros de água.
7. Fugir do açúcar como o diabo foge da cruz.
8. Conhecer as gorduras.
9. Comer muitas frutas e vegetais.
10. Colorir seu prato.
11. Comer menos carne!
12. Comer mais peixe!
13. Consumir alimentos que aumentam a longevidade.
14. Aprender a comer menos.
15. Tomar suplementos.

O Plano de nutrição para toda a vida não é um paliativo, mas é poderoso – tão poderoso que detém e até reverte o processo de envelhecimento. Por enquanto, nós lhe permitimos não se preocupar com seu peso. Nem mesmo pense sobre isso! Quando fizer seu check-up anual, pode deixar o médico pesá-lo e, se seguiu nosso conselho, ele lhe dirá algo lisonjeiro como: "Isso é fantástico. Você deve estar fazendo dieta."

CONCEITO DE ALIMENTAÇÃO INTELIGENTE Nº 1: ADORAR COMER

Nós amamos comer e queremos que você faça o mesmo. Adoramos experimentar novos restaurantes, comprar em mercados ao ar livre, descobrir cozinhas de culturas diferentes e aceitar o desafio de preparar novas receitas. Temos grandes coleções de livros de receita e, quando nos reunimos, comida é um de nossos assuntos favoritos.

Você pode adorar comer e ao mesmo tempo aprender a discernir os alimentos que promovem a saúde dos não-saudáveis. Alguns contêm uma enorme quantidade de nutrientes em uma pequena porção (o que às vezes é chamado de "densidade nutricional"), e outros muito menos, se é que os contêm. Um dos conceitos simples da perda e estabilização de peso duradoura é ingerir calorias de maior densidade nutricional e ao mesmo tempo reduzir o consumo de calorias.

Os alimentos frescos contêm nutrientes que energizam o corpo e aumentam sua capacidade de combater doenças. Infelizmente, a tecnologia de alimentos moderna transformou os grãos de digestão lenta em refeições ligeiras cheias de amido pulverizado que eleva rapidamente os níveis de açúcar no sangue e provoca resistência à insulina e ganho de peso. Quando o alimento é processado, cozinhado e salgado demais, preservado com substâncias químicas, temperado com aditivos ou adoçado com xarope de milho, perde a capacidade de combater doenças e pode se tornar tóxico. Em vez de fortalecer você, o enfraquece.

Fontes ocultas de sódio

Você provavelmente sabe que o consumo excessivo de sal está ligado à hipertensão. Mas está consciente dos altos níveis de sódio nos alimentos processados e na cozinha dos restaurantes? Normalmente os americanos consomem 4.000mg de sal por dia – 2.500 a mais do que o necessário. A American Medical Association afirma que todo alimento com mais de 480mg deveria ser considerado rico em sódio e evitado. Um Cheese Danish da Starbucks contém 750mg, enquanto uma lata de sopa Chunky Chicken da Campbell's contém 889mg. Muitos dos pratos dos Vigilantes do Peso e da

Lean Cuisine contêm mais de 600mg de sal. A lição é evitar alimentos enlatados e pré-embalados e ter cuidado com o que você come fora de casa.

Um livro de dieta popular que lemos durante nossas pesquisas tinha uma receita de sopa de feijão-preto que nos fez ao mesmo tempo rir e chorar. Você despeja uma lata de feijão-preto e um caldo de galinha em uma tigela com um pouco de molho de tomate apimentado e coloca a mistura resultante no microondas por dois minutos! Isso é um desrespeito pelo alimento e uma total ignorância de seu valor em nossa vida.

Como nós respeitamos as coisas que amamos, quanto mais aprendemos, mais forte é nosso compromisso de consumir alimentos frescos e integrais. Os cultivados localmente e os orgânicos da estação estão no topo de nossa lista, mas nós não nos limitamos porque há disponível uma surpreendente variedade de produtos não-industriais e alimentos de todo o mundo. Se você tem a sorte de contar com um mercado ao ar livre perto, recomendamos que se torne um cliente regular. Fale com as pessoas por trás das barracas; muitas delas são fazendeiros ou produtores e tendem a apreciar e conhecer bem o que vendem. Você ficará surpreso com o que aprenderá sobre as condições e técnicas de cultivo local sem uso de pesticidas, herbicidas ou fungicidas, ou de criação de frangos e outros animais sem hormônios de crescimento e antibióticos.

Teste de QI para comprar alimentos

■ **1. Se você não deseja comprar carne convencional, há três outras opções: natural, orgânica e de gado alimentado no pasto. Quais das afirmações a seguir são verdadeiras?**

Ⓐ Somente as fazendas orgânicas são fiscalizadas por pessoas certificadas por órgãos federais ou estaduais.

- (B) Salvo indicação em contrário, a carne natural pode ser produzida exatamente do mesmo modo que a carne convencional.
- (C) A informação "Alimentado no pasto" significa que o animal não foi alimentado com grãos ou subprodutos de outros animais.
- (D) Independentemente do rótulo, todos os derivados da carne provêm de animais tratados com antibióticos ou hormônios.
- (E) A carne orgânica provém de animais que passam a maior parte de sua vida ao ar livre e no pasto.

Afirmações verdadeiras: A e B. A carne natural freqüentemente é obtida com padrões mais elevados do que os convencionais, mas isso cabe totalmente ao produtor. "Alimentado no pasto" pode indicar que o animal só foi alimentado dessa forma, mas não há leis ou normas que digam que esse tenha de ser o caso. A carne orgânica provém de animais que não foram tratados com antibióticos ou hormônios – e devem ter "acesso" ao ar livre, o que pode significar que ficam ao ar livre por alguns minutos de vez em quando.

■ 2. Ao comprar ovos, quais das afirmações a seguir você deve considerar?

- (A) Os ovos frescos vendidos nos mercados ao ar livre têm um sabor melhor que o dos ovos convencionais de supermercado.
- (B) É sempre melhor comprar ovos grandes ou extragrandes.
- (C) Os ovos marrons são melhores do ponto de vista nutricional do que os brancos.
- (D) Os ovos orgânicos certificados vêm de galinhas criadas com alimentação orgânica, acesso ao ar livre e à luz do sol e em ambientes fiscalizados para garantia de que as regras serão cumpridas.
- (E) Os ovos convencionais tendem mais a ser contaminados com salmonela.

Afirmações verdadeiras: A, D e E. Como os ovos contêm mais colesterol do que qualquer outro alimento, é melhor comprar os menores. Os ovos marrons e brancos têm valor nutricional idêntico.

■ 3. Quando você lê os rótulos dos alimentos, quais das informações a seguir são pertinentes?

- (A) A quantidade de calorias e outros componentes nutricionais nos rótulos dos alimentos refere-se à quantidade em uma porção, que pode

ser bem pequena. Essa é a primeira coisa que você deve checar ao ler um rótulo.
- Ⓑ O valor diário de referência baseia-se em uma dieta de 2.000 ou 2.500 calorias. O rótulo lhe dirá qual.
- Ⓒ A quantidade total de carboidratos em um rótulo inclui os "bons" carboidratos, como os dos grãos integrais, e os "maus" carboidratos, como os dos grãos refinados acrescentados. A Food and Drug Administration (FDA)* não distingue uns dos outros.
- Ⓓ Os componentes são relacionados na ordem de seu volume – o mais abundante é o primeiro.
- Ⓔ A FDA considera um alimento pobre em um determinado nutriente se contém 5% ou menos do valor diário de referência, e rico se contém 20% ou mais.

Afirmações verdadeiras: A, B, C, D e E.

Pontos: 10 para cada resposta correta. Se sua pontuação foi 100, você é um gênio! Uma pontuação a partir de 50 já indica um QI médio ou alto para comprar alimentos.

CONCEITO DE ALIMENTAÇÃO INTELIGENTE Nº 2: CONSUMIR FIBRAS

Nosso Plano de nutrição para toda a vida tem como base as fibras, que não podem ser digeridas e passam pelo corpo praticamente intactas. Parece um contra-senso, mas embora as fibras sejam fundamentais para uma vida longa e saudável, a maioria das pessoas não as consome em quantidade suficiente. (E são muito baratas!)

Consuma bastante fibra e terá muitas recompensas – particularmente melhora na "função intestinal", um eufemismo para funções vitais como evacuação normal, movimentos intestinais mais freqüentes e menos constipação. Mas isso é só o começo. Quando as fibras puxam água do corpo

---

*Agência reguladora de produtos alimentícios e farmacêuticos nos EUA (*N. da E.*)

para os intestinos a fim de manter as coisas em movimento, também tendem a reunir algumas substâncias químicas que podem ser carcinógenas. Como as fibras fazem você digerir os alimentos mais devagar e tendem a produzir uma sensação de saciedade, consumi-las em grandes quantidades o ajuda a controlar seu peso. As pessoas com uma dieta rica em fibras conseguem manter o peso ou até emagrecer um pouco, embora consumindo mais calorias do que as pessoas com dietas pobres em fibras. As fibras fazem milagres pelo sistema cardiovascular abaixando os níveis de colesterol e triglicerídeos, e a pressão sangüínea. Isso contribui para um risco reduzido de doença cardíaca, ataques cardíacos e apoplexia. As fibras também aumentam a sensibilidade à insulina, ajudando, desse modo, a prevenir ou controlar o diabetes. Também demonstraram reduzir o risco de câncer de cólon e mama em mulheres e de próstata em homens.

O China Study, uma importante análise dos hábitos alimentares de 6.500 adultos residentes em 130 vilas rurais chinesas, descobriu que a alta ingestão de fibras estava constantemente associada à menor incidência de câncer de reto e cólon. A Universidade de Harvard publicou um estudo mostrando uma redução de até 40% no risco de câncer de cólon nas pessoas que ingerem a quantidade recomendada de fibras. Antes, um estudo de 1992 de 32.208 Adventistas do Sétimo Dia descobriu que aqueles que consumiam pão integral em vez de pão branco apresentavam uma impressionante redução de 50% no risco de doença cardíaca (o pão integral contém o triplo de fibras do pão branco). Outros estudos mostraram que as fibras reduzem o risco de diabetes, problemas intestinais, doença cardíaca e câncer de próstata e mama. Fazem bem até para os dentes. Pesquisadores do Canadá que coletaram informações alimentares de 34.000 homens ao longo de um período de 14 anos descobriram que aqueles que consumiam mais arroz integral, pão preto e outros grãos inteiros tendiam 23% menos a desenvolver periodontite do que os que consumiam menos de uma porção diária de grãos integrais.

Factóides fantásticos sobre as fibras

1. Pães e massas integrais contêm o triplo de fibras do pão e das massas feitas com farinha branca.
2. Quando for comer frutas, coma as cascas que contêm mais fibra.
3. Suco de frutas não contém fibras e é muito rico em açúcar. Nós tememos que as pessoas na fila do Jamba Juice estejam se enganando: tomar grandes copos de bebidas à base de frutas é uma receita infalível para a obesidade e doenças a ela relacionadas. Dá no mesmo que tomar Pepsi.
4. Por outro lado, o feijão é rico em fibras. Meia xícara de feijão comum contém 7,5g. Feijão é o máximo!
5. Brócolis contêm mais fibras do que outros vegetais. Uma xícara contém a mesma quantidade de duas fatias de pão integral (4,5g).
6. Para aumentar o consumo de fibras, acrescente germe de trigo ao seu cereal ou experimente um suplemento de fibras, como FiberChoice (fiberchoice.com).

Para obter benefícios, você precisa consumir diariamente cerca do dobro de fibras que normalmente as pessoas consomem. O Institute of Medicine recomenda que os homens adultos com menos de 50 anos consumam 38g de fibras. Para as mulheres adultas com menos de 50, o número mágico é 25g. Se você é homem e tem mais de 50 anos, o consumo recomendado é um pouco menor: 30g. Mulheres com mais de 50: 21g. Não é muito, mas estamos falando sobre o peso das fibras, não do alimento.

Recentemente Dave comprou um pão Vital Vittles 12 Grain, que pesa 2 libras (908g). Segundo o rótulo, uma fatia desse pão pesa 47g e contém 3g de fibra alimentar. O pão integral comum contém aproximadamente 2g de fibra por fatia. Para obter seu mínimo diário de 30g de fibra apenas desse pão Vital Vittles 12 Grain, Dave teria de comer dez fatias – o que não seria provável. Se comesse duas fatias, ainda precisaria obter 24g em outro lugar.

Quais alimentos contêm mais fibras? A resposta é os integrais, as frutas, vegetais, nozes e sementes. Eis um exemplo do tipo e da quantidade de alimentos ricos em fibras que você precisaria consumir em um dia comum para obter 30g de fibras:

- Uma tigela de farinha de aveia = 6g de fibras
- Duas fatias de pão integral = 4g
- Uma maçã = 3g
- 1 xícara de brócolis = 4,5g
- ½ xícara de espinafre = 2g
- ½ xícara de feijão rajado = 7,5g
- Um punhado de nozes = 1,5g
- Uma laranja = 3g

Total: 30,5g de fibras

Para saber mais, veja o Apêndice A, "Conteúdo de fibras dos alimentos básicos".

Alguns benefícios bastante surpreendentes

As fibras não fornecem vitaminas, minerais ou calorias, mas para obtê-las você precisa ingerir grãos integrais, vegetais, frutas e feijões. Portanto, os alimentos ricos em fibras são ricos em substâncias "fitonutrientes" que evitam doenças, inclusive antioxidantes e flavonóides.

Fitonutriente é um termo amplo que abrange vários componentes nutricionais das plantas que agem nas células e nos genes humanos reforçando as defesas naturais contra as doenças. Desde 1986, quando a capacidade dos fitonutrientes de combater o câncer em tubos de ensaio foi descoberta, nosso conhecimento desses compostos ativos aumentou muito. Agora sabemos que eles têm um papel importante na prevenção de todas as principais doenças.

Os antioxidantes são um tipo de fitonutriente. Os mais conhecidos, inclusive as vitaminas E e C, não têm cor, enquanto os menos conhecidos, chamados flavonóides, são vermelhos, roxos, cor de laranja e de outras cores (quanto mais escura a cor, maior a potência). Há milhares dessas pequenas substâncias químicas. Todas derivam indiretamente da fotossíntese, o processo pelo qual as plantas transformam luz solar em açúcares simples, carboidratos complexos, gorduras e proteínas.

A energia nas plantas e nos animais é acionada pela troca de elétrons entre as moléculas. Quando a fotossíntese ocorre, bilhões de elétrons ficam "excitados" e disparam feito loucos. A maioria vai para aonde deveria ir, mas uma quantidade significativa se desvia de seu curso e se transforma em radicais livres. Os radicais livres fazem as plantas adoecerem e morrerem. Os fitonutrientes protegem as plantas dos radicais livres interceptando e absorvendo os elétrons que se desviaram do caminho.

Nos seres humanos, os radicais livres danificam as células e aceleram a progressão de todas as doenças relacionadas com a idade. Como nossos corpos não realizam a fotossíntese, não temos como criar nosso próprio suprimento de antioxidantes, por isso temos de obtê-los por meio de dietas ou suplementos. Quanto mais consumimos grãos, frutas e vegetais ricos em fibras, mais nos tornamos resistentes a doenças.

CONCEITO DE ALIMENTAÇÃO INTELIGENTE Nº 3: DISTINGUIR OS BONS DOS MAUS CARBOIDRATOS

Alguns carboidratos (os "maus") são de rápida digestão e literalmente despejam açúcar na corrente sangüínea. Assim, eles fazem você se sentir saciado e cheio de energia por cerca de uma hora antes de seu nível de açúcar no sangue despencar, deixando-o cansado e faminto. Outros carboidratos (os "bons") aumentam o açúcar no sangue lenta e constantemente, por isso você se sente satisfeito e com energia por mais tempo. Uma quantidade impressionante de pesquisas demonstram que alimentos com carboidratos diferentes têm efeitos muito diferentes nos níveis de glicose e que tais diferenças têm implicações enormes na saúde.

Uma medida simples da qualidade dos carboidratos é o índice glicêmico, ou IG. Açúcares simples (sim, açúcares são carboidratos), de IG mais alto, tornam-se glicose quase instantaneamente. Amidos, como os presentes na batata, no arroz e em alimentos feitos de farinha de trigo branca refinada, inclusive massas, pães, bagels e produtos de pastelaria, também são de alto IG. Os feijões e grãos integrais são de baixo IG. Cientistas testaram o índice glicêmico de centenas de alimentos e realizaram estudos de longo prazo sobre seu potencial de melhorar o controle do diabetes, acabar com os sintomas da síndrome metabólica e evitar as doenças cardíacas e até o início da demência.

A ingestão de maus carboidratos produz um grande aumento na glicose sangüínea e faz o pâncreas secretar mais insulina. A insulina ajuda a transferir a glicose do sangue para as células. Esse sistema funciona bem apenas por algum tempo. Quando os níveis de insulina passam dos limites, tornando os níveis de glicose muito baixos, você anseia por alimentos de alto IG. Também é por isso que pode sentir cansaço no meio da manhã se seu desjejum foi panquecas com calda.

Muitas pessoas com maus hábitos alimentares sentem tédio e cansaço no meio da manhã ou da tarde e freqüentemente comem doces, como uma barra de chocolate ou balas de goma. Segue-se um círculo vicioso. O consumo de grandes quantidades de alimentos de alto IG leva a um rápido pico de insulina que torna os níveis de glicose insuficientes e faz você ansiar por ainda mais alimentos de alto IG. Tragicamente, as células desenvolvem menor sensibilidade à insulina – conhecida como resistência à insulina – e isso pode resultar em grave problema de saúde chamado *síndrome metabólica*, que por sua vez acelera a aterosclerose e outros processo de envelhecimento. Ou, pior ainda, leva a diabetes do tipo 2.

O índice glicêmico varia de 0 a 100, com a glicose (pura) no topo. Os carboidratos de valor a partir de 70 são de alto IG; entre 55 e 70, de moderado IG; e de menos de 55, de baixo IG. É até possível, embora raro, que um alimento tenha um IG mais alto do que a glicose, como é o caso das tâmaras secas australianas, com IG de 104. Paradoxalmente, embora as frutas sejam carregadas de açúcar, a maioria é de baixo IG. Elas contêm uma boa quantidade de fibras, mas não o suficiente para explicar esse fenômeno. A frutose, o açúcar predominante nas frutas, tem um IG surpreendentemente baixo, a partir de 20. Nossa explicação: Deus quer que comamos frutas!

As 10 frutas de mais baixo IG
1. Cereja (valor de IG: 22)
2. Grapefruit (25). Seu baixo IG pode se dever ao seu alto teor de acidez, que desacelera a absorção por parte do estômago.
3. Pêra (32)
4. Damasco *seco* (32). Uma ótima fonte de betacaroteno e potássio, o damasco seco é uma fruta maravilhosa para quem se preocupa com sensibilidade à insulina. Seu nível de IG também não é mau, é de 57.
5. Maçã (38)
6. Ameixa (39)
7. Suco de maçã (40). Tire as fibras, deixando apenas o suco, e a maçã ainda terá um baixo IG porque o açúcar que contém é principalmente frutose. Mas tome cuidado: este suco é bastante calórico.
8. Laranja (42)
9. Pêssego (42). A maior parte do açúcar do pêssego é sacarose. (Seu alto teor de fibras e acidez é responsável por esse baixo valor.)
10. Uva (46)

A quantidade é importante

Quando você ingere carboidratos, seus níveis de glicose sangüínea sobem e caem. Até que ponto a glicose sangüínea sobe e permanece alta é extremamente importante para a saúde e depende de duas coisas: da natureza dos carboidratos (valor de IG) e de sua quantidade. Apenas escolher um carboidrato de baixo IG não significa que você pode se empanturrar dele sem conseqüências. De modo inverso, uma pequena quantidade de um carboidrato de alto IG não será muito prejudicial.

Não é preciso muita capacidade mental para perceber que é melhor consumir alimentos como nozes, feijões, lentilha, cenoura, arroz integral e grãos integrais em vez de batata, arroz branco, massas, doces, a maioria dos cereais prontos para o café-da-manhã, bolos e pão branco. Quando você se familiarizar mais com o que é saudável para seu corpo e consumir mais desses alimentos, descobrirá que eles fazem você se sentir melhor.

Você pode reverter o círculo vicioso. Ingira quantidades moderadas de carboidratos ricos em fibras; pouco a pouco seu sistema digestivo liberará glicose para seu sangue, causando uma produção moderada de insulina, o que ajudará a manter sua sensibilidade a ela. Você terá energia constante e não sentirá fome por várias horas. E quando comer novamente, não será em excesso por estar faminto.

CONCEITO DE ALIMENTAÇÃO INTELIGENTE Nº 4: TOMAR O CAFÉ-DA-MANHÃ CERTO

O café-da-manhã ainda é a refeição mais importante, pois estabiliza os níveis de açúcar no sangue, regulando o apetite e a energia. Quem toma café-da-manhã tende menos a sentir fome durante o resto do dia e a abusar da comida. Normalmente, quando você acorda ficou sem comer durante oito ou mais horas; o tempo entre o jantar e o café-da-manhã é o período mais longo entre as refeições. Enquanto você dorme, seu corpo usa muita energia apenas para manter seu coração batendo, seu cérebro funcionando, seus nervos transmitindo e assim por diante. Essa energia vem da glicose armazenada no sangue.

De manhã, seu corpo está em jejum – e se você não o quebrar até o almoço seu suprimento de glicose se esgotará. Sentirá muita fome e tenderá a ficar cansado e irritado. Por volta das 11 horas, seu nível de desempenho cairá subitamente. Você se tornará praticamente imprestável para si e para as pessoas ao seu redor. Por volta da hora do almoço, terá a fome de um cavalo e comerá muito para compensar. Se continuar assim, engordará, desenvolverá diabetes e doença cardíaca e morrerá muito cedo!

Não acredita nisso? Bem, um importante estudo da Universidade de Harvard com 2.831 participantes descobriu que as pessoas que tomavam café-da-manhã todos os dias tinham um terço da tendência a se tornar obesas e metade das chances de ter problemas de açúcar no sangue em relação àquelas que não tomavam. Outro estudo recente, este de meninas adolescentes, publicado no *Journal of the American Dietetic Association*, descobriu que aquelas que comiam cereais no café-da-manhã pelo menos três vezes por semana tendiam mais a manter um índice de massa corporal (IMC, índice de peso em relação à altura) saudável durante um período de dez anos. Se isso funciona para as adolescentes, deve funcionar para você.

Torne o café-da-manhã "apropriado"

É claro que não basta tomar café-da-manhã – tem de ser o apropriado. E com isso não queremos dizer enorme. Essa deve ser a menor refeição do dia.

Seu café-da-manhã também deve ser pobre em gordura e açúcar, rico em fibras e incluir uma pequena quantidade de proteína e cálcio que pode ser obtida do iogurte ou leite desnatado em seu cereal ou leite desnatado em seu café. Se você for intolerante à lactose ou apenas quiser evitar laticínios, há muitas ótimas alternativas. Uma delas é o leite de soja e a outra é o delicioso leite de amêndoa ou castanha-de-caju.

Coma uma pequena quantidade de frutas todas as manhãs. Coma a fruta crua e com a casca – a menos que seja banana, papaia ou alguma outra de casca incomestível. As cascas de maçã, damasco, blueberry, figo, uva, pêra, ameixa, morango e outras mais são os lugares em que a fruta interage com a luz do sol e forma uma variedade de pigmentos coloridos, inclusive flavonóides. É claro que as frutas também contêm açúcar, por isso não as coma em demasia. Contudo, quanto mais fibras houver na fruta que você escolher, mais o açúcar demorará a ser metabolizado.

Uma fruta que você não deve comer é uva passa. Feitas de uvas desidratadas, as passas apresentam uma alta concentração de açúcar. Na verdade, um punhado dessa fruta (1/4 de xícara) pesa 36g e contém 24g de açúcar; em outras palavras, dois terços de cada uva passa são açúcar. Se você é diabético ou predisposto a ser, deve definitivamente evitá-las. Tenha cuidado com elas nos cereais e nas saladas.

Não beba a sua fruta

Uma laranja inteira tem 62 calorias, 12g de açúcar – e muitos nutrientes, inclusive betacaroteno, cálcio, vitamina C, vitamina A e ácido fólico. Contudo, um copo de 180ml de suco de laranja tem 248 calorias, 48g de açúcar, não contém nenhuma fibra e quase nenhum nutriente.

Cereais com alto teor de fibras

Em combinação com uma fruta inteira, o melhor café-da-manhã é um cereal com alto teor de fibras, particularmente com pouco ou nenhum açúcar. Dave vive em Berkeley, onde há muitos fornecedores de alimentos orgânicos e naturais. Contudo, encontrar um bom cereal para o café-da-manhã ou granola *sem açúcar* é praticamente impossível. Lojas como Whole Foods e o famoso Berkeley Bowl mantêm em estoque literalmente dúzias de granolas, nenhuma das quais realmente livre de açúcar.

Verifique isso por si mesmo. Se um pacote de cereal ou granola não especificar "açúcar" no rótulo, deve conter em substituição um ou mais dos componentes a seguir: frutose, xarope de milho, malte de cevada, suco de cana, caramelo, dextrano, dextrose, suco de fruta, glicose, lactose, mel, melaço, maltose, xarope de malte, sacarose ou suco de uva branca. Além disso, muitos cereais contêm pequenas bombas de carboidrato que se transformam em açúcar quando mastigadas.

Uma das melhores alternativas para o café-da-manhã é a farinha de aveia cozida, particularmente a integral, que contém mais fibras – é só você não a encher de mel ou xarope de bordo e passas. Nós comemos aveia cerca de duas vezes por semana – Dave com blueberries e o Dr. V com leite desnatado.

Plano de nutrição para toda a vida ■ **103**

Dave comeu Grape Nuts até descobrir que um de seus ingredientes, a "farinha de cevada maltada", é uma forma insidiosa de açúcar. Uma porção, que representa apenas ½ xícara, contém 5g de açúcar e 310mg de sal. Seu nível de glicose sangüínea pode ir às alturas depois de uma tigela. Por que há açúcar e sal ali? Nosso palpite: sem eles, Grape Nuts teria o gosto de sua embalagem de papelão.

Dave experimentou o cereal de trigo integral da marca Uncle Sam, que também contém cevada "maltada" e muito sal. E experimentou comer germe de trigo natural com leite desnatado. Você pode comprar germe de trigo sem aditivos, mas seu sabor fica melhor combinado com um cereal mais granulado.

Nós dois somos cautelosos em relação ao trigo e o Dr. V atende cada vez mais pacientes intolerantes ao glúten, uma proteína presente no trigo, no centeio e na cevada. (Uma forma extrema de intolerância ao glúten, chamada de *doença celíaca*, é uma desordem genética comum. As pessoas com essa condição, com freqüência não diagnosticada, sofrem de dores nas articulações, depressão, irritabilidade e fadiga.) Nós preferimos a aveia ao trigo porque ela contém muito pouco glúten, é rica em fibras e tem mais proteína. Também contém saponina, um fitonutriente que atua como pequenas esponjas, literalmente absorvendo o colesterol no trato digestivo. Pesquisas mostram que se você comer bastante aveia pode reduzir seu colesterol LDL em 20 a 30%.

Frustrado com essa situação, Dave começou a preparar seu próprio cereal para o café-da-manhã. Os ingredientes vieram da seção de produtos a granel da Berkeley Bowl, seu supermercado favorito. Ele mistura aveia com amêndoas e nozes moídas, flocos de coco, sementes de abóbora, farelo de aveia e linhaça moída. Ele não se dá ao trabalho de torrar a aveia, embora você possa facilmente fazer isso. Dave come seu cereal feito em casa com frutas silvestres frescas (geralmente blueberries), leite de soja e, às vezes, iogurte semidesnatado.

O impressionante cereal para o café-da-manhã de Dave (quantidade para uma semana)

- Cerca de 6 xícaras de aveia
- ½ xícara de amêndoas moídas
- ½ xícara de nozes moídas
- ½ xícara de flocos de coco
- ½ xícara de sementes de girassol ou abóbora torradas (sem sal)
- ¼ de xícara de farelo de trigo
- ¼ de xícara de linhaça moída (se disponível)

Misture bem todos os ingredientes. Transfira a mistura para um saco plástico e o guarde na geladeira. Sirva com um punhado de blueberries frescas (se disponíveis), uma ou duas colheres de sopa de iogurte natural desnatado e leite de soja ou leite desnatado. Uma delícia!

Para variar ou satisfazer seu gosto individual, experimente substitutos ou ingredientes adicionais. Algumas possibilidades são pistache, germe de trigo, farelo de trigo, triticale (hibridação de trigo e centeio com menos glúten que o trigo), espelta (grão antigo e saboroso com 25% menos proteína que o trigo), e até pedaços de chocolate amargo (conteúdo de cacau de 65% ou mais). Caso você não disponha de blueberries, experimente morangos, bananas fatiadas, framboesas ou amoras-pretas.

Se você não quiser preparar seu próprio cereal, encontre um de que goste com pouco açúcar e alto teor de fibras. Existem muitas marcas, o que pode tornar sua busca no supermercado algo bem confuso. Nós sugerimos que escolha apenas aqueles com pelo menos 6g de fibras, sem adoçantes artificiais, menos de 3g de gordura e não mais de 5g de açúcar (por porção). Um cereal de trigo integral adoçado com suco de maçã ou açúcar de cana não é o ideal, mas é muito melhor do que um cereal com frutose. Torne o cereal parte de seu café-da-manhã pelo menos quatro dias por semana.

Outros ótimos alimentos para o café-da-manhã

Tudo bem, você pode achar entediante comer cereal com blueberries e iogurte todos os dias e nós lhe prometemos "infinitas descobertas culinárias". Uma ou duas vezes por mês, Dave sai para tomar um café-da-manhã mexicano chamado "Huevos de la Casa", composto por dois ovos, queijo, peito de frango desfiado sobre uma tortilha de milho, cebola e pimentões frescos grelhados, que Dave cobre com "salsa fresca", além de um acompanhamento de feijão rajado e arroz. A salsa fresca é feita com tomate, cebola e coentro fresco picados. Esse café-da-manhã é muito nutritivo, contendo fibras, vegetais frescos e até um fruto (o tomate). Para provar isso, vamos examinar melhor cada ingrediente:

- **Pimentões (vermelho, verde, cor de laranja e amarelo).** Os pimentões são ricos em fibras, vitamina C e carotenóides. Ajudam a prevenir ou minimizar o impacto de doenças relacionadas com colesterol alto.

- **Cebola.** Os testes de tolerância à glicose mostram que a cebola pode abaixar os níveis de glicose sangüínea em jejum, melhorar a tolerância à glicose e reduzir os níveis de triglicerídeos, e, ao mesmo tempo, aumentar os níveis de HDL, o "bom" colesterol. Como se isso não bastasse, comer cebola duas ou mais vezes por semana tem sido associado à redução do risco de câncer de cólon.

- **Tomate.** Esse "fruto" é famoso por sua alta concentração de um fitonutriente chamado *licopeno* que, em estudos com seres humanos, demonstrou proteger contra uma lista crescente de cânceres, inclusive colo-retal, de próstata, mama, endométrio, pulmão e pâncreas. Uma análise de 21 estudos descobriu que os homens que consumiam mais tomate cru apresentavam uma redução de 11% no risco de câncer de próstata. O resultado foi ainda melhor em relação ao consumo do tomate cozido, porque contém mais licopeno do que o tomate cru: uma redução de 19%. O tomate também é rico em fibras e vitamina C e A. A xícara de tomate picado que Dave come com seus Huevos de la Casa supre 57% de sua necessidade diária de vitamina C, 23% de sua necessidade de vitamina A e 8% de sua necessidade de fibras.

- **Coentro.** Conhecido por sua notável capacidade de facilitar a digestão, o coentro contém tantos nutrientes que talvez você nem consiga acreditar quando nós os mencionarmos. Mas mesmo assim vamos arriscar: minerais como cálcio, ferro, magnésio, fósforo, potássio, zinco e manganês; as vitaminas C, B_6, E, B_1, B_2 (niacina) e ácido fólico; e os fitonutrientes carvona, cariofileno, limonemo, 1,8-cineol, alfa-pineno, apigenina, betacaroteno, betasitosterol, ácido caféico, miristicina, psoraleno, quercitina, rutina, escopoletina, tanino, umbeliferona e ácido vanílico!

- **Feijão rajado.** Tão bom quanto os alimentos anteriores, quando se trata de conteúdo de fibras, nenhum deles o supera. Os Huevos de la Casa contêm cerca de 1 ½ xícara de feijão rajado, que fornece a Dave 22g de fibras, mais de dois terços de sua necessidade diária. O feijão rajado tem menos colesterol e, quando combinado com arroz, fornece uma proteína praticamente livre de gordura. Também é uma ótima fonte de magnésio e potássio. Pesquisadores descobriram que as pessoas que consomem alimentos mais ricos em potássio e magnésio apresentam um risco bastante reduzido de apoplexia. Você pode comer feijão rajado enlatado, desde que não contenha uma quantidade excessiva de sal – não é necessário cozinhar o feijão seco.

- **Ovos.** Foram injustamente criticados por seu alto teor de colesterol, mas hoje os nutricionistas que recomendavam evitá-los sabem que o "colesterol alimentar" tem muito pouco impacto nos níveis de colesterol sangüíneo dos seres humanos. O que mais o influencia é a gordura saturada e trans.

Algumas pesquisas sugerem que o consumo de ovos pode melhorar o perfil do colesterol. Um estudo do Food and Nutrition Database Research Center da Michigan State University com mais de 27.000 pessoas mostrou que o risco de doença cardiovascular em homens e mulheres não aumentava com o maior consumo de ovos. Na verdade, acontecia o contrário. As pessoas que comiam ovos apresentavam níveis de colesterol total mais baixos do que as que se abstinham totalmente deles. Apesar do fato de que os homens que comiam dois ou três ovos por semana apresentavam níveis ligeiramente mais baixos do que os que comiam quatro ou mais por semana, ambos os grupos apresentavam níveis mais baixos do que os que se abstinham totalmente de ovos. As mulheres que comiam quatro ou mais ovos por semana apresentavam os níveis mais baixos de todos!

Os dois ovos nos Huevos de la Casa fornecem a Dave 11g de proteína de alta qualidade, um pouco de gordura poliinsaturada saudável, ácido fólico, vitaminas A e E e uma grande dose de colina. Componente-chave das membranas celulares, a colina é uma molécula importante para o funcionamento cerebral e alguns dos processos químicos críticos usados para enviar mensagens entre nervos e músculos.

Ainda assim, Dave e o Dr. V sugerem que você não se empolgue e coma ovos todos os dias. Quando o Dr. V faz uma omelete, usa um ovo inteiro e mais três claras de ovos, já que é na gema que reside a maior parte do colesterol. Eles dois comem ovos cerca de uma vez por semana.

Dois tipos de colesterol

O colesterol é produzido naturalmente no corpo de todos os animais e seres humanos. Necessário para a produção de hormônios e vitamina D e para manter as paredes celulares saudáveis, o colesterol humano é produzido pelo fígado. Esse tipo de colesterol é chamado de "sérico".

O colesterol presente nos ovos e em outros alimentos de origem animal, como carne, peixe, aves e laticínios é "alimentar". Como você provavelmente já sabe, há dois tipos principais de colesterol sérico: HDL (lipoproteína de alta densidade) e LDL (lipoproteína de baixa densidade). O HDL pode reduzir as placas nas paredes arteriais e está associado ao menor risco de doença cardíaca, motivo pelo qual é comumente chamado de "bom" colesterol. O LDL, ou "mau" colesterol, faz o oposto: contribui para a formação de placas e está ligado à doença cardíaca.

O colesterol alimentar não se transforma automaticamente em colesterol sangüíneo. Mas isso não significa que você deva parar de se preocupar com ele. Tanto a American Heart Association quanto o National Cholesterol Education Program afirmam que as pessoas saudáveis devem limitar o colesterol alimentar a em média 300mg por dia; se você já tem doença cardíaca, seu limite é 200mg.

- **Frango.** Os Huevos de la Casa suprem todas as necessidades protéicas diárias de Dave. Seus cerca de 60g de peito de frango cozido sem pele contêm menos da metade da gordura saturada encontrada em uma quantidade igual de carne bovina e fornecem surpreendentes 17g de proteína. Também fornecem 35% do valor diário de niacina, vitamina do complexo B que previne o câncer, e 20% do valor diário de selênio, antioxidante que também o previne.

O lado negativo

Se há um lado negativo nos Huevos de la Casa é o queijo, o arroz e, em um grau menor, a tortilha. Embora o queijo seja uma boa fonte de proteína, cálcio, iodo e selênio, contém uma quantidade substancial de gordura saturada, que Dave tenta evitar. E embora o milho na tortilha seja rico em fibras, tornando-a uma escolha muito melhor do que as tortilhas de farinha, provavelmente a de milho foi frita em uma gordura poliinsaturada como o óleo de milho. O arroz nos Huevos de la Casa é particularmente problemático por ser branco, produzido a partir do arroz integral em um processo de beneficiamento e polimento que acaba com quase todo seu valor nutricional. O arroz branco acaba não sendo muito mais do que amido, que é ligado ao ganho de peso e ao maior risco de resistência à insulina.

Dave evita esses problemas não comendo o arroz e dando apenas uma ou duas mordidas no queijo e na tortilha de milho. Uma última preocupação é com o fato de que os Huevos de la Casa são um café-da-manhã substancial, um dos motivos pelos quais só devem ser consumidos de vez em quando. Seu total de calorias (110 do frango, 150 do queijo, 235 do feijão, 136 dos ovos, 37 dos tomates, 24 dos pimentões, 20 de meia tortilha) é 712, o que é muito para quem tenta manter seu consumo total diário de calorias abaixo de 2.500, ou até 3.000. Por esse motivo, Dave considera essa refeição mais um brunch do que um café-da-manhã; ele come muito pouco até o jantar.

Em números de calorias, os Huevos de la Casa se assemelham ao café-da-manhã do McDonald's com suco de laranja e bagel com presunto, ovo e queijo, que totaliza 795. Contudo, o café-da-manhã do McDonald's contém apenas 2g de fibra alimentar (comparado com os 20g dos Huevos de la Casa), e inclui 21g de gordura saturada (comparado com 8,7g), 50g de açúcar (comparado com nenhum) e a quantidade absurda de 1,460mg de sal. Quando você come Huevos de la Casa, controla o saleiro.

Graças ao feijão e à ajuda da tortilha de milho, os Huevos de la Casa são digeridos lentamente e proporcionam uma liberação prolongada de energia, enquanto o café-da-manhã do McDonald's causa um súbito aumento do açúcar no sangue seguido de uma igualmente súbita queda. Uma hora depois você adormece ou se vê ansiando por um lanche no meio da manhã.

O simples café-da-manhã do Dr. V

Seu café consiste em uma torrada de pão multigrãos com azeite de oliva em vez de manteiga, uma xícara de iogurte desnatado, um punhado de amêndoas ou castanhas-de-caju e uma xícara de café preto. Isso fornece a quantidade suficiente de calorias de baixo índice glicêmico, fibras e proteína (do iogurte) para o Dr. V não sentir fome até a hora do almoço. Para um médico ocupado que ainda atende de trinta a quarenta pacientes por dia, além de dirigir dois centros de bem-estar, escrever livros e artigos, produzir seu próprio programa de rádio e assim por diante, esse é um ótimo modo de começar o dia. Você pode perguntar: e quanto às frutas? O Dr. V come duas porções à noite, de sobremesa.

A questão é: o café-da-manhã pode ser simples ou complexo e ainda assim proporcionar um equilíbrio adequado que inclui muitas fibras e nutrientes. E não tem de fazer seu açúcar no sangue ir à lua e voltar.

CONCEITO DE ALIMENTAÇÃO INTELIGENTE Nº 5: TORNAR O IOGURTE PARTE DE SEU MUNDO

Você sabia que seu corpo contém aproximadamente 400 tipos de bactérias que pesam cerca de 1,5 quilo? Em termos de microorganismos individuais, são milhares de bilhões. A maioria reside em seu sistema gastrointestinal, onde elas são vitais para metabolizar os alimentos. Menos de 1% pode ser patogênica ou tóxica, contudo essas têm o potencial de se multiplicar em números impressionantes que podem derrotar as bactérias "amigas" e causar doenças e até mesmo morte. A boa saúde depende da manutenção de um equilíbrio crítico entre vários grupos de bactérias – uma "flora intestinal" adequada. O estresse, o pré-diabetes, a ingestão de antibióticos, o álcool, os alimentos inadequados ou a falta de sono podem acabar com esse equilíbrio. Condições ambientais nocivas, inclusive exposição a mercúrio ou chumbo podem ter as mesmas conseqüências.

As bactérias amigas presentes no iogurte às vezes são chamadas de *probióticos*, um termo usado pela primeira vez pelo cientista russo ganhador do Prêmio Nobel Ilya Ilich Metchnikoff, que dedicou a última década de sua vida ao estudo das bactérias produtoras de ácido láctico como meio de aumentar a longevidade humana. Ele era um grande fã de iogurte e atribuía a longevidade dos búlgaros (muitos dos quais vivem mais de cem anos) à tendência deles a consumir grandes quantidades diariamente.

O interesse pelos probióticos diminuiu depois da morte de Metchnikoff, em 1916, mas nos tempos modernos essas bactérias amigas se tornaram a base de um sério campo de pesquisa científica e nutricional. Os benefícios atribuídos aos probióticos incluem a capacidade de aliviar a ansiedade, facilitar a digestão e absorção de gorduras e carboidratos, aumentar a tolerância à lactose, combater e prevenir infecções bacterianas, melhorar a relação HDL/LDL, inibir os patógenos alimentares, fornecer propriedades anticarcinogênicas, combater infecções por fungos e cândida, melhorar o funcionamento do fígado, prevenir a osteoporose, estimular o sistema imunológico, promover a longevidade e até prevenir o mau hálito!

As evidências variam de anedóticas a rígidos estudos duplo-cego controlados por placebo. Na última categoria, pesquisadores suecos examinaram a capacidade dos probióticos de reduzir doenças em curto prazo, inclusive resfriados. Na TetraPak International (fabricante de equipamentos para embalar alimentos), 262 funcionários foram selecionados de um modo duplo-cego para receber uma dose diária de 8 bilhões de unidades de probióticos ou um placebo durante 80 dias. Os resultados foram impressionantes: os que receberam probióticos tiveram 60% a menos de resfriados e adoeceram durante menos da metade dos dias. Nesse e em outros estudos, apenas a ingestão diária de probióticos provou ser um método eficaz para reduzir a gravidade dos resfriados e, em alguns casos, preveni-los.

O modo mais fácil de obter probióticos em sua dieta é tomando iogurte, mas você tem de se certificar de que este contém culturas vivas e não é pasteurizado. Outros alimentos com probióticos incluem quefir e bebidas à base de iogurte, como os produtos da linha Danone Activia. Esses suplementos estão disponíveis liofilizados, em pó, cápsulas, barras ou na forma líquida. Desses, as cápsulas provavelmente são melhores, tendendo menos a se degradar devido à oxidação. Independentemente da forma que você use, o produto deve ser mantido refrigerado para preservar suas propriedades.

Os defensores dos probióticos geralmente recomendam que os adultos ingiram entre 5 e 10 bilhões de culturas por dia; para as crianças, a quantidade é de 2 a 4 bilhões. Isso torna um pouco difícil obter o suficiente deles apenas tomando iogurte, mas não impossível. Nós tentamos tomar iogurte não pasteurizado todos os dias e, quando não podemos, tomamos um suplemento de probiótico (encontrado nas lojas que vendem suplementos). Nossa sugestão é que você faça o mesmo.

CONCEITO DE ALIMENTAÇÃO INTELIGENTE Nº 6: BEBER LITROS DE ÁGUA

Beber água é provavelmente o fator mais importante para o controle do peso. Se você está acima do peso, isso ajuda a emagrecer e, melhor ainda, a permanecer magro. A água tira o apetite e ajuda a "metabolizar" a gordura armazenada. Beba mais água e os depósitos de gordura em seu corpo diminuirão. Beba menos e eles aumentarão.

O motivo para o impacto da água nos depósitos de gordura é um tanto mecânico. Os rins precisam de muita água para funcionar adequadamente e, se não a obtêm em quantidade suficiente, transferem um pouco de seu trabalho para o fígado. Quanto mais trabalho o fígado tem, menos é capaz de realizar suas funções primárias, que incluem metabolizar a gordura armazenada e a transformar em energia. Quanto menos gordura o fígado tem de metabolizar, mais gordura armazenada você retém em seu corpo e adivinha o que acontece? Você engorda.

Muitas pessoas não bebem água suficiente. Em vez disso, bebem refrigerante, que é cheio de açúcar ou adoçantes artificiais, e café ou chá. Geralmente essas bebidas são diuréticas, o que significa que fazem você urinar mais e o desidratam. Quanto mais refrigerante, café ou chá se bebe, mais água deve ser consumida. Além disso, quanto maior (ou mais gordo) você é, de mais água seu corpo precisa porque as pessoas mais gordas têm maiores necessidades metabólicas.

Quando você não consome a quantidade suficiente de água, seu corpo reage tentando reter toda a quantidade de líquido possível para, então, armazená-lo em espaços extracelulares – e é por isso que é comum que as mãos, as pernas e os pés inchem.

A água é o elemento essencial para um bom tônus muscular, uma vez que proporciona a lubrificação muscular necessária para manter a habilidade de contração da pele. A água ainda protege a pele da flacidez quando há uma quantidade substancial de perda de peso. Ela age desta forma inchando as células para mantê-las saudáveis e resistentes. Para uma pele mais jovem e sadia, saiba que o caminho é beber mais água.

Muitos aspectos da água são contra-intuitivos. Por exemplo, se você sofre de excesso de água no corpo (retenção de água), a solução é beber *mais água.*

Segundo uma pesquisa, quem bebe apenas dois copos de 250mL ou menos de água por dia apresenta cerca de 50% a mais de chances de ter doença cardíaca ou apoplexia. Outro estudo concluiu que quem bebe apenas dois a quatro copos de água por dia tende cinco vezes mais a ter resfriados e duas vezes mais a ter dor de cabeça do que quem bebe seis a oito copos. Beber bastante água também reduz o risco de câncer de bexiga e até mesmo de mama. Um estudo sugere que beber de oito a dez copos de água por dia pode reduzir muito as dores nas costas e articulações em até 80% das pessoas.

Então, quanta água deveríamos beber? O número mais comum citado pelos profissionais da área médica é oito copos por dia. Segundo uma pesquisa de 2001 com 1.000 adultos em todos os Estados Unidos, as pessoas tendem mais a consultar a previsão do tempo (69%) ou tomar uma bebida cafeinada (58%) do que a beber oito copos de água por dia (40%). Contudo, mais de um terço dos americanos escolheu "beber mais água" como a mudança de estilo de vida mais fácil para melhorar a saúde.

Para as pessoas que se exercitam todos os dias ou estão apenas tentando emagrecer, oito copos provavelmente não são suficientes. A principal pergunta deveria ser: como posso ser o mais saudável possível sem fazer coisas incômodas, extremas, excessivamente caras ou simplesmente ridículas? Portanto, nós recomendamos que você beba dez ou mais copos de água por dia. Parece muito, mas o que poderia ser mais simples? A água é conveniente, barata, portátil e está em toda parte.

Dicas para beber água suficiente
- Leve água com você no carro, na mochila ou na pasta e beba enquanto estiver indo para o trabalho ou voltando para casa.
- Leve isso a sério. Seja criterioso em relação à água; há muitas ótimas marcas de água engarrafada no mercado e algumas são deliciosas.

- Tente não ficar por mais de duas horas sem beber um copo de água. Sempre tenha uma garrafa ou um jarro em sua escrivaninha.
- Beba água antes e depois de se exercitar.
- Beba um copo de água antes das refeições. Isso o ajudará a se saciar e comer menos.
- Se você tomar vinho, café ou chá, sempre beba um pouco de água depois para neutralizar os efeitos diuréticos.
- Beba bastante água à noite enquanto lê ou assiste tevê. Isso pode significar acordar às 2 horas da madrugada para ir ao banheiro, mas e daí? Você se acostumará. Vá ao banheiro e depois beba outro copo de água antes de voltar para a cama.

Por fim, que tipo de água você deve beber? Infelizmente, a da torneira costuma ser contaminada por impurezas que podem incluir venenos inorgânicos e patógenos como fungos, bactérias e vírus. Por exemplo, o Natural Resources Defense Council (NRDC)* testou a água de torneira em 19 grandes cidades americanas e descobriu que enquanto a água de algumas, inclusive em Chicago, é boa ou ótima, a de muitas outras cidades não é. Contaminantes que o NRDC identificou em algumas amostras incluíram chumbo, arsênico, germes, pesticidas e até combustível de foguetes! Portanto, recomendamos que você não beba água de torneira.

Uma das melhores soluções (e a mais econômica) é usar um filtro para remover as impurezas. O filtro deve incluir um sistema de luz ultravioleta para destruir os patógenos; melhor ainda é um sistema que também alcalinize a água para ajudar a manter um pH adequado entre 9,5 e 10. O motivo para alcalinizar a água é que a maioria das dietas é ácida. Refrigerantes, fast-food e alimentos processados depositam resíduos ácidos no corpo que aumentam com o correr do tempo, criando um am-

---

*No Brasil a qualidade da água é monitorada pela Agência Nacional de Vigilância Sanitária (Anvisa). (*N. da E.*)

biente ideal para a propagação de doenças e células cancerosas. Acredita-se que o acúmulo de subprodutos ácidos no corpo seja um rápido acelerador do envelhecimento.

Outra solução é beber água engarrafada. Contudo, é preciso cautela. Embora muitas marcas de água engarrafada no mercado sejam excelentes, algumas são *mais* poluídas que a água de torneira.

O NRDC também testou 103 marcas de água engarrafada e constatou que dois terços são de boa ou ótima qualidade, mas cerca de um terço apresenta "considerável contaminação". Por isso, sugerimos que você escolha uma água engarrafada que seja "purificada", o que significa que foi produzida por destilação, deionização ou osmose reversa, ou água proveniente de uma "fonte natural" regularizada. E, então, quando você tiver escolhido uma água segura e deliciosa, beba litros dela!

E quanto ao gelo?

Você paga por uma bela garrafa de água pura de fonte e depois a esfria com ... cubos de gelo feitos de água de torneira. Ninguém sabe quantos dos 156 milhões de casos anuais de doenças gastrointestinais atribuídas à água nos Estados Unidos foram causadas por gelo contaminado, mas sem dúvida o gelo foi uma das causas. Talvez você deva utilizar gelo filtrado e questionar a procedência do mesmo quando estiver em seu bar ou restaurante favorito.

CONCEITO DE ALIMENTAÇÃO INTELIGENTE Nº 7: FUGIR DO AÇÚCAR COMO O DIABO FOGE DA CRUZ

O açúcar é inimigo do estilo de vida saudável. Está presente em quase todos os alimentos pré-embalados nos supermercados – freqüentemente disfarçado. Estima-se que 17 milhões de americanos tenham diabetes do tipo 2 (100 milhões de pessoas em todo o mundo), tornando-o a sétima principal causa de morte. O consumo de açúcar faz o corpo produzir mais insulina e, com o correr do tempo, isso causa resistência à insulina, que por sua vez leva ao diabetes. Estudos mostraram que o açúcar é realmente uma droga viciante. Além de causar diabetes, leva a hipertensão, colesterol alto, doença cardíaca, ganho de peso e obesidade, depressão, alergias e envelhecimento precoce. Quanto maior o seu consumo de açúcar, mais você pode *aumentar* sua idade.

Todos precisam saber como detectar o açúcar. A indústria de processamento de alimentos encontrou dúzias de modos de acrescentar açúcar sem usar essa palavra nos rótulos de alimentos. Ingredientes como frutose, xarope de milho, malte de cevada, cristais de açúcar de cana, caramelo, dextrano, dextrose, suco de fruta, concentrados de suco de fruta, glicose, lactose, mel, melaço, maltose, xarope de malte e sacarose não são mais do que palavras do momento para o açúcar.

Todo tipo de açúcar faz mal. Alguns nutricionistas recomendam que as pessoas evitem açúcar "refinado", como o de cana ou beterraba. A idéia é que os açúcares complexos, como os contidos no mel ou nos sucos de frutas, são naturais e, portanto, melhores. Bem, talvez não sejam metabolizados tão rápido, mas quando processados pelo corpo seus efeitos são praticamente os mesmos.

Pense deste modo: em uma escala de 1 a 100 em que 100 é o açúcar mais prejudicial, o açúcar refinado ocupa a posição 100 e o mel a 97. Há até um adoçante que, em nossa opinião, deveria ocupar uma posição acima de 100: o xarope de milho de alta frutose. A indústria de alimentos adora essa substância, que seus representantes chamam carinhosamente de HFCS (*High Fructose Corn Syrup*). Feito de amido de milho transformado em glicose, é mais barato e um pouco mais doce do que o açúcar e ajuda a manter a umidade dos produtos assados.

O xarope de milho de alta frutose é o mais insidioso de todos os açúcares e está presente em uma grande variedade de alimentos embalados e bebidas. A introdução do HFCS nos alimentos nos Estados Unidos, no início da década de 1970, e sua rápida aceitação, coincidem de um modo bastante suspeito com o grande aumento dos casos de diabetes e obesidade. Se você examinar a lista de ingredientes nos rótulos, poderá se surpreender ao encontrar o HFCS em ketchups, geléias, biscoitos do tipo cracker, refrigerantes e frios – para não falar nos alimentos chamados de naturais ou saudáveis. Está presente até na maioria dos pães produzidos em massa.

Mais surpreendente ainda é saber que alguns produtos com HFCS levam o selo de aprovação da American Heart Association com a mensagem: "Atende aos critérios da American Heart Association relativos à gordura e ao colesterol para pessoas saudáveis com mais de 2 anos." Dois exemplos são os cereais Smart Start e as barras de cereais Nutri-Grain da Kellogg's.

A frutose não é apenas um substituto do açúcar; estimula a menor produção de insulina e não penetra nas células cerebrais. Essa última característica significa que ingeri-la em excesso pode resultar na incapacidade de seu corpo reconhecer quando está saciado, fazendo você comer mais.

Embora você possa evitar totalmente o HFCS lendo os rótulos, nós queremos ser realistas. Ninguém evita *totalmente* o açúcar e seria hipocrisia de nossa parte esperar que você faça isso. Nós admitimos que *ocasionalmente* ingerimos açúcar. Por favor, não passe o resto de sua vida sem dar mais uma mordida em um sorvete ou bolo de chocolate. Simplesmente reduza o uso de açúcar e seja cuidadoso; sua saúde e longevidade dependem disso.

CONCEITO DE ALIMENTAÇÃO INTELIGENTE Nº 8: CONHECER AS GORDURAS

Gordura faz mal, certo? Não necessariamente. Algumas gorduras realmente são boas para você. A principal forma de gordura no corpo é chamada de triglicerídeos. Seu corpo tanto pode armazenar quanto produzir essas gorduras. As gorduras produzidas provêm em sua maioria dos carboidratos. É por isso que você engorda comendo massas. Noventa e cinco por cento da gordura no corpo são triglicerídeos e os outros 5% são fosfolipídios e esteróis. Os fosfolipídios, encontrados em praticamente todas as células do corpo, são essenciais para a saúde do cérebro. Embora presentes em muitos alimentos, aparecem em concentrações mais altas na soja, nos ovos e no tecido cerebral dos animais. Contudo, os esteróis são uma questão diferente. O mais conhecido é o col*esterol*, um tipo de gordura que se liga às moléculas de proteína para ser carregado pelos vasos sangüíneos.

Como já discutimos nesse capítulo, o colesterol pode ser bom e mau: o mau é o LDL e o bom é o HDL. Um excesso de LDL pode levar à formação de placas em suas artérias e matar você. Enquanto isso, o HDL carrega o LDL para seu fígado, onde pode ser processado e expelido de seu corpo.

Os alimentos não contêm HDL ou LDL – contêm várias formas de triglicerídeos. Alguns triglicerídeos fazem bem para você porque abaixam o LDL, outros porque abaixam o LDL e o HDL, e o restante realmente faz muito mal porque aumenta o LDL.

As gorduras boas

O pensamento convencional é o de que toda gordura é ruim – mas isso não é verdade. As duas gorduras discutidas aqui realmente são boas.

Gorduras monoinsaturadas. Encontradas no azeite de oliva, no óleo de semente de uva, nas avelãs, amêndoas, castanhas-do-pará, castanhas-de-caju, sementes de gergelim, sementes de abóbora e no abacate, essas gorduras abaixam o LDL deixando o HDL no mesmo nível. O alto consumo de azeite de oliva nos países mediterrâneos é um importante motivo pelo qual seus habitantes apresentam níveis mais baixos de doença cardíaca.

Ácidos graxos ômega-3. São óleos contidos nos peixes e em suplementos, inclusive o óleo de fígado de bacalhau. O corpo utiliza os ômega-3 na formação das paredes celulares, tornando-as flexíveis, o que melhora a circulação e a absorção de oxigênio. Portanto, os ômega-3 são importantes para a boa saúde cardiovascular. Consumi-los regularmente abaixa o colesterol LDL e os níveis de triglicerídeos séricos. Também pode reduzir a pressão sangüínea.

A associação entre os ômegas-3 e a saúde humana foi observada pela primeira vez por cientistas que se surpreenderam com o fato de que os inuítes (esquimós) que viviam na Groenlândia sofriam muito pouco de doença cardíaca, artrite reumatóide, diabetes e psoríase, embora suas dietas fossem alarmantemente altas em gordura de baleia, foca e carne de salmão. Por fim, os cientistas descobriram que esses alimentos eram muito ricos em um tipo de gordura (ácidos graxos ômega-3) que realmente devia fazer bem.

A American Heart Association recomenda o consumo de peixe pelo menos duas vezes por semana para manter a quantidade desejada de ômega 3 no organismo. Muitas pessoas excedem esse mínimo tomando diariamente suplementos e/ou consumindo peixe mais regularmente. Os ômega-3 demonstraram reduzir a inflamação associada à artrite e psoríase e até as chances de demência ou doença de Alzheimer.

As duas formas mais benéficas de suplementos de ômega-3 são o ácido eicosapentaenóico (EPA, de *Eicosapentaenoic Acid*) e o ácido docosahexaenóico (DHA, de *Docosahexaenoic Acid*).

Gorduras "duvidosas"

Algumas gorduras são difíceis de ser classificadas como "boas" ou "ruins". Nós as chamamos de gorduras "duvidosas".

Ácido alfa-linolênico (ALA, de *Alpha Linolenic Acid*). É um ômega-3 encontrado no óleo de linhaça e em alguns outros alimentos. A American Heart Association recomenda o consumo de alimentos ricos em ALA, inclusive a soja e os óleos de canola, nozes e linhaça. Contudo, o ponto até onde seu corpo transforma ALA em EPA e DHA é limitado. Além disso, alguns estudos ligaram o ácido alfa-linolênico ao rápido avanço do câncer de próstata e à degeneração macular, motivo pelo qual nós colocamos este ômega-3 na lista das gorduras "duvidosas".

Ácidos graxos ômega-6. São ácidos graxos "essenciais", o que significa que não podem ser produzidos pelo corpo e devem ser obtidos dos alimentos. As fontes alimentares incluem cereais, pães integrais, a maioria dos óleos vegetais e dos produtos assados, ovos e aves. É bom que haja um equilíbrio entre os ômega-6 e os ômega-3 – a proporção deve ser de um (1:1) e não mais do que de quatro para um (4:1) (quatro vezes mais ômega-6). A dieta típica norte-americana fornece dez vezes mais ômega-6, apresentando uma proporção média de cerca de quinze para um (15:1). Esse desequilíbrio contribui para o desenvolvimento a longo prazo de doença cardíaca, câncer, asma, artrite e depressão, e é um dos motivos pelos quais nós recomendamos o consumo de peixe e um suplemento de ômega-3.

Gordura tem mais calorias

Todas as gorduras contêm a mesma quantidade de calorias. Um grama de gordura, independentemente de ser trans ou monoinsaturada, contém nove calorias. Enquanto isso, 1g de proteína ou 1g de carboidrato contém apenas quatro calorias (1g de álcool, que também é um carboidrato, contém sete). Por esse motivo, é uma boa idéia comer menos gordura. Uma regra prática é a de que a gordura não deve representar mais de 30% de sua dieta. Mas nós achamos que você pode fazer melhor do que isso. Embora não esperemos que faça medições diárias, achamos que pode diminuir sua idade em dois anos mantendo o conteúdo de gordura de seus alimentos abaixo de 25%.

Gorduras poliinsaturadas. A maioria dos óleos vegetais, inclusive os de açafrão, canola, girassol e milho, é gordura poliinsaturada. As gorduras poliinsaturadas tendem a abaixar os níveis de colesterol LDL *e* HDL; em relação a isso definitivamente apresentam aspectos positivos e negativos. Como as gorduras monoinsaturadas, são líquidos à temperatura ambiente.

Provavelmente é um grande erro usar esses óleos para cozinhar. Uma toxina associada a doença cardíaca e desordens neurológicas chamada 4-hidroxi-trans-2-nonenal (HNE, de *4-hydroxy-trans-2-nonenal*) se forma em grandes quantidades nesses óleos quando são aquecidos. Numerosos estudos ligaram a HNE a todos os tipos de coisas ruins, inclusive ataque cardíaco, apoplexia, doença de Parkinson, doença de Alzheimer, doença de Huntington, doenças do fígado e câncer.

Esses óleos são bons para saladas, embora o azeite de oliva seja melhor. Cuidado: os óleos poliinsaturados são usados na maioria dos alimentos assados.

As gorduras realmente ruins

O restante das gorduras em nossa lista são realmente horríveis. São algumas delas:

Gorduras saturadas. Sólidas na temperatura ambiente, são consideradas pela comunidade médica as mais prejudiciais. Só perdem a posição de inimigo público número um para o fumo, a dependência do álcool e o xarope de milho de alta frutose.

Derivadas de produtos animais, as gorduras saturadas incluem manteiga, queijo, creme de leite e a gordura do leite e das carnes. Seu consumo aumenta os níveis de colesterol LDL e triglicerídeos séricos e, como se diz, endurece as artérias. As gorduras saturadas estão fortemente relacionadas com a doença cardíaca. Contudo, nos últimos anos, esse rígido conceito se tornou bastante ultrapassado. Primeiro, houve o Dr. Atkins, que provou ser possível emagrecer com uma dieta rica em gorduras saturadas e pobre em carboidratos. Depois, veio a Dieta de South Beach, afirmando que nem *todos* os carboidratos são ruins, apenas os simples (comparados com os carboidratos complexos). E, finalmente, há o Women's Health Initiative's Low Fat Diet Study, que mostrou que as gorduras saturadas realmente aumentam os níveis de LDL, mas não tanto quanto antes se acreditava.

Então, as gorduras saturadas ainda são consideradas ruins? Bem, um estudo de 447 pessoas na Suíça, no qual um grupo seguiu uma dieta de baixo carboidrato e o outro uma dieta de baixa gordura, descobriu que depois de um ano a perda de peso de cada grupo era praticamente a mesma. Contudo, as pessoas em dietas de baixa gordura apresentaram uma queda de cerca de 10% em seus níveis de colesterol LDL e total, enquanto as em dietas de baixo carboidrato apresentaram um aumento de cerca de 10%.

Nós acreditamos firmemente que faz sentido manter as gorduras saturadas sob controle. Se você acha que está abusando delas, a melhor solução é reduzir gradualmente seu consumo; se puder eliminá-las totalmente, será ótimo. Nossa teoria é a de que uma dieta muito rica em gorduras saturadas ainda acabará por matá-lo, só que não tão depressa quanto se imaginava.

Dicas para consumir menos gordura saturada

- Diminua seu consumo de laticínios. Escolha leite e queijo semidesnatado ou desnatado. Experimente substitutos do leite como leite de soja ou leite de amêndoa.
- Tire toda gordura visível da carne antes e depois de prepará-la.
- Abstenha-se de frituras.
- Não coma pele de frango ou salmão.
- Coma menos carne.
- Prepare sopas e caldos com antecedência e os leve à geladeira para a gordura endurecer. Remova a gordura endurecida antes de reaquecê-los.
- Use tortilhas de milho – jamais de farinha.
- Substitua a manteiga por azeite de oliva, ótimo para cozinhar e passar em torradas.
- Esqueça-se dos molhos de salada comprados prontos. Faça seu próprio vinagrete misturando azeite extravirgem com um delicioso vinagre (balsâmico, de champanhe, framboesa ou vinho tinto) – sempre verificando o rótulo para se certificar de que não contém açúcar. Acrescente um pouco de cebolinha verde ou alho picado para realçar o sabor.
- Coma farelo de aveia todos os dias. Ele tem demonstrado abaixar o colesterol LDL e aumentar o HDL, dessa forma neutralizando um pouco da gordura saturada que você consome.

- Aprenda a apreciar condimentos e molhos livres de açúcar, inclusive salsa mexicana, Tabasco, molhos picantes, gengibre, adobo, chipotle e os muitos molhos picantes asiáticos. Use-os em lugar de produtos cheios de gordura, como ketchup e maionese.

Gorduras hidrogenadas (e parcialmente hidrogenadas) – também chamadas de gorduras trans. Puramente uma invenção da indústria de processamento de alimentos, são gorduras poliinsaturadas que foram transformadas da forma líquida para a sólida ou semi-sólida por meio de um processo químico que deve fazer você pensar duas vezes antes de consumi-las: partículas de níquel e cobre são acrescentadas à gordura poliinsaturada (geralmente óleo de milho) e aquecidas a uma temperatura extremamente alta sob pressão por até oito horas enquanto o gás hidrogênio é injetado. Esse processo de hidrogenação destrói os ácidos graxos essenciais na gordura poliinsaturada e os substitui por uma monstruosidade chamada de ácidos graxos trans. Como o sistema digestivo é o resultado de milhares de anos de evolução, não está equipado para processar essas "Frankenfats" (gorduras Frankenstein). O resultado é um desequilíbrio em todo o metabolismo e depósitos de gordura nas artérias.

Você provavelmente acha que gordura hidrogenada é uma invenção relativamente nova, mas a primeira foi a Crisco, apresentada pela Procter & Gamble em 1911. Hoje as gorduras hidrogenadas e parcialmente hidrogenadas estão presentes em quase todos os alimentos processados, de sopas a salgadinhos, margarina, margarina vegetal culinária, biscoitos e bolos, produtos de pastelaria e todos os tipos de misturas, inclusive algumas de massas e arroz. Também podem estar presentes em alimentos congelados como pizza e empadão de carne e, é claro, são amplamente usadas no preparo de frituras, inclusive batatas fritas.

Mais do que quaisquer outras gorduras, as hidrogenadas, parcialmente hidrogenadas e trans aumentam os níveis de LDL e há muito poucas dúvidas de que causam obesidade, diabetes e doença cardíaca. Você deve simplesmente evitá-las a todo custo.

CONCEITO DE ALIMENTAÇÃO INTELIGENTE Nº 9: COMER MUITAS FRUTAS E VEGETAIS

Há um surpreendente relacionamento inverso entre o consumo de frutas e vegetais e as doenças. Em resumo, quanto mais porções diárias de frutas e vegetais você come, menos tende a desenvolver doenças crônicas. Pesquisas sobre esse fenômeno descobriram que quem come de sete a dez porções por dia se beneficia mais. O Plano de nutrição para toda vida dá ênfase às frutas e aos vegetais.

Para comer essas porções, alguns de nós precisam repensar a idéia de que proteína animal (carne, peixe, frango ou porco) tem de ser a parte mais substancial das refeições. É muito difícil comer um grande pedaço de carne no almoço e no jantar e ainda comer vegetais suficientes. É preciso abrir mão de algo.

Um fato triste da vida moderna é que tipicamente as pessoas obtêm mais antioxidantes do café que tomam do que de qualquer outra fonte. Isso ocorre porque nossas dietas são muito pobres em frutas e vegetais – não porque o café é tão bom.

Em 1997, o American Institute for Cancer Research relatou que "as dietas com quantidades substanciais de frutas e vegetais variados poderiam prevenir 20% ou mais de todos os casos de câncer". Nós acreditamos que você precisa comer duas a três porções por dia de frutas e cinco a sete porções por dia de vegetais. E como damos ênfase às frutas no café-da-manhã, você deve comer vegetais no almoço porque é altamente improvável que coma o suficiente deles no jantar. Os vegetais são uma ótima fonte de fibras e fitonutrientes.

Um problema menor é que a maior parte da literatura sobre esse tema deixa de especificar a quantidade a ser ingerida. Uma porção não pode ser quantificada para uso generalizado porque depende da fruta ou do vegetal e do modo de preparo. Por exemplo, uma porção de maçã equivale a uma maçã (de tamanho médio), enquanto uma porção de verduras cozidas equivale a meia xícara e uma porção de verduras cruas equivale a uma xícara. Não é importante saber o tamanho exato de uma porção, mas é bom ter uma idéia aproximada.

Frutas ou vegetais	Tamanho da porção
Frutas ou vegetais crus, picados	½ xícara
Maçã, banana ou pêra	Uma fruta de tamanho médio
Frutos silvestres de todos os tipos	¾ de xícara
Melões de todos os tipos picados	1 xícara
Uvas	17
Minicenouras	De 6 a 7
Aipo	Dois a três talos
Vegetais cozidos	½ xícara
Frutas secas	¼ de xícara

Você deveria ser vegetariano?

Você pode se perguntar: se os vegetais são tão bons, por que simplesmente não ser vegetariano? Se você é, parabéns! Se não é, mas está pensando em ser, tem o nosso apoio. O mesmo vale para os vegans, pessoas que não comem carne *ou* laticínios.

A maioria dos vegetarianos (e particularmente os vegans) consome menos gordura saturada do que quem come carne e, por isso, apresenta uma incidência mais baixa de doença cardíaca, obesidade e diabetes. Estudos mostram que os vegetarianos são mais sensíveis à insulina e podem ingerir mais glicose. Um grande estudo com 30.000 Adventistas do Sétimo Dia que moravam na Califórnia descobriu que os vegetarianos vivem cerca de dois anos a mais do que quem come carne. Aqueles que também comem nozes duas vezes por semana e se exercitam regular e vigorosamente mantêm um peso corporal saudável; e os que nunca fumaram *vivem dez anos mais.*

E quanto à proteína? A proteína animal é uma proteína "completa" e seu corpo precisa dela. São produzidos cerca de 10.000 tipos de sua própria proteína diariamente. Cabelos, pele, músculos, hemoglobina que carrega oxigênio no sangue e as muitas enzimas que mantêm você vivo e ativo são principalmente proteína. Sem ela, você se desintegraria lentamente. As proteínas são criadas a partir de vinte elementos básicos chamados aminoácidos. Oito deles são chamados de "essenciais" – porque seu corpo não pode sintetizá-los e precisa obtê-los através dos alimentos. Algumas proteínas alimentares são completas, o que significa que contêm todos os aminoácidos essenciais; outras não, e são chamadas de "incompletas". (Dave sempre fica impressionado com o quanto a ciência é clara e não ridiculamente obtusa.)

Aves, peixes, ovos e produtos de gado leiteiro – como a carne – contêm proteínas completas, enquanto os vegetais contêm proteínas incompletas. Contudo, comer uma grande variedade de vegetais torna esse fato menos preocupante. Se não consumir proteína de origem animal fosse realmente um problema sério, não haveria tantas evidências de que os vegetarianos e vegans têm menos doenças que põem em risco a vida do que os não-vegetarianos.

O famoso Oxford Vegetarian Study com 6.000 vegetarianos e 5.000 não-vegetarianos descobriu que os vegetarianos apresentam uma taxa de mortalidade 20% menor. Amy Joy Lanou, nutricionista e cientista do Physicians Committee for Responsible Medicine, acredita que os cardiologistas devem recomendar aos seus pacientes hospitalizados com problemas cardíacos graves uma dieta *vegetariana* de baixa gordura para evitar outro ataque cardíaco. Embora os cardiologistas saibam disso, freqüentemente não a recomendam porque não crêem que seus pacientes irão segui-la.

O que você acha? Se uma dieta vegetariana pudesse prolongar sua vida, você a seguiria?

Há poucas dúvidas de que os vegetarianos costumam ser mais saudáveis do que quem come carne. Nós dois gostamos de carne, frango e peixe. Não temos planos imediatos de nos tornar vegetarianos e achamos que a maioria das pessoas não tem. Nosso Plano de nutrição para toda vida é flexível; se você conhecer as armadilhas de comer carne (como o consumo de muita gordura saturada) assim como as desvantagens de comer apenas vegetais (tal como a necessidade de obter bastante proteína de fontes alternativas e tomar vitamina B_{12}), nossa opinião é a de que se sairá bem.

CONCEITO DE ALIMENTAÇÃO INTELIGENTE Nº 10: COLORIR SEU PRATO

O almoço que mais desafia o envelhecimento é uma salada. A salada favorita de Dave provém de um supermercado – bem, não é qualquer um. Ele freqüentemente dirige até Berkeley para comer uma salada do extraordinário Whole Foods, na Telegraph Avenue. O bufê de saladas contém uma grande variedade de vegetais orgânicos, inclusive alface, espinafre, brotos, brócolis, couve-flor, beterraba, cenoura, girassol, tomate, pimentão vermelho, pimentão amarelo e cebola, além de atum, frango e queijo – e essa descrição está longe de lhe fazer justiça. Dave pode escolher uma salada muito colorida e as combinações são infinitas, por isso cada salada é única.

Quando se trata de vegetais, o segredo é a cor. Quanto mais colorido é seu prato, mais nutrientes você obtém. Os pigmentos nas frutas e nos vegetais contêm fitonutrientes que têm um papel na prevenção de câncer e doença cardíaca e também retardam o envelhecimento celular.

Quantas cores existem? Sete:

- **Vermelho/roxo:** uva, derivados de uva (vinho tinto, suco de uva), ameixa, ameixa seca, cranberry, blueberry, amora-preta, morango, pimentão vermelho, cereja, berinjela, beterraba vermelha, passa de uva, maçã vermelha, pêra vermelha.
- **Vermelho:** tomate, derivados de tomate (molho e sopa de tomate, sucos à base de tomate, ketchup), grapefruit rosa, melancia.
- **Cor de laranja:** cenoura, manga, damasco, melão-cantalupo, abóbora, abóbora japonesa, abóbora-menina, batata-doce.
- **Cor de laranja/amarelo:** laranja, suco de laranja, tangerina, grapefruit amarelo, limão-siciliano, limão-taiti, pêssego, papaia, abacaxi, nectarina.
- **Amarelo/verde:** espinafre, couves, folhas de mostarda, folhas de nabo, milho amarelo, avocado, ervilha verde, vagem, pimentão verde, pimentão amarelo, pepino, kiwi, alface romana, abobrinha, melão doce, melão-cantalupo.

- **Verde:** brócolis, couve-de-bruxelas, repolho, couve-chinesa, bok choi, couve-galega.
- **Branco/verde:** alho, cebola, alho-poró, aipo, couve-flor, aspargo, alcachofra, endívia, cebolinha, cogumelos.

Os alimentos vermelhos (tomate, grapefruit rosa, melancia e assim por diante) contêm o extremamente poderoso carotenóide chamado *licopeno*. Os alimentos vermelhos e roxos, inclusive blueberry, morango, berinjela, ameixa e pimentão vermelho contêm antioxidantes conhecidos como *antocianinas*, que, se acredita, retardam o envelhecimento celular e promovem a saúde cardíaca. Os vegetais cor de laranja e os amarelos contêm vários antioxidantes, inclusive carotenóides que dão ao pimentão amarelo e à cenoura sua cor. Outro caroteno, a *luteína*, é encontrada em muitos vegetais amarelos e verdes.

Os fitonutrientes estão contidos na parte colorida dos alimentos. A parte mais saudável está na casca roxa, contrapondo-se à polpa branca esverdeada. Por isso, coma a casca. O mesmo vale para as cascas vermelhas das maçãs e de algumas batatas, assim como as cascas dos pêssegos e de outras frutas e vegetais.

Com essa discussão sobre saladas, não queremos fazer você acreditar erradamente que os vegetais precisam ser consumidos crus para ter um grande valor nutricional. Um estudo feito na Europa concluiu que o corpo pode absorver mais nutrientes dos vegetais cozidos do que dos crus – particularmente da cenoura, do brócolis e do espinafre. Se você não comer salada no almoço, coma um acompanhamento de vegetais cozidos ou crus. Frango ou peixe e uma pequena salada, ou sopa e salada, é um ótimo almoço. O ideal é que o volume dos vegetais seja de mais da metade da refeição.

CONCEITO DE ALIMENTAÇÃO INTELIGENTE Nº 11: COMER MENOS CARNE!

Nós dois adoramos um bom bife. Se não fosse por preocupações com a saúde, ficaríamos felizes com um grande, suculento e gorduroso contrafilé de costela com cebolas grelhadas, batata frita e alguns tragos de bourbon. Infelizmente, o consumo excessivo de carne é um passaporte para a morte. Ainda é possível apreciá-la, mas, para permanecer saudável e viver mais, você precisa consumi-la em menor quantidade.

O consumo excessivo das carnes vermelha, de porco e até de frango se for frito, todas carregadas de gordura saturada, é antes de tudo uma causa de doença cardiovascular. Está associado à hipertensão, ao colesterol alto e a níveis elevados de homocisteína, um aminoácido no sangue produzido pelos processos químicos complexos da digestão da carne. Por sua vez, os níveis elevados de homocisteína estão ligados a ataque cardíaco, apoplexia e aterosclerose. Se isso não fosse ruim o suficiente, o consumo de carne também é uma causa de câncer de cólon e pâncreas.

Depois de observar os padrões alimentares de 150.000 pessoas, a American Câncer Society relatou que as que consumiam mais carne tendiam 30% mais a desenvolver câncer de cólon do que as que consumiam menos. Para as pessoas que consomem muita carne processada (presunto, bacon, salsicha, cachorro-quente, frios e assim por diante), o número pula para 50%. Um estudo ainda maior, com 200.000 homens e mulheres de cinco grupos étnicos ou raciais, descobriu que quem consumia mais carne processada apresentava um risco 67% maior de câncer de pâncreas.

Um cachorro-quente de vez em quando na saída de um estádio não fará nenhuma diferença, mas nós achamos que de modo geral qualquer pessoa sensata que conheça as estatísticas sobre o câncer de pâncreas se absterá de carne processada, ou só a consumirá raramente.

Quanto é muito?

Para os estudos que acabamos de discutir, "muita" carne não é realmente tanto assim – mas o equivalente à quantidade de hambúrguer em um Big Mac todos os dias por um longo período. As pessoas nesses estudos foram acompanhadas por dez anos. É claro que muitos americanos comem muito mais carne bovina que isso. A National Cattlemen's Beef Association diz *orgulhosamente* que o consumo de carne bovina per capita nos Estados Unidos é de 30kg. O gasto do consumidor com carne bovina foi de U$71 bilhões em 2005, U$20 bilhões maior do que era na virada do século. Segundo esse grupo industrial, o americano típico come carne bovina, de porco ou frango 2,2 vezes por dia!

Outro problema é que enquanto você digere a carne é despejado ácido em seu sangue (não apenas homocisteína). O ácido sobrecarrega seus rins que, à medida que você envelhece, começam a perder sua funcionalidade. O resultado de tudo isso é que seu corpo começa a usar cálcio do esqueleto para neutralizar o acúmulo de ácido no sangue. O excesso de carne na dieta das pessoas mais velhas está associado a perda óssea, osteoporose e fraturas de quadril.

A endocrinologista Deborah E. Sellmeyer, diretora do Mount Zion Osteoporosis Center da Universidade da Califórnia, São Francisco, computou a perda óssea de 750 mulheres idosas durante um período de sete anos. Suas descobertas são notáveis: as mulheres que consumiram mais proteína animal tiveram uma perda óssea nos quadris de quase 1% *ao ano* – o quádruplo da perda óssea das mulheres que consumiram partes iguais de proteínas animais e vegetais.

Basta

Nós poderíamos falar mais sobre os malefícios da carne, mas achamos que o motivo para evitá-la está claro. Então, por que ainda a comemos? Fazemos isso por apreciarmos carne, por ser algo que comemos desde sempre e, francamente, é difícil abrir mão dela. Mas nós dois reduzimos gradualmente seu consumo e agora só comemos carne bovina uma vez por semana. Comemos frango uma ou duas vezes por semana e peixe três ou mais vezes.

Se você for comer carne bovina, é melhor que seja orgânica ou de gado alimentado no pasto. O gado (da mesma forma que o porco, frango, pato e assim por diante) criado para ser orgânico ou alimentado no pasto não é abarrotado de antibióticos e consome alimentos orgânicos (sem pesticidas). Contudo, ainda pode comer milho. Na verdade, a gordura entranhada na carne que os amantes de bifes, inclusive Dave e o Dr. V, tanto apreciam, depende do milho.

O que há de errado com as vacas comerem milho? Bom, Deus não as concebeu para comer isso; são ruminantes, uma classe de animais cujos sistemas digestivos foram especificamente criados para digerir grama. Comer milho as faz ter ácido em excesso, o que pode levar a um grande número de doenças, de simples azia a úlcera e até doenças do fígado. O milho muda a composição da carne de vaca, fazendo-a conter muito mais gordura saturada e muito menos ômega-3 e ácido linoleico conjugado (CLA, de *Conjugated Linoleic Acid*), um ácido graxo ômega-6 essencial.

Se você conseguir encontrar carne de gado alimentado no pasto, essa é de longe a melhor escolha, porque obviamente contém menos gordura saturada e mais ômega-3 e CLA. O consumo de CLA reverte alguns dos aspectos normalmente negativos da carne bovina. Está associado a aumento do metabolismo, perda de gordura abdominal, maior densidade muscular, menor resistência à insulina e até níveis de colesterol mais baixos.

Dave, às vezes, usa carne de gado alimentado no pasto para fazer hambúrgueres para seus netos. Para acrescentar um pouco de gordura "boa", ele cozinha os hambúrgueres em azeite de oliva. As crianças adoram o sabor, mas é uma luta fazê-las comer pães de hambúrguer integrais.

Para onde vão todos os antibióticos?

Segundo o Union of Concerned Scientists, mais de 70% de toda a produção de antibióticos dos Estados Unidos vão para a alimentação de vacas, frangos e porcos. Grande parte é dada aos animais não somente para prevenir doenças, como também para aumentar-lhes o peso para que os produtores possam gastar menos com alimentos. Uma objeção importante a isso se deve ao fato de que a exposição regular a antibióticos favorece a criação de uma linhagem de bactérias mais resistente que passa essa resistência para sucessivas gerações. Na Europa, os antibióticos promotores de crescimento foram banidos, mas ainda são usados nos Estados Unidos.

Nós gostamos de frango

O frango, a fonte mundial número um de proteína, também é o alimento mais versátil do mundo. Há mais de dez milhões de receitas de frango na internet. Cento e quinze gramas de frango contêm 68g de proteína, o suficiente para suprir as necessidades da maioria das pessoas. Um peito de frango sem pele contém metade da gordura saturada de um *T-bone steak* de tamanho equivalente. Com a pele, a fração aumenta para quatro quintos.

Isso é uma pena porque o frango realmente é mais saboroso com a pele. Mas não há problema se você comer apenas um peito de frango com pele e não comer carne e muitos laticínios nesse dia.

O frango é uma ótima fonte da vitamina B niacina e do mineral-traço selênio. Nós freqüentemente comemos frango, mas apenas o orgânico ou caipira, porque o frango convencional – como o gado convencional – é criado em condições de campo de concentração e ingere constantemente antibióticos.

Porco também?

Lamentavelmente, a "produção" de carne de porco está sujeita ao mesmo tipo de práticas industriais usadas na criação de gado e frango. A grande maioria dos porcos passa a maior parte de sua vida em pé sobre as próprias fezes. Quase sempre confinados, muitos vivem em pequenos cercados e não podem sequer se virar. Os porcos são criados para produzir mais carne em relação à quantidade de alimento que consomem. Por isso, a carne de porco convencional perdeu muito do sabor em relação a antiga carne de porco criado em fazenda.

Jantar com o Dr. V

O Dr. V segue uma versão da dieta mediterrânea de baixo carboidrato. Ele se abstém totalmente de álcool. Devido ao seu histórico familiar de diabetes e por ter tido no passado níveis um pouco altos de glicose sangüínea, ele evita amidos e mantém baixo seu consumo total de carboidratos.

Ele gosta de começar o jantar com uma salada mista de verduras com vinagrete à base de azeite de oliva e cerca de meio pão integral sem manteiga. Como prato principal, come um pouco de peixe (raramente peixe-espada ou atum) ou frango e um ou dois vegetais, inclusive espinafre ou outro vegetal folhoso verde-escuro. Uma vez por semana, come bife ou rosbife. O Dr. V. evita sobremesa, mas freqüentemente come mais tarde um ou dois pedaços de pêra, ameixa ou outra fruta da época.

Essa mudança de fonte de proteína – consumir mais fibras, vegetais e frutas – é a essência de nosso plano.

CONCEITO DE ALIMENTAÇÃO INTELIGENTE Nº 12: COMER MAIS PEIXE!

Não se preocupe demais com envenenamento por mercúrio. Nós achamos que peixe é fantástico e, a menos que você seja vegetariano, deve comer mais dele. Peixe é bom para a circulação, o coração e o cérebro – e melhora até o humor. Dúzias de estudos concluíram que os ácidos graxos ômega-3 contidos nos peixes têm um efeito protetor no sistema cardiovascular. Comer peixe pode prevenir o enrijecimento das artérias, melhorar a viscosidade do sangue (o ritmo em que flui), ajudar a controlar a pressão sangüínea, aumentar os níveis de colesterol HDL no sangue e reduzir os batimentos cardíacos irregulares (arritmias).

Quando você come peixe, aprimora seu sistema cardiovascular e seu cérebro. Há muito tempo os cientistas sabem que ômega-3 é essencial para o desenvolvimento neurocognitivo e o funcionamento normal do cérebro. Contudo, recentemente descobriram que as pessoas mais velhas que comem peixe duas ou mais vezes por semana apresentam menor declínio cognitivo e diminuem o risco de demência e apoplexia.

Como parte do Chicago Health and Aging Project, pesquisadores acompanharam durante seis anos as dietas de 6.158 pessoas com idade a partir de 65 anos, testando periodicamente suas habilidades cognitivas. Uma das descobertas foi conclusiva: a taxa de declínio entre as que comiam peixe duas ou mais vezes por semana, comparada com a das que comiam peixe menos de uma vez por semana, era de 13% menos *por ano*. Os pesquisadores escreveram: "A taxa de redução equivale a ser três ou quatro anos mais jovem." *Diminua sua idade*!

Comer peixe ajuda o coração a regular a atividade elétrica

O Cardiovascular Heart Study, financiado pelo governo americano, descobriu que o consumo de peixes ricos em ácidos graxos ômega-3 está associado a uma freqüência cardíaca mais baixa e probabilidade menor de o coração demorar muito tempo para restabelecer seu sistema elétrico depois de um batimento. Essas descobertas "corroboram estudos que sugerem que a ingestão de peixe reduz o risco de morte súbita", disse o autor do estudo, Dr. Dariush Mozaffarian, um cardiologista do Women's Hospital, em Boston. O estudo também descobriu que quanto maior o consumo de peixe maiores são os benefícios.

Enfrentando o mercúrio

Uma calamidade, uma praga, um desastre – não importa como você a descreva, a contaminação dos peixes por mercúrio é repulsiva. A boa notícia é que o mercúrio não afeta igualmente todas as espécies. Se você conhecer bem os peixes pode comer todos que quiser.

O mercúrio é uma potente neurotoxina que pode causar danos aos nervos e ao cérebro. Embora a maior parte da preocupação com contaminação por mercúrio se concentre nos fetos, nos bebês e nas crianças pequenas, é ingenuidade pensar que o mercúrio não causa danos aos adultos. O envenenamento por mercúrio é uma das causas conhecidas de perda de memória recente, fadiga e dor de cabeça.

Como os peixes são contaminados? Os grandes comem os pequenos e os peixes enormes comem os muito pequenos. Como o mercúrio, proveniente em grande parte das usinas movidas a carvão, se bioacumula, os peixes maiores são muito mais contaminados do que os menores. Atum, cação, peixe-espada, cavala-verdadeira, lúcio, halibute e peixe-batata são os que contêm mais mercúrio. Você deve evitá-los, exceto em raras ocasiões.

Os números do FDA mostram que o caro atum albacora enlatado contém em média 0,358 partes de mercúrio por milhão, enquanto o atum light contém apenas 0,123 partes por milhão. A razão para essa diferença é que o atum caro tende a ser maior e mais velho. Uma pessoa de 60kg que come duas latas de atum albacora por semana ingere o triplo do limite recomendado pela Environmetnal Protection Agency de um décimo de micrograma (µg) de mercúrio por quilo (0,99g) de peso corporal. Por tudo que é mais sagrado, se você comer sanduíche ou salada de atum, use a versão mais barata.

Que peixes você pode comer? No site organicconsumers.org há o "Guide to Which Fish Are Safe to Eat", constantemente atualizado para refletir mudanças no clima e nos níveis de poluição. Os peixes e frutos do mar seguros de comer incluem o caranguejo de Dungeness, halibute do Alasca, bacalhau, bacalhau preto, siri-azul (Golfo do México), ostras, mexilhões, enchova, truta do Ártico, camarão-d'água-doce, vieiras, linguado do Pacífico, mariscos, robalo riscado e esturjão. Bacalhau e linguado do Atlântico, merluza-negra, olho-de-vidro laranja, tamboril, camarão e caranho também são bons, mas algumas pessoas os evitam por razões ambientais. No website do Montery Bay Aquarium (mbayaq.org) você pode fazer downloads de uma série de guias de alimentos do mar.

Se você quiser saber como a contaminação de mercúrio em um determinado peixe específico pode afetar uma pessoa de seu peso, uma organização ambiental chamada Got Mercury pode lhe dizer. Há uma fantástica calculadora on-line de mercúrio em peixes em gotmercury.com. Dave a experimentou e descobriu que podia comer uma quantidade infinita de salmão selvagem sem se preocupar com mercúrio; mas com o robalo foi diferente – a calculadora recomendou que ele não comesse esse peixe mais de duas vezes por mês.

O salmão *selvagem* é a melhor escolha porque apresenta a mais alta concentração de ácidos graxos ômega-3 e é um dos peixes mais livres de mercúrio e outros poluentes, inclusive poluentes orgânicos persistentes (POPs) e bifenis policlorados (PCBS, de *Polychlorinated Biphenyls*). Os POPs incluem pesticidas, lubrificantes, líquidos refrigerantes e plásticos incinerados presentes nas águas poluídas. A substância química bifenil policlorado foi banida em quase todo o mundo, mas ainda polui oceanos, rios e lagos.

O salmão *criado em cativeiro* é outra história. O salmão do "Atlântico" que você vê no supermercado provém de "fazendas" no oceano. Nós recomendamos firmemente que você evite esse produto. Você poderia achar que peixe criado em fazendas está livre de contaminantes, mas não se deixe enganar. Vacinado logo após o nascimento, o salmão criado em cativeiro passa seus dias nadando preguiçosamente ao redor de uma área oceânica de alimentação infestada de doenças. Sem krill em sua dieta, estes peixes teriam um feio tom cinza-claro se não fosse pelas substâncias químicas (cantaxantina e astaxantina) que os criadores acrescentam ao seu "rango", uma mistura de peixe moído e óleo. Algumas cadeias de supermercado, rotulam seu salmão criado em cativeiro como colorido artificialmente.

Qual a quantidade de peixe que você deveria comer?

Nós sugerimos que você coma peixe duas a quatro vezes por semana, tendo o cuidado de evitar os com altos níveis de mercúrio.

Se você gosta de sushi, saiba que o atum de qualidade *sushi-grade* é o mais velho (e gordo) – e, portanto, teve mais tempo para bioacumular mercúrio. Grande parte do peixe "fresco" nos restaurantes de sushi foi previamente congelado, mas isso não nos preocupa. Na verdade, o peixe congelado logo após a captura (freqüentemente no barco) é mais seguro e até "mais fresco" do que o peixe no balcão do supermercado. Nós procuramos peixe congelado – mas não empanado e pronto para ir ao forno de microondas.

Mais uma observação: a saúde cardíaca também tem a ver com o modo de preparar o peixe. Cientistas de Boston relataram no *American Journal of Cardiology* que há uma forte conexão entre peixe grelhado ou assado com a freqüência cardíaca e pressão sangüínea mais baixas e um maior volume de sangue bombeado por batimento cardíaco (volume sistólico). Peixe frito também está relacionado com essas coisas boas, porém bem menos, e tem sido associado a uma maior resistência na circulação periférica (o que não é bom). Em outras palavras, peixe grelhado ou assado é ótimo para o coração, enquanto frito não é tão bom e pode até ser prejudicial.

CONCEITO DE ALIMENTAÇÃO INTELIGENTE Nº 13: CONSUMIR ALIMENTOS QUE AUMENTAM A LONGEVIDADE

Se você leu até aqui, provavelmente já deduziu que alguns alimentos têm tanto valor nutricional que não só fornecem energia a curto prazo como também benefícios a longo prazo. Esses alimentos, que nós chamamos de "alimentos para a longevidade", têm propriedades antiinflamatórias que aumentam a capacidade do corpo de combater doenças, inclusive câncer. Fornecem energia até o nível celular e desaceleram o inevitável processo de envelhecimento. Quanto mais alimentos para a longevidade você consumir, mais saudável será e poderá diminuir sua idade. Estude nossa lista dos "vinte melhores alimentos para a longevidade" e os incorpore a sua dieta.

Os vinte melhores alimentos para a longevidade

Há centenas de alimentos saudáveis, mas muito poucos realmente podem aumentar a longevidade. Após considerável debate, nós fizemos a seguinte lista dos alimentos que achamos que você deve consumir.

Blueberry. O Ministério da Agricultura norte-americano, em uma comparação de cem alimentos, cita o blueberry como a melhor fruta em termos de antioxidantes. Muitos estudos indicam seu possível papel no combate a doenças como perda de memória, colesterol alto, diabetes e apoplexia. Seu consumo melhora o fluxo sangüíneo, mantendo o cérebro e o coração mais saudáveis. O blueberry contém um composto chamado pterostilbene, que demonstrou reduzir o colesterol LDL. Não admira que seja considerado um alimento tão saudável: uma porção de apenas ½ xícara tem o mesmo poder antioxidante de cinco porções de outras frutas e vegetais.

Ficam ótimos com iogurte, cereal ou como lanche. São caros fora da estação, mas você pode comprar blueberries secos, mais baratos, ou suco de blueberry puro (sem adição de açúcar). Nós misturamos o suco com água antes de tomá-lo ou acrescentamos um pouco de suco não-diluído ao nosso cereal.

Grapefruit. Ao longo dos anos, muitos estudos associaram o consumo de grapefruit à redução de peso. Na Scripps Clinic, em San Diego, pesquisadores dividiram cem mulheres e homens obesos em quatro grupos. Um grupo recebeu extrato de grapefruit, outro tomou suco de grapefruit em todas as refeições, um terceiro grupo comeu meio grapefruit em todas as refeições e o quarto recebeu um placebo. No final de 12 semanas, o grupo do placebo perdeu em média menos de 30g, o do extrato 1,08kg, o do suco de grapefruit 1,49kg e o do grapefruit fresco 1,58kg (eles comeram um grapefruit e meio por dia).

O grapefruit (particularmente o vermelho) também pode reduzir muito o colesterol e combater a doença cardíaca. Comer um grapefruit *verme-*

lho por dia durante trinta dias demonstrou reduzir em 15% o colesterol e em 17% os triglicerídeos. Separe a fruta da casca antes de comê-la para obter mais fibras e antioxidantes. Uma preocupação é que o grapefruit possa ter um efeito acelerador e perigoso sobre algumas drogas prescritas. Leia a bula de qualquer remédio que esteja tomando antes de comer esta fruta.

Amêndoa. Superalimento, é uma fonte fantástica de proteína, fibra e minerais, inclusive cálcio, magnésio, ferro, potássio e zinco. É rica em vitamina E e contém gorduras monoinsaturadas que podem ajudar a manter as artérias flexíveis. Para obtenção do máximo benefício, coma as amêndoas cruas e sem sal.

Maçã. Em inglês, existe o ditado "an apple a day keeps the doctor away" [uma maçã por dia mantém o médico longe]. É a mais pura verdade. A maçã contém o fitonutriente quercitina, que previne a oxidação (o dano) do colesterol LDL, reduzindo o risco de dano arterial e doença cardíaca. Também contém pectina, uma fibra solúvel que parece abaixar os níveis de colesterol sangüíneo.

Abacate. A cada grama, o abacate fornece mais gordura monoinsaturada boa para o coração, fibra, vitamina E, ácido fólico e potássio do que qualquer outra fruta. É a fonte número um de beta-sitosterol, substância que pode reduzir o colesterol total, e luteína, antioxidante que previne a catarata e reduz o risco de câncer de próstata.

Beterraba. Pobre em calorias mas rica em nutrientes, contém altos níveis de carotenóides e flavonóides que podem reduzir a oxidação do colesterol LDL, protegendo as paredes arteriais e reduzindo o risco de doença cardíaca e apoplexia. É uma das fontes mais ricas de ácido fólico. A sílica presente na beterraba ajuda o corpo a utilizar cálcio e promove a saúde musculoesquelética, reduzindo o risco de osteoporose. Muitas pessoas tomam suco de beterraba devido a suas propriedades purificantes e desintoxicantes.

Brócolis. Eis um alimento para a "megalongevidade", se é que isso existe. Pesquisadores identificaram uma grande quantidade de compostos saudáveis nesse vegetal, inclusive duas substâncias anticâncer, sulforafano e indole-3-carbinol. Segundo pesquisas da Johns Hopkins University, o sulforafano destrói os compostos carcinogênicos ingeridos e mata a bactéria *helicobacter pylori*, que pode causar úlcera estomacal e aumenta muito o risco de câncer gástrico. O indole-3-carbinol metaboliza o estrogênio, podendo proteger contra o câncer de mama. Brócolis também é uma boa fonte de betacaroteno e potássio. Muitos nutricionistas sugerem que seja consumido três vezes por semana, e agora sabemos o motivo.

Linhaça. A fonte vegetal mais rica de ácidos graxos ômega-3, reduz o risco de doença cardíaca, apoplexia e doenças inflamatórias. Também contém altos níveis de lignina, que melhora os perfis de colesterol. A linhaça é essencial para os vegetarianos que não podem obter ácidos graxos essenciais dos peixes. É vendida em forma de semente ou óleo, mas o óleo deve ser refrigerado porque oxida facilmente.

Alho. Diversos testes clínicos demonstraram que o alho é ótimo no combate ao câncer. Tem a capacidade de evitar o desenvolvimento de câncer de mama, cólon, pele, próstata, estômago e esôfago. Estimula o sistema imunológico promovendo o crescimento das células matadoras naturais que atacam diretamente as células cancerosas. Um estudo da University of East London afirma que o alho não só tem a capacidade de matar muitas linhagens de *stafilococus aureus* resistentes à meticilina (MRSA, de *Methicillin Resistant Staphylococcus Aureus*), o "*superbug* hospitalar", como também de destruir os mais recentes *super-superbugs* resistentes à maioria dos fortes antibióticos usados contra a MRSA.

Azeite de oliva. Rico em gorduras monoinsaturadas saudáveis e antioxidantes, é o principal motivo pelo qual as pessoas que seguem dietas ao estilo da mediterrânea sofrem poucos ataques cardíacos e têm vidas mais longas e saudáveis.

Laranja. Uma pesquisa publicada pelo *American Journal of Clinical Nutrition* associou a maior ingestão de hesperetina, o principal flavonóide na laranja, a taxas mais baixas de doença cardíaca. A hesperetina ajuda a proteger contra a inflamação. A laranja é uma rica fonte de pectina, que abaixa o colesterol; potássio, que reduz a pressão sangüínea; e ácido fólico, que abaixa os níveis de homocisteína.

Salmão selvagem. Um dos melhores peixes oleosos, é uma ótima fonte de ômega-3 e tem sido associado à proteção contra doença cardíaca, câncer de mama e outros cânceres e ao abrandamento de doenças auto-imunes, como a artrite reumatóide e a asma. Também é bom para o cérebro.

Soja. Uma potência nutricional, é o único alimento vegetal que contém todos os aminoácidos essenciais de que o corpo precisa, o que a torna uma proteína completa. Os alimentos de soja são livres de colesterol e na maioria das vezes ricos em fibras. Consumir soja reduz as placas que entopem as artérias, melhora a pressão sangüínea e promove a saúde dos vasos sangüíneos, o que melhora o sistema imunológico e reduz o risco de aterosclerose, doença cardíaca e hipertensão. Uma enorme quantidade de pesquisas associam o consumo de soja à redução dos cânceres de mama e próstata.

Chá. Preto, verde e agora os chás brancos têm sido elogiados por suas propriedades antioxidantes. Segundo evidências epidemiológicas e animais, o chá verde pode prevenir o câncer de mama, do aparelho digestivo e de pulmão. Os polifenóis no chá verde são poderosos antioxidantes (cem vezes mais eficazes do que a vitamina C) e podem proteger as células do dano dos radicais livres. Um estudo publicado pelo *Archives of Internal Medicine* descobriu que pessoas que tomaram duas ou mais xícaras de chá verde ou preto por dia durante dez anos melhoraram sua densidade óssea.

Tomate. Contém altos níveis de licopeno, cujo consumo reduz muito o risco de câncer de próstata, pulmão e estômago. É melhor cozinhá-lo, porque isso torna a absorção do licopeno mais fácil. O tomate também contém potássio, vitamina C e betacaroteno, que é essencial para o sistema imunológico e ajuda a manter a pele saudável.

Grãos integrais. As pessoas que consomem diariamente muitos grãos integrais apresentam um risco mais baixo de doença cardíaca. Isso inclui arroz integral, painço, aveia e pão integral. Pesquisas também sugerem que os grãos integrais ajudam a prevenir o câncer de cólon, mama e próstata. Os carboidratos complexos e as fibras retardam a liberação de açúcar no sangue, fornecendo uma ótima fonte de energia prolongada.

Feijões. Todos os feijões (leguminosas), inclusive o presente nos Huevos de la Casa, de Dave, são carregados de carboidratos complexos energizantes, cálcio, ferro, ácido fólico, vitaminas B, zinco, potássio e magnésio. Contêm mais fibras solúveis e insolúveis do que qualquer outra planta. As fibras solúveis ajudam a reduzir os níveis de colesterol sangüíneo e a normalizar o açúcar no sangue. As insolúveis ajudam a regular os movimentos intestinais e podem ter um papel na prevenção do câncer de cólon. Além disso, os feijões são baratos!

Vegetais marinhos. Nenhum outro alimento é tão rico em minerais essenciais que conservam e melhoram a saúde quanto os vegetais marinhos, que os ocidentais chamam de algas marinhas. Como não têm raízes como as outras plantas, precisam absorver nutrientes da água do mar. As algas escuras, como arame, wakame, hijiki e certas variedades de kelp contêm alginato de sódio, que transforma os metais pesados no seu corpo em inofensivo sal marinho, posteriormente expelido na urina. O consumo freqüente de algas marinhas pode ser responsável pela baixa incidência de câncer no Japão. As algas marinhas também são ricas em iodo, que ajuda a emagrecer e pode reduzir em até 80% a quantidade de iodo radioativo absorvido pela tireóide.

Se você come sushi, você come nori, uma alga marinha excepcionalmente rica em proteína, vitamina A e outras vitaminas, inclusive vitamina K, iodo e potássio. As algas marinhas desidratadas podem ser acrescentadas a alimentos cozidos para salgá-los ou comidas como tira-gosto. Conhecer e comer algas sempre que possível pode acrescentar alguns anos à sua vida. A salada feita com elas é deliciosa.

Repolho. As qualidades medicinais do repolho são tantas que causa admiração você não precisar de receita para comprá-lo. O repolho é rico em fibras, vitamina A e os costumeiros minerais. Estimula o sistema imunológico, mata bactérias e vírus, inibe o crescimento de células cancerígenas, protege contra tumores, ajuda a controlar os níveis hormonais, melhora o fluxo sanguíneo e até aumenta o desejo sexual. Coma-o em quantidade suficiente e ele acelerará o metabolismo de estrogênio, reduzindo desse modo o risco de câncer de mama e inibindo o desenvolvimento de pólipos no cólon. Estudos demonstraram que comer repolho uma vez por semana pode reduzir em 60% o risco de câncer de cólon. Cru, especialmente na forma de suco, o repolho contém ascorbigeno – às vezes chamado de "vitamina U", em reconhecimento de sua capacidade de curar e proteger contra úlceras estomacais.

Couve-galega. Nós deixamos o melhor para o final! A couve-galega, a mais rica de todas as verduras folhosas, pode até ter mais qualidades medicinais do que o repolho. Como ocorre com o repolho, comer couve-galega ajuda a regular o estrogênio e a prevenir muitas formas de câncer, inclusive de mama, intestino, bexiga, próstata e pulmão. Também previne a doença cardíaca e ajuda a regular a pressão sanguínea. É mais fácil para o corpo absorver o cálcio na couve-galega do que o cálcio no leite – e ainda tem mais. Às vezes, a couve-galega é chamada de "alimento milagroso", porque comer o suficiente dela protege contra osteoporose, artrite e perda óssea.

CONCEITO DE ALIMENTAÇÃO INTELIGENTE Nº 14: APRENDER A COMER MENOS

Quando você segue o Plano de nutrição por toda vida, o valor nutricional de suas refeições aumenta constantemente. Você se mantém saudável e cheio de vida consumindo menos calorias. Sente mais energia e alguns efeitos *mensuráveis*: pressão sangüínea e colesterol LDL mais baixos e uma diminuição do açúcar no sangue em jejum. Sua resistência a inflamações e doenças aumenta, há uma redução na atividade dos radicais livres e nos danos causados pela oxidação e você fica menos suscetível a declínio cognitivo e doença de Alzheimer. As chances são de que viva mais e melhor.

Segundo *Scientific American* (março de 2006), reduzir o consumo de alimentos é a única estratégia de longevidade cuja eficácia é "totalmente comprovada". O artigo afirma que uma redução de 30% no consumo de alimentos pode resultar em uma vida mais longa e *muito mais saudável*. Mas você pode realmente aprender a ingerir menos calorias? A resposta é sim, mas isso não acontece da noite para o dia e nem deveria acontecer. Como nós dissemos no início deste capítulo, não achamos que você deva passar fome buscando uma solução rápida em uma dieta de emagrecimento. Comer menos é uma habilidade que pode aprender, como andar de bicicleta. Exige tempo e prática, mas depois que você aprende nunca se esquece de como fazer isso.

Como sempre, a consciência é um bom ponto de partida. Nossa sociedade consumista incentiva você a comer o máximo possível. Os americanos são constantemente bombardeados com propagandas de TV, rádio, outdoors, jornais e revistas que mostram pessoas magras e felizes consumindo alimentos nocivos ou refrigerantes e cervejas. Você não consegue percorrer uma rua principal de qualquer cidade sem ver dúzias de restaurantes de fast-food. Muitos restaurantes populares servem porções gigantescas de comida e em toda parte os alimentos são oferecidos em quantidade excessiva. Vinte anos atrás, as garrafas de refrigerante eram de 250mL; hoje são de 1L ou mais. Nós poderíamos escrever muitas páginas sobre esse assunto, mas você já sabe essas coisas.

O primeiro passo para comer menos é dizer não para a indústria de alimentos que tenta fazer você engordar até morrer, e não estamos brincando. Simplesmente diga não para o McDonald's e todos os outros restaurantes de fast-food, não para os alimentos enlatados e as refeições pré-embaladas, não para os refrigerantes e as bebidas "esportivas", não para a gordura trans e não para o xarope de milho de alta frutose. Você ingerirá menos calorias e viverá mais.

Fonte fantástica de dados nutricionais

Muitos livros e websites fornecem a você o número de calorias (e outros dados nutricionais) dos alimentos. Uma fonte fantástica é nutritiondata.com. Criado por dois gigantes do mundo *fitness*, Ron e Lori Johnson, "como um modo de fazer uma retribuição ao mundo que nos tratou tão bem", esse site contém uma enorme base de dados de informações nutricionais. Também apresenta uma útil calculadora das necessidades diárias, "Daily Needs Calculator", que calcula quantas calorias você queima em um dia comum baseada em seu sexo, idade, altura, peso e nível de exercícios. Incrível!

---

10 pequenos truques para comer menos

O próximo passo é usar alguns pequenos truques.

1. Descubra que está satisfeito antes de parar de comer. Todos nós temos o gene da sobrevivência humana remanescente de tempos mais primitivos, chamado de "gene econômico", que nos incentiva a continuar a comer mesmo quando estamos satisfeitos. Pare antes de engolir aquelas últimas garfadas de purê de batata, espere e o desejo de comer desaparecerá.

2. Diminua o consumo de gordura. A gordura tem nove calorias por grama, comparada com quatro calorias por grama dos carboidratos e das proteínas. Você pode consumir a mesma quantidade de alimento diminuindo automaticamente as calorias.

3. Ponha menos comida no prato. Pesquisadores descobriram que as pessoas que se servem de porções maiores comem até 30% a mais do que normalmente comeriam.

4. Quando você comer fora, peça duas entradas em vez de um prato principal ou apenas um prato principal – deixe de comer a entrada ou a divida com alguém. Não coma sobremesa, ou a divida com outra pessoa. Se você não ficar muito constrangido, peça uma quentinha e guarde um pouco de sua refeição antes de começar a comer. Não coma pão com manteiga antes da refeição. Se o garçom lhe perguntar se você quer pão, levante-se, erga os braços e grite: "NÃO!!!" (Estamos só brincando.)

5. Tome uma sopa light antes do prato principal. Ou, melhor ainda, torne-a o prato principal. Sopa faz você se sentir satisfeito com menos calorias.

6. Beba um grande copo de água antes de comer. Você sentirá menos fome.

7. Pelo amor de Deus, vá devagar. Aprecie, mastigue e saboreie cada garfada. Para diminuir ainda mais o ritmo, ponha o garfo sobre o prato enquanto faz isso. Vinte minutos depois da primeira garfada haverá açúcar em sua corrente sangüínea; você ficará totalmente satisfeito independentemente do quanto comeu.

8. Não se permita ficar com muita fome. Outro instinto primitivo é o de comer demais quando você realmente está com fome. Não pule refeições e, entre elas, faça lanches saudáveis e de baixa caloria.

O pequeno auxílio da mãe

Algumas pesquisas notáveis revelaram que o ácido pinolênico, derivado do pinhão, estimula a produção de um importante hormônio redutor da fome conhecido como colecistoquinina (CCK, de *Cholecystokinin*). Um estudo aleatório duplo-cego controlado por placebo de mulheres acima do peso descobriu que 3g de ácido pinolênico consumidos antes do café-da-manhã reduziam em 29% a fome e resultavam em uma ingestão 36% menor de alimentos. Quatro horas depois, as mulheres que haviam tomado o suplemento tinham 60% a mais de CCK circulando no sangue. O ácido pinolênico é seguro e parece ser muito eficaz.

9. Coma sozinho! Após trinta anos de pesquisas sobre comida em excesso e obesidade, psicólogos da University of Toronto concluíram que, independentemente de sua fome, indicações sociais podem determinar o quanto você come – geralmente muito. Em grupos de até duas pessoas, você tende a comer 30 a 50% mais do que se estivesse sozinho. Por isso, coma sozinho ou preste atenção ao quanto come quando estiver com outras pessoas.

10. Note quando o sabor se foi e pare de comer. Você ficará surpreso ao constatar que depois de uma ou duas colheradas de sorvete você realmente não consegue mais sentir o sabor. Suas papilas gustativas ficam insensíveis, mas seu estômago está no piloto automático. Pare de comer por um momento e seu apetite desaparecerá.

Com o passar do tempo, esses truques funcionam. Como nós, você se beneficiará muito com uma aparência mais jovem, sentindo-se ótimo e ouvindo comentários como, "Você está ótimo!" e "Você emagreceu?" Dave estima que reduziu sua ingestão de calorias de quase 4.000 por dia para menos de 2.500 e queima regularmente 100 a 500 calorias por dia através de exercícios. O Dr. V, que é muito maior do que Dave, cortou suas calorias para menos de 3.000.

Se nós podemos fazer isso, você também pode!

CONCEITO DE ALIMENTAÇÃO INTELIGENTE Nº 15: TOMAR SUPLEMENTOS

Os suplementos são um ótimo reforço para uma dieta nutritiva. Nós concordamos com a idéia de que você deve obter seus nutrientes dos alimentos e não das pílulas; contudo, os suplementos não são tanto substitutos de alimentos quanto substitutos do *uso futuro* de drogas. Quando corretamente usados, ajudam os mecanismos de defesa naturais do corpo a funcionar melhor e, com isso, resistir a doenças que podem mais tarde exigir terapias mais longas e destrutivas.

Por exemplo, uma pesquisa clínica do Rush Institute for Healthy Aging, em Chicago, descobriu que sujeitos em um estudo de mais de 3.000 pessoas com idade a partir de 65 anos *tendiam 80% menos* a desenvolver doença de Alzheimer se tivessem um alto nível de niacina em suas dietas. Outros estudos mostraram o papel positivo da niacina na redução dos níveis de colesterol LDL e triglicerídeos. Como é difícil obter niacina suficiente apenas da carne e dos laticínios, e a maioria dos multivitamínicos contém apenas uma pequena quantidade dela, nós recomendamos suplementos diários de niacina. A longo prazo, a niacina pode ajudar a evitar o futuro uso de memantina, uma droga contra Alzheimer que só desacelera a progressão da doença. Ou pode ajudar a evitar o diabetes e a necessidade de injeções de insulina.

Há informações conflitantes sobre os suplementos. Embora consideráveis estudos científicos confirmem que os remédios naturais costumam ser no mínimo tão eficazes quanto as medicações, manchetes equivocadas às vezes apresentam uma conclusão muito diferente da que apresentaria uma leitura do estudo real. O *New England Journal of Medicine* (fevereiro de 2006) publicou um estudo comparando o uso da droga Celebrex com a combinação glucosamina-condroitina. A manchete subseqüente no *New York Times* dizia: "2 Top-Selling Arthritis Drugs Are Found to be Innefective" (Duas drogas contra a artrite muito vendidas se revelaram ineficazes). Deixando de lado o fato de que a glucosamina e a condroitina são suplementos e não drogas, a manchete sugere que nenhuma terapia (droga ou suplementos) era eficaz.

Ao ler o estudo, nós ficamos sabendo que o Celebrex era minimamente mais eficaz do que as terapias naturais para artrite, tanto a *branda* quanto a *moderada*. Para artrite *moderada* a *grave*, a glucosamina-condroitina era muito mais eficaz. Em geral, os remédios naturais aliviavam mais a dor, especialmente combinados, em vez de quando era usada apenas glucosamina.

O que ocorre aqui é politicagem. A indústria farmacêutica tem um interesse especial em que você *fique doente,* e não nos suplementos que poderiam impedir a doença. Os fabricantes de suplementos têm um interesse especial em que as pessoas *levem muita fé* em seus suplementos. Às vezes, os estudos de suplementos são feitos de modo a gerar confusão.

Nós poderíamos escrever um livro inteiro sobre a saga do mundo dos suplementos contra o mundo das drogas prescritas. No entanto, estamos mais interessados em encontrar os suplementos certos que reduzem os radicais livres e as inflamações, estimulam o fluxo sangüíneo, aumentam a produção de bons hormônios e fortalecem as membranas celulares e a mitocôndria.

Afinal de contas, o que são suplementos?

Os suplementos não são regulados do mesmo modo que as drogas. Contudo, todas as indicações relativas à saúde precisam ser aprovadas e os produtos devem ser retirados do mercado caso se revelem perigosos.

Há milhares de suplementos diferentes, que podem ser divididos em vitaminas, minerais, aminoácidos, ácidos graxos, nutrientes, hormônios e ervas – embora alguns resistam à classificação. Entre eles se encontram 13 vitaminas essenciais, 17 ácidos essenciais e dois ácidos graxos essenciais (o *essencial* significa que o corpo deve obtê-los de fontes externas porque não pode produzi-los). O termo *vitaminas* freqüentemente é mal empregado para indicar todos os suplementos.

Baseada em pesquisas que concluem que os multivitamínicos podem ajudar a prevenir várias doenças crônicas, inclusive doença cardíaca, alguns cânceres e osteoporose, a American Health Association recomenda que todos os adultos tomem um multivitamínico todos os dias. Contudo, em 2006, um painel de cientistas do National Institutes of Health determinou que é preciso haver pesquisas científicas mais rigorosas sobre os multivitamínicos antes que possam ser recomendados.

Ao ler o relatório, achamos irônico que o principal obstáculo para os cientistas fosse o fato de que as pessoas que tomam multivitamínicos tendem a ser as mesmas que se exercitam regularmente, comem frutas e vegetais frescos e não fumam. O relatório reconheceu que elas vivem mais e têm menos doenças graves, mas isso pode ser atribuído aos multivitamínicos, a outros fatores ou ao quê? Entretanto, o mesmo painel do NIH recomendou que todos os adultos tomassem os antioxidantes zinco e betacaroteno para reduzir o risco de degeneração macular. Também recomendou cálcio, magnésio e vitamina D para as mulheres em risco de desenvolver osteoporose. Esse painel se reuniu por apenas dois dias; provavelmente teria feito muitas outras recomendações se os membros tivessem se reunido por mais tempo.

Nós acreditamos firmemente que a ingestão de multivitamínicos é necessária; mas é apenas o começo. É preciso tomar pelo menos 12 suplementos adicionais e, dependendo de considerações sobre a saúde pessoal, vinte ou mais.

Os 12 principais suplementos para a longevidade

Ao apresentar nossa lista dos 12 "suplementos para a longevidade" que achamos que você deve tomar além de um multivitamínico, recomendamos dosagens equivalentes à "ingestão diária ótima" (ONA, de *Optimal Nutritional Allowance*) em vez de à "ingestão diária recomendada" (RDA, de *Recommended Daily Allowance*). Se você está tomando um multivitamínico que contém a ONA de qualquer um destes (o que é improvável), não precisa tomar o suplemento adicional.

Plano de nutrição para toda a vida ▪ 151

1. Ômega-3 (combinação de EPA/DHA) – 2.000mg após as refeições. Os óleos ômega-3 promovem a saúde cardiovascular e previnem ataques cardíacos abaixando a pressão sangüínea, mantendo a flexibilidade arterial e reduzindo em até 25% os triglicerídeos. Também aumentam os níveis de colesterol HDL. Em um estudo publicado no *American Journal of Clinical Nutrition* que comparou óleo de peixe com a droga Lipitor, somente o óleo de peixe influiu no HDL. Lipitor não aumentou esse efeito combinado com óleo de peixe e não produziu um efeito similar sozinho. Os óleos ômega-3 também lubrificam as articulações, ajudam a aliviar os sintomas de artrite e podem melhorar o humor. O DHA é um componente estrutural essencial das células cerebrais e sua falta tem sido associada a declínio cognitivo e doença de Alzheimer. Nós recomendamos firmemente este suplemento; é improvável que você possa obter ômega-3 suficiente apenas comendo peixe. Certifique-se de que a marca que usará é livre de mercúrio e não rançosa (você pode saber disso pelo sabor).

2. Vitaminas do complexo B. Este grupo de nutrientes relacionados inclui as vitaminas B_1 (tiamina), B_2 (riboflavina), B_3 (niacina), B_6 (piridoxina), ácido fólico, B_{12}, ácido pantotênico e biotina. Embora cada uma tenha propriedades terapêuticas únicas, trabalham juntas para produzir energia, extraindo combustível de carboidratos, proteínas e gorduras nos alimentos. Suas propriedades únicas e ONAs são resumidas aqui:

▪ **B1 (tiamina) – 100mg.** À medida que você envelhece, é mais difícil para seu corpo metabolizar a tiamina presente nos alimentos, e a falta dela prejudica a função cardíaca e muscular. As bebidas alcoólicas e o uso de diuréticos para controlar a pressão sangüínea podem esgotar o suprimento do corpo de B_1. A maioria dos complexos de vitamina B contém uma quantidade adequada dessa vitamina.

▪ **B2 (riboflavina) – 50mg.** Apesar de não ser uma superestrela das vitaminas, a riboflavina torna possível para as outras vitaminas do complexo B metabolizar os alimentos, salvaguardar as células e evitar deficiências de outros nutrientes. Em particular, acelera a conversão da vitamina B_6 em sua forma ativa no corpo. A riboflavina trabalha em harmonia com o antioxidante glutationa – um aminoácido poderoso no combate ao câncer.

- **B3 (niacina) – 100mg.** Há duas formas desse nutriente – niacina e niacinamida. A niacina pode ajudar a elevar os níveis de colesterol HDL, ao mesmo tempo abaixando o colesterol LDL e os triglicerídeos. A niacinamida age de um modo diferente, ajudando a reduzir os efeitos da osteoartrite e podendo prevenir o diabetes. Ambas ajudam a reduzir em até 80% o risco de doença de Alzheimer, como já dissemos neste capítulo. A maioria das fórmulas do complexo B contém niacinamida. Se você deseja reduzir seus níveis de colesterol e triglicerídeos, precisa tomar um suplemento de niacina adicional (o melhor é *no-flush*, que não causa rubor). Começando com 100mg, você pode gradualmente aumentar a dose para 1.000mg por dia. Há um suplemento de niacina de liberação lenta chamado Niaspan, sobre o qual você pode querer falar com seu médico.

- **B6 (piridoxina) – 100mg.** Às vezes chamada de "a vitamina mais essencial", está totalmente envolvida na manutenção da saúde hormonal feminina, na prevenção do diabetes e da doença cardíaca, na redução do risco de câncer de cólon, no tratamento da artrite e – especialmente importante – no fortalecimento do sistema imunológico. Um estudo da Harvard Medical School descobriu que a B_6 pode reduzir em até 58% o risco de câncer de cólon.

- **Ácido fólico – 800μg.** Embora a deficiência de ácido fólico seja mais comumente associada a defeitos congênitos, os cientistas descobriram que também está associada a doença de Alzheimer, doença cardíaca, colite, demência, fadiga crônica, problemas de pele, esclerose múltipla, sintomas da menopausa e depressão pós-parto. O ácido fólico pode ser a vitamina de que mais precisamos. Contudo, o governo americano impõe limites de dosagens de 800µg por pílula, porque ácido fólico demais ministrado sozinho pode mascarar uma deficiência de vitamina B_{12} (não se preocupe se você também estiver tomando B_{12}). O ácido fólico pode reduzir os níveis de homocisteína, mas para isso você precisa de 4mg por dia (cinco pílulas de 800µg).

■ **Vitamina B12 – 250µg.** A B_{12} é a "vitamina da vitalidade". Metaboliza os alimentos, ajuda o corpo a produzir hemácias, protege contra apoplexia e doença cardíaca, regula o sistema nervoso e fornece alívio para problemas de saúde como asma, bursite, depressão, hipotensão e esclerose múltipla. Junto com o ácido fólico e a B_6, também diminui a homocisteína. As pessoas que precisam de mais energia freqüentemente procuram seus médicos para tomar uma injeção de B_{12}, que acelera o metabolismo. Para uma dose de energia uma vez por semana, pense em usar o B_{12} Patch – veja detalhes em b12patch.com. Observação: os vegetarianos são particularmente suscetíveis à deficiência de B_{12}, porque a forma alimentar dessa vitamina só é obtida com o consumo de carne.

■ **Ácido pantotênico (B5) – 100mg.** É crucial para o metabolismo e a síntese de carboidratos, proteínas e gorduras. Pequenas quantidades estão presentes em quase todos os alimentos.

■ **Biotina (B7) – 100µg.** Freqüentemente recomendada para fortalecer os cabelos e as unhas, ajuda a liberar energia dos alimentos.

3. Ácido alfa-lipóico – 200mg duas vezes por dia, totalizando 400mg.
Anunciado como o "antioxidante universal" porque é prontamente absorvido pelo corpo, demonstrou proteger a integridade das células de órgãos que variam do cérebro ao fígado. Segundo Nicholas Perricone, M.D., o ácido alfa-lipóico é "400 vezes mais poderoso do que a combinação das vitaminas C e E". Tem um papel central na rede de defesa do corpo, na energia celular e na prevenção e reparação da perda de colágeno (motivo pelo qual está presente em cremes antioxidantes para a pele). Ajuda a controlar infla-

mação e transforma os carboidratos alimentares em energia na mitocôndria (o componente das células que produz energia). Combinado com a acetil-L-carnitina, demonstrou reparar a mitocôndria, o que pode ser a chave para prolongar a vida.

4. Acetil-L-carnitina – 500mg duas vezes por dia, totalizando 1.000mg. Melhor absorvida e mais ativa do que o aminoácido simples carnitina, a acetil-L-carnitina renova a energia mental, melhora o humor e desacelera o envelhecimento das células – particularmente as do cérebro. Também pode impedir o desenvolvimento da doença de Alzheimer.

5. Curcumina – 500mg. Derivada do tempero indiano açafrão-da-terra, é o pigmento vegetal responsável por sua cor amarelo-canário. Poderoso agente antiinflamatório, é usado há séculos para combater artrite, úlceras, síndrome do intestino irritável e asma. Cientistas descobriram que a curcumina oferece proteção contra a grande quantidade de agentes mutagênicos em nosso ambiente moderno. Agente mutagênico é uma substância tóxica que causa uma mutação na estrutura de DNA do corpo, o que por sua vez freqüentemente causa câncer.

Mitocôndria: a chave para uma vida mais longa

Bruce Ames, bioquímico famoso de Berkeley, desenvolveu um suplemento chamado Juvenon que "desacelera o relógio nas células do envelhecimento" reparando e fortalecendo a mitocôndria.

Ames compara a mitocôndria com um motor de combustão externa. Assim como um motor de carro, ela cria uma pequena quantidade de radicais livres e emite mais fumaça à medida que envelhece, quanto mais velha a mitocôndria mais radicais livres tende a liberar.

"Dez por cento das mitocôndrias são consumidos todos os dias", explica Ames. "As células criam novas mitocôndrias, mas com o correr do tempo não as mantêm." Cada célula tem quinhentas ou mais mitocôndrias. As células cerebrais têm mais de mil.

> Juvenon é uma combinação de dois suplementos – o nutriente aminoácido acetil-L-carnitina e o antioxidante ácido alfa-lipóico. Sua fórmula é 200mg de ácido alfa-lipóico e 500mg de acetil-L-carnitina por pílula, tomada duas vezes por dia. Você pode comprar Juvenon nas lojas de produtos naturais que vendem a linha de suplementos do Dr. Andrew Well, encomendá-lo diretamente em juvenon.com ou fazer como nós – tomar suplementos de ácido alfa-lipóico e de acetil-L-carnitina.

6. Vitamina D – 2.000 unidades internacionais (UI). Vinte minutos de luz solar todos os dias é uma boa prescrição para a maioria das pessoas, porque melhora o humor e fornece a essencial vitamina D. Esta vitamina está associada a um risco reduzido de muitos cânceres comuns, inclusive de cólon, mama, próstata e ovário. É crucial para manter o cálcio normal no sangue e a saúde óssea. Nós tomamos sol por vinte minutos ou o suplemento todos os dias, em parte porque *Cancer Research* concluiu que os homens com níveis mais altos de vitamina D apresentam uma incidência 65% menor de câncer de próstata. Uma pesquisa apresentada para a American Association for Cancer Research descobriu que as mulheres com mais altos níveis de vitamina D apresentam uma redução de 50% no risco de câncer de mama comparadas com as mulheres com níveis mais baixos. Isso explica por que as mulheres que vivem em latitudes mais baixas e ensolaradas têm menos câncer de mama.

7. Vitamina E com selênio – 400 UI de vitamina E, 200µg de selênio. Nós os agrupamos porque foi observado que o selênio ativa a vitamina E e porque, juntos, têm um efeito protetor contra a toxicidade do metilmercúrio, o mercúrio contaminante detectado nos peixes e frutos do mar.

A vitamina E é um poderoso antioxidante que melhora a viscosidade sangüínea, protege o coração e pode ajudar a reduzir o risco de demência. O famoso Nurses's Health Study, que envolveu mais de 87.000 mulheres, reportou uma redução de 41% no risco de doença cardíaca entre as enfermeiras que tomaram vitamina E por mais de dois anos. Nós preferimos que você use tocoferóis naturais misturados e não o mais barato e menos eficaz alfa-tocoferol. (Na verdade, tomar mais de 100 UI do último pode ser prejudicial.)

O selênio é um poderoso antioxidante com propriedades reais de combate ao câncer. Os resultados de um grande estudo (mais de 1.300 participantes) duplo-cego controlado por placebo mostraram que o selênio reduziu em quase 40% as ocorrências de câncer e em 50% a taxa de mortalidade por câncer entre os sujeitos que tomaram 200µg de selênio por dia durante um período de quatro anos. A incidência de câncer de pulmão diminuiu 38%, de câncer colorretal 46% e de câncer de próstata 63%.

8. CoQ10 (ubiquinona) – 100mg duas vezes por dia, totalizando 200mg. Todos precisam de CoQ10, porque é essencial para a produção de energia celular e se concentra no miocárdio, ou músculo cardíaco. Em dúzias de acompanhamentos clínicos, a suplementação com CoQ10 reduziu drasticamente os sintomas de falência cardíaca, inclusive falência cardíaca congestiva e, em alguns casos, até devolveu o coração ao seu estado saudável. Nossa ONA de 200mg torna a CoQ10 um dos itens mais caros em nosso arsenal de suplementos, mas ter um coração forte vale esse preço.

E quanto à vitamina C?

Às vezes considerada um nutriente capaz de tudo, a vitamina C fortalece o sistema imunológico e é eficaz contra infecções bacterianas, motivo pelo qual ajuda a combater resfriados. Pesquisadores britânicos descobriram que pessoas com altos níveis de vitamina C em suas dietas tendem menos a desenvolver artrite reumatóide. Contudo, outra pesquisa descobriu que excesso de vitamina C (mais de 1.000mg) pode inflamar as articulações e piorar a artrite. Nós recomendamos 400 a 500mg por dia, que devem estar presentes em seu multivitamínico. Se seu multivitamínico contiver menos do que isso, procure um melhor ou tome um suplemento separado de vitamina C.

9. Magnésio com potássio – 400mg de magnésio, 100mg de potássio após as refeições. Altos níveis de magnésio na dieta estão associados a um risco reduzido de síndrome metabólica, inclusive de todos os seus componentes: hipertensão, níveis elevados de açúcar e gorduras no sangue e níveis baixos de colesterol HDL. Um importante estudo de 4.600 americanos descobriu que o risco de desenvolver síndrome metabólica em 15 anos era 31% mais baixo nas pessoas que ingeriam mais magnésio. Como suplemento, o magnésio é freqüentemente combinado com potássio, outro campeão do sistema cardiovascular. O potássio ajuda a manter o equilíbrio hídrico no corpo; excesso de líquido aumenta a pressão sangüínea. Muitos medicamentos, inclusive diuréticos para hipertensão, tiram do corpo magnésio e potássio. Alguns médicos recomendam uma ingestão maior de potássio, de 600mg. Se esse for o caso de seu médico, você precisará tomar suplementos adicionais de potássio ou comer muita banana. Uma banana contém 80mg de potássio.

10. SAMe (S-adenosil-L-metionina), 200mg ao acordar e 200mg antes de dormir, totalizando 400mg. Melhore seu humor, lubrifique suas articulações e renove seu fígado com SAMe. Prescrita com sucesso por duas décadas em 14 países em que foi aprovada como droga, é uma molécula constantemente produzida por todas as células vivas. Como estimula a produção de serotonina, tem se mostrado eficaz no tratamento da depressão. Por agir como um antiinflamatório não-esteróide (AINE), mas sem os efeitos colaterais gástricos da aspirina ou do ibuprofeno, também é prescrita para combater a dor da artrite. Pesquisadores alemães ministraram a seus pacientes SAMe ou placebo durante três meses. Imagens por ressonância magnética (IRM) mostraram que quem recebeu SAMe experimentou aumentos mensuráveis na cartilagem das mãos. Outros estudos sugerem que SAMe pode ajudar a normalizar a função hepática em pacientes com cirrose, hepatite e colestase (bloqueio dos dutos biliares). Também foi descoberto que SAMe previne ou reverte danos no fígado. Mesmo se você não tem problemas hepáticos, artrite ou episódios de depressão branda, recomendamos este notável suplemento porque achamos que pode evitar o surgimento desses problemas.

11. Fosfatidil serina (FS) – 300mg. Lipídio que ocorre naturalmente e é um componente das membranas celulares, estimula as células cerebrais a produzir novas dendrites e axônios, melhorando desse modo as funções cognitivas. As pessoas que tomam FS se lembram de mais nomes, rostos, números de telefones e informações escritas. Thomas Crook, Ph.D., fundador da Memory Assessment Clinic, em Bethesda, Maryland, diz que FS "pode fazer o relógio voltar 12 a 15 anos".

12. Nattokinase – 100mg (2.000 unidades de fibrina). Derivada do natto, alimento japonês pegajoso de sabor forte feito de soja fermentada e consumido no café-da-manhã, a nattokinase facilita o fluxo sangüíneo através do corpo, inclusive do cérebro, onde estimula a memória e as funções cognitivas. A nattokinase se quebra em depósitos da proteína fibrina, impedindo a formação de coágulos e melhorando a viscosidade sangüínea. Às vezes, é usada para prevenir a trombose venosa profunda – os grandes coágulos que as pessoas apresentam nas pernas ou nos tornozelos quando andam de avião. Nós usamos a nattokinase porque é uma alternativa segura à terapia de aspirina para a prevenção de ataque cardíaco e apoplexia.

O uso de suplementos como terapia alvo-dirigida

Os "12 principais" suplementos precedentes são os de aplicação geral que todos os adultos que desejam diminuir a idade devem tomar. Dependendo de sua situação particular, você pode precisar de suplementos adicionais, assim como de tratar problemas específicos. Por exemplo, se você é um dos milhões de adultos que têm inflamação no joelho, deve usar os suplementos glucosamina e condroitina (anteriormente mencionados). Outros suplementos alvo-dirigidos que recomendamos são os a seguir:

- **Tratamento da próstata** – *saw palmetto (serenoa reppens)*. Superior à droga Proscar no tratamento do aumento benigno da próstata, facilita a micção bloqueando a enzima que o causa. Os homens que tomam este suplemento freqüentemente mencionam um notável efeito colateral: o rejuvenescimento sexual.

- **Problemas hepáticos** – *milk thistle (silybum marianum)*. Reduz em 50% a taxa de mortalidade por cirrose e melhora o resultado do tratamento da hepatite. Se você abusa de bebidas alcoólicas, teve hepatite ou após um exame de sangue seu médico demonstrou preocupação com seus níveis de albumina (proteína produzida pelo fígado), *milk thistle* é indicado para você.

- **Problemas da menopausa como ondas de calor ou suor noturno** – *black cohosh (cimicifuga racemosa)*. A influência dos ingredientes ativos do *black cohosh* no corpo é parecida com a do estrogênio. Apenas 16ml diários durante duas semanas podem diminuir os sintomas da menopausa e aliviar as cólicas menstruais.

Fonte da juventude em uma pílula?

Uma mistura de dois componentes extraídos da alga azul esverdeada do Klamath Lake, no Oregon, StemEnhance demonstrou, em um "estudo triplo-cego", aumentar o número de células-tronco circulando no sangue. Promovendo a migração das células-tronco, este suplemento pode aumentar a capacidade do corpo de reconstruir tecido, ajudando-o a manter-se saudável. As pessoas com quem falamos que tomavam StemEnhance mencionaram aumentos notáveis de energia e uma rápida recuperação de várias doenças. Gostaríamos de acreditar nisso, mas no passado algumas afirmações sobre as algas azuis esverdeadas se revelaram falsas e o "estudo" incluiu apenas 15 voluntários. Nós ainda estamos observando este.

- **Saúde ocular – luteína e zeaxantina.** Uma combinação imbatível, estes são os carotenóides dominantes que protegem os olhos. Se você come regularmente couve, couve-galega, espinafre e outras verduras folhosas, provavelmente não precisa tomar este suplemento. Se não come, recomendamos que tome luteína e zeaxantina: evite a catarata e reduza em mais de 50 por cento o risco de degeneração macular.

- **Fadiga crônica – fator NT.** A fadiga é um dos primeiros sinais externos de deterioração celular. Quando uma membrana celular se deteriora, perde sua fluidez, ou capacidade de absorver nutrientes cruciais na célula para otimizar a saúde e a produção de energia. O fator NT fornece os fosfolipídios que nutrem e fortalecem as membranas celulares e mitocondriais e promove uma melhor absorção de nutrientes para otimizar a produção de energia.

- **Falência cardíaca congestiva – D-ribose.** Um notável estudo clínico mostrou que a D-ribose realmente pode influir no metabolismo da energia cardíaca e proporcionar aos pacientes uma grande melhora na qualidade de vida, diretamente ligada a melhoras observadas nas funções físicas. Outro estudo, de Jacob Teitelbaum, M.D., ainda não publicado enquanto este livro estava sendo escrito, mostrou que 10g (duas colheres-medida) de ribose por dia aumentavam em 45% a energia. Mais informações podem ser obtidas em vitality101.com.

- **Prevenção do câncer – licopeno.** Pigmento que dá cor ao tomate e à melancia, é o carotenóide que mais protege contra o câncer. Dos cerca de quinhentos carotenóides testados em um estudo de risco de câncer de próstata em 47.894 homens, foi o único a demonstrar capacidade de proteção. Se você come muito tomate cozido ou toma regularmente suco de tomate, não precisa deste suplemento.

- **Saúde óssea – vitamina K.** Independentemente da quantidade de cálcio que você obtém de sua dieta ou de um suplemento, sem vitamina K seu corpo não consegue formar osteocalcina, a estrutura interna dos ossos ao redor da qual o cálcio se cristaliza. Como a luteína e a zeaxantina, a vitamina K se concentra nas verduras folhosas. Se você come o suficiente delas, o suplemento não é necessário. Observação: a vitamina K pode neutralizar a ação de anticoagulantes prescritos, como a warfarina. Converse com seu médico antes de tomar este suplemento.

- **Equilíbrio do açúcar no sangue – cromo.** Chamado de picolinato de cromo ou polinicotinato de cromo, este nutriente é essencial para o metabolismo do açúcar. A deficiência de cromo parece estar correlacionada com a resistência à insulina e todos os estados clínicos relacionados – inclusive obesidade, hipoglicemia, diabetes do tipo 2, apoplexia, hipertensão e esclerose múltipla. O cromo é indispensável para o controle do diabetes do tipo 2: quando uma quantidade suficiente de cromo circula na corrente sangüínea, alguns diabéticos ficam com o açúcar no sangue totalmente sob controle, enquanto outros precisam de menos insulina ou medicamentos para o diabetes.

- **Ansiedade e depressão branda – teanina.** Aminoácido derivado dos chás verdes, é um ótimo tratamento para a ansiedade que acalma mantendo a mente clara e a energia alta. Nós recomendamos 200mg.

- **Reforço hormonal – dehidroepiandrosterona (DHEA, de *Dehydroe Piandrosterone*).** Mãe de todos os hormônios, a DHEA é produzida pelas glândulas supra-renais. Entra na corrente sangüínea e de lá viaja por todo o corpo nas células, onde é convertida em hormônios masculinos (andrógenos) e femininos (estrógenos). À medida que envelhecemos, nossas glândulas supra-renais produzem cada vez menos DHEA. Seu aumento intensifica o desejo sexual, renova a energia e o vigor e melhora a função imunológica, o humor e a memória. Os homens precisam estar conscientes de que a DHEA pode estimular a produção de testosterona. Todo homem com câncer de próstata ou que apresente alto risco desse tipo de câncer não deve tomar DHEA sem prescrição médica.

Como as pesquisas sobre os suplementos continuam, nós recomendamos que você visite regularmente nossos websites, longlife.com e vagnini.com para obter as informações mais recentes a esse respeito.

Plano para um condicionamento físico melhor-do-que-nunca

Aumente seu vigor, duplique sua força e faça esses hormônios fluírem!

Você quer parecer e se sentir melhor do que nunca? O Plano para um condicionamento físico melhor-do-que-nunca certamente o fará atingir esse objetivo. Siga nossas recomendações e reduza em 50% seu risco de doença coronária, aumente sua sensibilidade à insulina, reduza em mais de 40% suas chances de morrer daqui a dez anos, torne suas articulações mais fortes e flexíveis, sofra menos perda óssea ou fraturas, diminua em 40% seu risco de doença de Alzheimer ou demência, durma melhor e seja mais feliz. O impacto do programa de exercícios que recomendamos é imediato. Você começará a ver e sentir seus resultados no mesmo dia em que começar a segui-lo.

Os exercícios são tão poderosos que a *falta* deles pode ser usada para prognosticar a morte. Pesquisadores da Universidade de Stanford estudaram 6.213 homens (com idade média de 59 anos) que lhes foram encaminhados para um teste de exercícios. Todos os homens foram ligados a um eletrocardiógrafo para ter sua atividade cardíaca monitorada enquanto corriam em uma esteira móvel. Com base em sua pressão sangüínea, batimentos cardíacos, capacidade de se exercitar e registros médicos, os homens foram classificados como tendo doença cardiovascular ou não.

Seis anos depois, os pesquisadores usaram a taxa de mortalidade da Social Security para determinar quais dos homens tinham morrido. Eles descobriram que os homens com menor capacidade de se exercitar tendiam *quatro vezes mais* a morrer do que os homens com maior capacidade. Isso era verdade até se os sujeitos tinham doença cardiovascular. A capacidade de se exercitar era o melhor prognosticador da morte nos homens, superando o hábito de fumar e a história de doença crônica. Mas esse estudo envolveu apenas homens, como você deve ter notado. E quanto às mulheres?

Para descobrir se o teste de exercícios podia prognosticar a mortalidade feminina, os cientistas testaram 2.994 mulheres entre 30 e 80 anos de idade usando o protocolo Bruce de esteira, que mede a quantidade de oxigênio que uma pessoa pode consumir e utilizar. Não admira muito que os resultados fossem parecidos com os dos homens: a mortalidade era maior entre as mulheres com menos resistência. As que ficaram abaixo da média de todas as testadas apresentaram um risco 3,5 vezes maior de morte cardiovascular.

Os exercícios também estão ligados a uma redução no risco de câncer de cólon, próstata e mama. Um estudo de 14 anos de 25.624 mulheres norueguesas descobriu que o câncer de mama foi reduzido em 37% nas que se exercitavam sete dias por semana.

Um estudo após outro demonstrou que exercícios na esteira móvel têm o efeito de diminuir a depressão. Cerca de 19 milhões de americanos sofrem de desordens depressivas; poucos percebem que um jogging ao redor do quarteirão os fará se sentir melhor. Ainda mais reveladores são os estudos que mostram que os idosos que se exercitam pelo menos três vezes por semana podem reduzir em até 40% seu risco de desenvolver Alzheimer e outras formas de demência.

Se você quer morrer cedo, fique sentado o dia inteiro. Contudo, não precisa envelhecer do modo como poderia pensar; pode se tornar uma pessoa totalmente nova. Mais de 50% de todas as doenças e lesões no último terço de sua vida podem ser eliminadas! Em vez de se sujeitar à decadência normalmente associada ao envelhecimento – a dor nas articulações, falta de energia, fraqueza, irritabilidade –, você pode se fortalecer e se sentir mais jovem. Na verdade, em um sentido biológico, pode *ser mais jovem*.

Diretrizes do exercício inteligente

O Plano para um condicionamento físico melhor-do-que-nunca segue 15 "diretrizes do exercício inteligente".

1. Simplesmente comece a se exercitar.
2. Use sua imaginação.
3. Você *pode* fazer isso diariamente.
4. Aprenda a ter consciência das calorias.
5. Fortaleça seu coração.
6. Exercite-se com pesos.
7. Aqueça-se e relaxe.
8. Respeite seus limites.
9. Sempre se alongue.
10. Crie sua própria rotina.
11. Elimine as toxinas através do suor.
12. *Não* arranje desculpas.
13. Dance rumo à saúde.
14. Seja atlético (ou algo semelhante).
15. Mantenha seu cérebro em forma.

BIOMARCADORES DE ENVELHECIMENTO QUE VOCÊ PODE CONTROLAR ATRAVÉS DOS EXERCÍCIOS

Uma pesquisa do USDA Human Nutrition Research Center on Aging mostra que as pessoas podem reverter muitos dos declínios fisiológicos associados ao envelhecimento através de exercícios regulares aeróbicos e de treinamento de flexibilidade e força. Fazendo mudanças positivas em seus próprios biomarcadores, você pode prolongar sua vitalidade e evitar a sarcopenia – uma condição caracterizada por enfraquecimento muscular, perda de equilíbrio, mobilidade reduzida e fragilidade. Esta parte do livro relaciona os nove biomarcadores que você pode mudar.

1. **Massa muscular.** Não importa qual seja sua idade, você pode aumentar sua força e massa muscular através de treinamento de resistência. Se não fizer isso, sua massa muscular diminuirá em um ritmo alarmantemente acelerado após os 45 anos.

2. **Taxa metabólica basal (TMB).** É a taxa de seu metabolismo quando você está sentado quieto ou em repouso. Declínios na TMB começam a surgir a partir dos vinte anos de idade. A cada década, são necessárias cerca de cem calorias a menos para manter o peso corporal constante. Apesar disso, a maioria das pessoas continua a consumir a mesma quantidade de alimentos (se não mais) e este é um dos motivos pelos quais elas engordam. Os exercícios aeróbicos aceleram a TMB. Faça o suficiente deles e poderá comer como uma pessoa de vinte anos!

3. **Porcentagem de gordura corporal.** Assim como as pessoas com uma porcentagem menor de gordura corporal têm um metabolismo mais alto, o oposto também é verdadeiro: quanto mais você engorda, menos é capaz de queimar calorias. Segundo o American Council on Exercise, o homem "em boa forma" deve ter uma porcentagem de gordura corporal de 14 a 17% e para a mulher "em boa forma" a porcentagem é de 21 a 24%. Os homens são obesos se apresentam uma porcentagem de gordura corporal acima de 26% e para as mulheres a porcentagem é 32%.

Os métodos mais comuns para medir a gordura corporal são o das dobras cutâneas e a análise de impedância bioelétrica. Seu médico ou um especialista treinado pode medi-la, ou você mesmo pode comprar uma balança com medidor de gordura corporal para uso doméstico. O melhor modo de combater o excesso de gordura corporal é uma combinação de exercícios e restrição moderada de calorias. Em outras palavras: *se exercitar mais e comer menos.*

4. Capacidade aeróbica. Para ter pulmões saudáveis, coração forte e uma rede vascular eficiente, você precisa de uma boa capacidade aeróbica – a quantidade de oxigênio que seu corpo pode processar dentro de um determinado tempo. Essa capacidade normalmente diminui 30 a 40% por volta dos 65 anos. Exercícios regulares podem aumentá-la, mas a mudança positiva nas pessoas mais velhas é quase totalmente na capacidade dos músculos de utilizar o oxigênio (capacidade oxidativa). Portanto, você precisa de exercícios de fortalecimento, assim como de aeróbicos. Quando você desenvolve músculos, cria mais células musculares para consumir oxigênio. Quanto mais seu corpo exige oxigênio, maior sua utilização e capacidade aeróbica.

5. Tolerância ao açúcar no sangue. Aos setenta anos, cerca de 30% das mulheres e 20% dos homens têm uma curva de tolerância à glicose anormal, o que aumenta seu risco de diabetes do tipo 2 (se ainda não a têm). Os fatores relacionados com o metabolismo da glicose que você pode controlar são os a seguir:
- Aumento da gordura corporal
- Inatividade
- Dieta rica em gordura saturada

Mais uma vez o treinamento de resistência é crucial. Além de reduzir a gordura do corpo, tem demonstrado aumentar a sensibilidade dos músculos à insulina.

6. Proporção de colesterol total/HDL. Para computar sua proporção de colesterol total/HDL, simplesmente divida o colesterol total pelo HDL. (É claro que você primeiro precisa conhecer esses números.) Para os homens de meia-idade e mais velhos, a proporção desejável é 4,5 ou menor.

O colesterol LDL pode ser diminuído com o uso de estatinas como Atorvastatin, suplementos como niacina e levedura de arroz vermelho e a redução da quantidade de gordura saturada na dieta. Contudo, para aumentar o HDL você precisa se exercitar, e o exercício aeróbico parece ser particularmente eficaz para aumentá-lo.

7. Pressão sangüínea. Controlar a pressão sangüínea é vital. O exercício regular e vigoroso é um dos melhores modos de prevenir e até de tratar a hipertensão.

8. Densidade óssea. Em média, uma pessoa perde 1% de massa óssea por ano. Quando esse declínio chega a ponto em que o risco de fratura óssea é alto, nós o chamamos de osteoporose. A eficácia dos suplementos de cálcio no combate a esse declínio é tema de muitos debates, mas a eficácia dos exercícios de sustentação de peso não é. O estresse a que os ossos são repetidamente submetidos os faz crescer. Muitos estudos mostraram que um período prolongado de exercícios de sustentação de peso – como por exemplo, caminhada, corrida ou ciclismo – reduzem a taxa de perda óssea. Uma pesquisa da Tufts University indicou que os exercícios também aumentam a capacidade do corpo de absorver o cálcio dos alimentos.

9. Temperatura corporal interna. A capacidade termorreguladora também diminui com a idade. À medida que você envelhece, tem mais dificuldade em esfriar seu corpo quando está quente ou esquentar quando está frio. As razões são complexas, mas incluem a necessidade de uma temperatura corporal interna mais alta antes do início do suor, a desidratação causada pelo mau funcionamento dos rins e menor quantidade total de suor. Exercitando-se regularmente, você sua mais, aumentando sua sede e o conteúdo de água total de seu corpo. Lembre-se de beber muita água.

ESTRESSE SAUDÁVEL

É fato que *todas* as células dos músculos são substituídas três vezes por ano. O corpo segue um processo contínuo de crescimento e decadência.

Quando você se exercita, submete seus músculos a um "estresse saudável" e eles reagem enviando mensagens clínicas para seu corpo criar novas células. Essas mensagens são transmitidas pelo sangue. Quando você está se exercitando vigorosamente, até 80% de seu sangue fluem através de seus músculos. Quando não está, a proporção é de cerca de 20% apenas.

As mensagens químicas transmitidas na corrente sangüínea são proteínas reguladoras, chamadas citoquinas. Há muitas citoquinas diferentes, algumas envolvidas com a criação de células, outras com sua destruição. Uma descrição simplista, porém exata, é que *o envelhecimento é uma batalha entre a decadência e o desenvolvimento*. À medida que envelhece, você secreta cada vez mais citoquinas que estimulam a inflamação, um fator importante em todas as doenças relacionadas com a idade.

O exercício é o melhor modo de combate. Ele destrói você para reconstruí-lo. A cada vez que você se exercita, seus músculos se fortalecem um pouco; enzimas e proteínas fluem para sua corrente sangüínea, criando uma inflamação controlada que desencadeia o processo de reparo: a decadência provoca o desenvolvimento. Os músculos se fortalecem, mais sangue flui para o cérebro, os vasos sangüíneos se flexibilizam, todos os órgãos obtêm mais nutrição e, ainda mais importante, o sistema imunológico é revigorado, o que pode explicar por que o exercício está ligado à menor incidência de câncer.

O exercício redime a maioria dos pecados em outras áreas. Se você seguir apenas uma parte do programa *Diminua sua Idade*, que seja a dos exercícios.

DIRETRIZ Nº 1 DO EXERCÍCIO: SIMPLESMENTE COMECE A SE EXERCITAR

Não adie – caminhe! Caminhar é muito simples. Não requer equipamento ou academia de ginástica e se você caminha o bastante com uma velocidade suficiente obtém o máximo dos benefícios do exercício aeróbico. O "passo" mais importante é adquirir o hábito. Caminhe de 45 minutos a uma hora todos os dias durante três semanas e depois disso achará difícil *não* caminhar. Escolha um horário regular (pela manhã é melhor) para não postergar e nem pular dias.

Não vai demorar muito para você se *viciar* no exercício. A cada vez que sai para essa caminhada, seu corpo se enche de centenas de substâncias químicas além das citoquinas, inclusive endorfinas e serotonina. As endorfinas são hormônios com uma ação analgésica natural que melhoram seu humor, fazem você se sentir melhor, aumentam seu prazer e diminuem sua dor. Quando as pessoas têm um nível baixo de endorfinas no cérebro, podem se sentir ansiosas e, numa reação a isso, sentir desejo de comer alimentos gordurosos como batata frita ou sorvete. A serotonina também é um hormônio benéfico. Faz você se sentir calmo, equilibrado, confiante e relaxado. Quando seus níveis de serotonina estão baixos, você se sente irritado e tenso.

O mesmo vale para a natação, o ciclismo, o jogging ou qualquer outra forma de exercício. Quanto maior o tempo e a intensidade do exercício, mais hormônios são liberados. A euforia que os maratonistas experimentam pode ser tão intensa que muitos dizem que se assemelha a um orgasmo.

Use sua ética profissional

Um modo fantástico de adquirir o hábito de se exercitar diariamente é se basear no hábito de "ir trabalhar". Se você é como a maioria das pessoas, dificilmente falta ao trabalho. De algum modo, mesmo quando está cansado ou doente, você trabalha, certo? O exercício é um trabalho que você tem de fazer para seu corpo (e mente). Se você já foi demitido ou dispensado do trabalho, sabe como a vida pode ser ruim quando *não* está fazendo seu trabalho. Portanto compareça, se exercite e se alegre o máximo que puder.

Se isso não o fizer começar, tire uma semana ou duas de folga e entre em "férias para condicionamento físico". Vá para algum lugar em que possa caminhar o dia inteiro nas montanhas ou para um dos muitos retiros para promover a saúde mostrados na internet. O New York Health

Spa é um exemplo típico, com uma academia totalmente equipada, piscinas internas e externas aquecidas e um grande espaço destinado a aulas de aeróbica, pilates, dança, musculação e alongamento. Também oferece caminhadas nas montanhas Shawangunk próximas, tai chi, yoga e meditação. A comida é maravilhosa e muito nutritiva. Em todo o mundo, há milhares de spas desse tipo – encontre um. Para as pessoas que praticam ou gostariam de praticar yoga, yogasite.com contém links para os melhores retiros de yoga em todo o mundo.

DIRETRIZ Nº 2 DO EXERCÍCIO: USE SUA IMAGINAÇÃO

Tudo bem, sua vida é muito complicada, não há como evitar, seu chefe é mal-humorado, o cachorro comeu seu gato, você não equilibrou seu orçamento e não há como passar uma hora inteira caminhando pelas redondezas. Como um último recurso, use sua imaginação. Se você for de carro para o trabalho, estacione o mais longe possível e percorra o resto do caminho a pé para o escritório; programe-se e tente seguir esse ritmo nos próximos dias. Você pode aplicar o mesmo princípio a outras coisas: da próxima vez em que for de carro ao correio ou à cafeteria, estacione a vários quarteirões de distância.

Sempre que possível, use a escada em vez de o elevador. Escolha um restaurante a cerca de 1,5km de seu escritório e vá almoçar a pé. Assuma a responsabilidade de levar o cachorro de sua casa para passear. Passeie com o cachorro do vizinho. Faça alguns exercícios abdominais na cama antes de se levantar – você se surpreenderá com o quanto é mais fácil do que fazê-los no chão. Depois que você se levantar, faça um pouco de alongamento. Compre pesos para fazer flexões de bíceps de vez em quando. Tente correr sem sair do lugar por alguns minutos antes de se vestir. Quando for ao supermercado, tire do carrinho e ensaque você mesmo as compras. Tudo que queime algumas calorias extras e faça seu sangue fluir é bom. Os exercícios são cumulativos – você não tem de fazer todos de uma só vez.

Compre um pequeno e fantástico motivador: um pedômetro. Esse instrumento eletrônico que pode ser posto no bolso ou preso ao cinto conta os passos que você dá por dia e calcula as calorias que queima. Você se verá tentando dar cada vez mais passos e queimando mais calorias. Muitas pessoas tentam dar 1.000 passos por dia. Os pedômetros estão à venda em quase todos os lugares e em pedometer.com.

Pule

Esta é uma dica de Bob Hope: pule. O comediante, que viveu até os cem anos, disse certa vez: "Eu tenho uma minicama elástica aos pés da minha cama e a uso diariamente." As minicamas elásticas são divertidas e ajudam o sistema linfático a bombear e drenar os resíduos do corpo. Seus defensores afirmam que aumentam a imunidade a vírus, a produção de hemácias e a circulação de sangue nos tecidos, além de fornecerem alívio para dores de cabeça e nas costas. Nós não estamos tão convencidos disso, mas você pode fazer exercícios aeróbicos, andar e correr em uma cama elástica. Nossos conhecidos que a usam a adoram. Para mais informações, visite needakrebounders.com.

DIRETRIZ Nº 3 DO EXERCÍCIO: VOCÊ *PODE* FAZER ISSO DIARIAMENTE

É muito fácil aceitar a idéia de que "qualquer exercício é melhor do que nenhum". Nós conhecemos muitas pessoas que acham que uma caminhada de meia hora uma ou duas vezes por semana, um passeio de bicicleta no fim de semana ou uma ida semanal à academia de ginástica é tudo de que precisam para permanecer saudáveis e magras. Se você se inclui nessa categoria, não está se exercitando o suficiente. Precisa repensar sua estratégia e pôr o exercício em uma posição superior na lista das coisas importantes em sua vida. Qualquer exercício é melhor do que nenhum, mas não é tão bom.

Segundo as diretrizes alimentares do governo americano, que alguns especialistas em condicionamento físico consideram conservadoras, você precisa de pelo menos trinta minutos por dia de "atividade física de intensidade moderada" para reduzir o risco de doença crônica. E precisa de sessenta minutos de exercícios de "intensidade moderada" na maioria dos dias da semana apenas para evitar ganhar peso. Se você realmente deseja emagrecer, precisa de sessenta a noventa minutos *em uma base diária.*

Nós dois tomamos decisões conscientes alguns anos atrás de tornar o exercício uma prioridade em nossa vida e nos mantemos firmes nelas. Dave faz uma combinação de exercícios aeróbicos, de alongamento e resistência. Dois ou três dias por semana, ele nada (veja "a rotina de natação de Dave"), e duas vezes por semana vai à academia para fazer exercícios de levantamento de peso, seguidos de uma sessão de exercícios em aparelho elíptico. Pelo menos uma vez por semana, ele joga basquete e tênis com suas netas, além de dar longos passeios de bicicleta (de uma a duas horas) ou remar na baía de Sausalito. O Dr. V é o que você poderia chamar de "rato de academia". Adora o desafio de levantar pesos e o que isso faz pelo físico dele. Por isso, há cerca de dez anos vai à academia cinco a sete dias por semana para fazer exercícios de levantamento de peso, aeróbicos e um pouco de alongamento.

Um dos segredos para cumprir seu programa de exercícios é se lembrar constantemente dos benefícios que isso proporciona. Uma hora por dia não é realmente muito quando você pensa que está reduzindo as chances de ter apoplexia, doença cardíaca, Alzheimer, diabetes, câncer ou hipertensão. É claro que realmente ajudaria se seu patrão e sua família também reconhecessem a importância dos exercícios. Os funcionários que se exercitam perdem menos dias de trabalho devido a doenças, têm mais energia e capacidade de concentração. Avós, pais, cônjuges e entes queridos que se exercitam são companhias bem mais agradáveis.

Seu treinador virtual

PumpOne (pumpone.com) é um treinador digital portátil que você pode baixar e usar em seu iPod, Treo ou Blackberry. Oferece 43 programas, inclusive yoga, condicionamento aeróbico e treinamento de força. Se você não tiver um aparelho portátil, pode escolher qualquer um dos treinadores virtuais disponíveis para uso em seu computador. Nós vimos alguns bons em virtualfitnesstrainer.com.

O Instituto de Medicina Estadunidense (IOM) recomenda que os adultos passem pelo menos sessenta minutos por dia realizando uma atividade física "moderadamente intensa" como uma caminhada rápida, porque trinta minutos não são suficientes para a maioria das pessoas manterem um peso ideal ou obterem o máximo de benefícios para a saúde. Não é realista se exercitar todos os dias; quase ninguém se exercita em uma base regular sem pular alguns dias. Nós evitamos perder mais de dois dias consecutivos de exercícios, porque no terceiro a letargia se instala e pode ser difícil recuperar o ritmo.

Alguns dias, depois de um dia anterior de exercícios intensos, Dave nada apenas cerca 600m, em menos de quinze minutos. Seu raciocínio é: "Ontem eu me exercitei muito, por isso só preciso de um rápido aquecimento – o suficiente para manter meu coração forte e me ajudar a me sentir bem." Isso é melhor do que nada. Você pode não queimar tantas calorias, mas fortalece seu coração, alonga seus músculos e oxigena seu corpo. Mais tarde nesse dia, se surgir a oportunidade, pode fazer uma breve mas vigorosa caminhada ou subir alguns lances de escada. Não há uma regra que diga que você tem de fazer todos os seus exercícios diários de uma só vez.

Quando você começar a seguir um bom programa de exercícios, nós queremos que se exercite mais e com maior freqüência. Além dos exercícios aeróbicos, os de alongamento e resistência são vitais para sua rotina; na verdade, quanto maior a variedade, melhor. Também recomendamos que você exercite seus olhos e sua mente.

O objetivo é se exercitar todos os dias.

VOCÊ SE EXERCITARÁ MAIS SE FREQÜENTAR UMA ACADEMIA?

Um estudo no *Journal of Sports Medicine* indica que as pessoas que freqüentam uma academia tendem 34% mais a se exercitar do as que não. Elas se exercitam por mais tempo e mais vigorosamente. Também tendem três vezes mais a ter ido ao médico no ano anterior para fazer um check-up, ido ao dentista, optometrista ou nutricionista. Elizabeth Ready, Ph.D, que dirigiu o estudo, conclui: "As pessoas motivadas a freqüentar uma academia podem ser mais motivadas a investir na saúde preventiva."

DIRETRIZ Nº 4 DO EXERCÍCIO: APRENDA A TER CONSCIÊNCIA DAS CALORIAS

A maioria das pessoas ingere mais calorias do que consegue queimar com apenas trinta minutos ou até uma hora de exercícios. Dave sabe que é um bom exemplo disso. Quando ele usa a bicicleta ergométrica na academia por 25 minutos, queima cerca de trezentas calorias. Depois, se levanta pesos por mais trinta minutos, queima cerca de quinhentas. Ele se sente ótimo – e faminto – e pensa: "Eu me exercitei tanto que posso comer um cheeseburger." Mas você sabia que normalmente um cheeseburguer contém quinhentas calorias? No que diz respeito às calorias, um café Caramel Frappuccino da Starbucks com creme chantilly anulará grande parte dos benefícios de uma hora de exercícios intensos. Coma duas colheres de sorvete de baunilha com calda de caramelo (580 calorias) da Ben & Jerry's e estará na hora de voltar para a academia.

O número de calorias queimadas durante os exercícios é em parte um fator do peso. Parece injusto, mas quanto mais você pesa, mais calorias queima se exercitando. Uma pessoa de 60kg que nada durante trinta minutos em um ritmo moderado queima cerca de 227 calorias; outra, de 90kg, queima cerca de 363. Contudo, são grandes as chances de uma pessoa de 90kg consumir mais calorias durante o dia do que uma de 60kg, o que talvez equilibre as coisas.

Uma regra básica é que, se você está satisfeito com seu peso, deve se exercitar o suficiente todas as semanas para queimar um mínimo de 1.200 calorias. Se quer emagrecer, precisa queimar 2.000.

Nós não estamos sugerindo que você fique neurótico contando calorias, mas faz muito sentido ter uma idéia aproximada de quantas você ingere por dia e quantas queima durante os exercícios. Como mencionamos no capítulo anterior, apenas para manter seu peso atual você precisa queimar tantas calorias quantas consome. Para emagrecer, simplesmente tem de queimar *mais* calorias do que consome. Um ótimo recurso online para calcular quantas calorias você queima durante os exercícios pode ser encontrado em caloriesperhour.com.

DIRETRIZ Nº 5 DO EXERCÍCIO: FORTALEÇA SEU CORAÇÃO

Fumar é a pior coisa que você pode fazer para sua saúde. A melhor é o exercício aeróbico em uma base regular. As pessoas que rotineiramente caminham, andam de bicicleta, nadam ou fazem uma da grande variedade de exercícios aeróbicos vivem mais do que as outras. O exercício aeróbico, mais do que qualquer dieta, ajuda a controlar o peso. É em primeiro lugar um exercício para os pulmões e o sistema cardiovascular, inclusive o músculo mais importante – o coração. Coração e pulmão fortes são sua melhor garantia contra quase todos os obstáculos que você enfrentará pelo resto de sua vida.

O que é exercício aeróbico? Se você dá uma lenta caminhada ao redor do quarteirão, isso é aeróbico? A resposta é não. Se você se levanta do sofá e abre outra lata de cerveja, isso é aeróbico? De modo algum! E quanto ao sexo? Bem, depende do quanto é vigoroso e, é claro, da duração do ato sexual. Cinco minutos não são suficientes.

Alguns esportes que você poderia pensar que são aeróbicos na verdade não são porque envolvem muitas paradas e retomadas da atividade. Eles incluem golfe, softball, escalada, croqué e boliche. Yoga e pilates realmente fazem bem, mas não são aeróbicos.

O principal objetivo do exercício aeróbico é elevar a freqüência cardíaca e respiratória por um período prolongado. O verdadeiro exercício aeróbico ocorre *apenas* quando você exercita *continuamente* alguns, se não todos, os grandes músculos de seu corpo (como os das pernas e dos braços) por no mínimo vinte minutos durante os quais sua freqüência cardíaca se eleva para entre 60 e 80% de seu nível máximo. Essa faixa específica de elevação da freqüência cardíaca é chamada de "faixa de treinamento".

Isso parece mais complicado do que é. Sua freqüência cardíaca máxima é simplesmente sua idade subtraída de 220. Por exemplo, se você tem sessenta anos, sua freqüência cardíaca máxima é 160 (220 − 60 = 160). Se só tem 25, é muito mais elevada (220 − 25 = 195). Agora calcule sua faixa de treinamento multiplicando sua freqüência cardíaca máxima primeiro por 60% e depois por 80%. Portanto, para uma pessoa de sessenta anos, a faixa de treinamento é de 96 a 128 batimentos por minuto (160 x 0,6 = 96; 160 x 0,8 = 128).

O modo mais fácil de chegar aos vinte minutos desejados de exercício aeróbico contínuo em sua faixa de treinamento é utilizar o equipamento aeróbico de uma academia. A maioria tem equipamentos com computadores embutidos para monitorar sua freqüência cardíaca e fornecer outras informações úteis, como o número de calorias que você queimou. Nossa experiência é a de que são precisos 3 ou 4 minutos em uma bicicleta ergométrica ou um aparelho de jogging para elevar a freqüência cardíaca para a faixa de treinamento. E mantê-la nessa faixa pode ser um pouco difícil até você ficar em boa forma física. Comece se exercitando gradualmente por até vinte minutos. Não adianta se matar na academia. Dez minutos no início são fantásticos comparados com nada.

Quando você completar a parte aeróbica de seus exercícios, é fundamental reduzir gradualmente a atividade e não apenas parar. Pedale ou caminhe devagar por 3 a 5 minutos para sua freqüência cardíaca voltar ao nível normal. A quantidade mínima de tempo em um aparelho aeróbico para uma sessão de vinte minutos contínuos de exercício aeróbico é 26 minutos.

As pessoas que usam esses aparelhos logo passam a reconhecer quando suas freqüências cardíacas estão dentro da faixa de treinamento. Nós não precisamos de um instrumento de monitoração – contudo, muitas pessoas acham o feedback que eles proporcionam muito motivador. Se você se exercita por 26 minutos e pedala o equivalente a 9km, ter um registro desse feito é bom para sua auto-estima e lhe dá um objetivo para atingir da próxima vez.

A caminhada é o exercício mais fácil e *barato*. Mas se você não caminhar rápido ou subindo ladeiras, pode não obter os benefícios aeróbicos de que precisa para fortalecer seu sistema cardiovascular. Você não pode pôr sua freqüência cardíaca em sua faixa de treinamento passeando pela rua vendo vitrines ou caminhando tranqüilamente de seu carro para o escritório. O único modo de ter certeza de que sua caminhada é aeróbica é medir seus batimentos cardíacos. Uma ótima idéia é comprar um bom monitor de freqüência cardíaca. Alguns dos melhores estão embutidos nos relógios esportivos ou pedômetros.

Lembre-se de que para obter vinte minutos de benefício aeróbico *contínuo* da caminhada você precisa caminhar rápido ou subindo ladeiras e é bom que seja por um período mais longo, como uma hora. Você pode aumentar em 10% sua freqüência cardíaca balançando os braços ao caminhar ou, melhor ainda, carregando um peso em cada mão (500g a 1kg) e levantado e abaixando os braços. Essa técnica, conhecida como "caminhada com pesos nos membros superiores", também é um modo de fortalecer os braços. Outra técnica é acelerar e desacelerar por alguns minutos e depois repetir o processo.

Quanto mais rápido você caminha, mais rápido seu coração bate e mais calorias você queima. Uma pessoa de 75kg queima cerca de 260 calorias por hora caminhando a 5km por hora; a 7km por hora, queima 322 e a 8km por hora 661.

Jogging ou corrida é extremamente aeróbico, mas apenas se seu corpo puder suportar o estresse. Muitos corredores desenvolvem problemas físicos que variam de síndrome de estresse tibial medial a tendinite e fraturas por estresse e problemas nos joelhos. Não seja um desses ingênuos que correm na superfície dura de uma rua inalando a poluição do trânsito. Encontre uma superfície mais macia como uma trilha em um campo gramado (os de golfe são perfeitos se você puder correr ao redor das margens sem ser atingido por bolas perdidas). Tenha em mente que, ao correr, você aspira o ar para as partes mais profundas de seus pulmões, por isso deve evitar os ambientes poluídos.

O melhor exercício aeróbico

Nadar é o melhor exercício aeróbico; pergunte a qualquer um que nade com uma certa freqüência. Sem envolver sustentação de peso, é um excelente exercício aeróbico para todo o corpo que aumenta a flexibilidade e a força das articulações e raramente causa lesões. Mesmo se você não sabe nadar, pode se exercitar na água. Há ótimos equipamentos para piscina que lhe permitem obter os mesmos benefícios. Embora as formas avançadas de exercícios subaquáticos incluam esteiras e bicicletas aquáticas, também há vários produtos baratos que ajudam a tornar qualquer piscina uma academia de ginástica.

A maioria dos clubes de saúde oferece uma grande variedade de aulas de condicionamento físico aquático, de caminhadas de alta intensidade na água a exercícios aeróbicos em água profunda. A idade dos alunos varia de vinte a noventa anos, mas a maioria tem cinqüenta ou mais. Todos podem se beneficiar com os exercícios na água, mas eles são especialmente bons para pessoas com lesões ou condições físicas que tornam os exercícios em terra difíceis. Muitas pessoas com artrite se beneficiam das aulas de ginástica na água.

Quando você corre, caminha ou anda de bicicleta, o impacto em suas articulações pode ser de até o triplo de seu peso. Se você está com a água na altura dos ombros, a água sustenta o peso de seu corpo, por isso há menos pressão em seus quadris, joelhos e tornozelos. Com a ajuda de um cinto de flutuação que o mantém na posição vertical, você pode basicamente fazer jogging em água profunda sem forçar as articulações. Mais pesada do que o ar, a água acrescenta um fator de resistência parecido com o do levantamento de peso, mas não tão intenso. Muitos praticantes de nado livre também se exercitam com pesos uma ou duas vezes por semana. Outra vantagem de nadar é que você tende menos a ficar superaquecido, porque a água está sempre o esfriando. No entanto, você ainda *suará*, por isso é importante que beba um pouco de água depois de nadar.

Há muitos outros tipos de exercício aeróbico, inclusive esqui de longa distância, caiaque, futebol, squash, dança e basquete. As células em seu corpo não sabem a diferença entre eles. Se você mantiver a freqüência cardíaca apropriada por vinte minutos ou mais, acrescentará anos à sua vida.

DIRETRIZ Nº 6 DO EXERCÍCIO: EXERCITE-SE COM PESOS

Você nunca é velho demais para se exercitar com pesos. Mesmo se está na casa dos noventa, pode se tornar mais forte. Um bom programa de treinamento de resistência aumentará em 25 a 100%, ou mais, sua força dentro de um ano! Em comparação, um bom programa de exercícios aeróbicos aumentará em apenas 15 a 25% seu condicionamento aeróbico.

O treinamento de resistência fortalece os músculos com o uso de pesos ou halteres. O próprio corpo pode oferecer resistência: flexões de solo, exercícios abdominais e puxadas em barra fixa são formas de treinamento de resistência. Os exercícios isométricos, nos quais você empurra uma porta com as mãos ou os braços e as pernas de uma pessoa em posição oposta à sua, também. De todas as formas, o uso de pesos livres ou aparelhos de resistência é de longe a mais eficaz.

Como qualquer pessoa que freqüente uma academia ou tenha passado pela janela de uma provavelmente sabe, a variedade dos aparelhos de resistência é grande. Os mais comuns usam placas de peso para variar a resistência, mas outros usam engenharia hidráulica ou cilindros de ar. A maior vantagem desses aparelhos sobre os pesos livres é que são mais seguros. Você tende muito menos a deixar cair um peso em seu pé ou distender um músculo. Contudo, os pesos livres aumentam sua sensação de equilíbrio e coordenação.

O aparelho Bowflex que você vê anunciado na TV tarde da noite usa ainda outro sistema, baseado em alavancas de resistência. Nós não nos opomos a soluções domésticas desse tipo, mas a maioria das pessoas tende mais a adquirir o hábito de se exercitar quando freqüenta uma academia de ginástica. Há muitas distrações em casa. E por que você deveria se preocupar em manter um equipamento esportivo quando outra pessoa pode fazer isso?

Como o treinamento de resistência funciona? Basicamente, as células nos músculos se adaptam à carga de trabalho extra se expandindo e então recrutando células nervosas para que se contraiam. Depois de um músculo ser submetido a intenso estresse através de contrações de intensidade máxima durante uma série de repetição, os hormônios começam o processo de desenvolvimento e remodelamento muscular.

Os níveis de testosterona e hormônios do crescimento podem ser aumentados com o treinamento de resistência. Quando isso ocorre, há uma cadeia de eventos benéficos em cascata que incluem maior utilização da glicose, melhor transporte de aminoácidos através das membranas celulares, melhor síntese de proteínas e utilização de ácidos graxos essenciais, aceleração da quebra de gorduras e melhora na função imunológica.

Ao usar pesos livres ou aparelhos de resistência, escolha um peso que permita oito a 12 repetições antes que ocorra a contração voluntária máxima. Isso significa que seu músculo se contraiu ao máximo. Na verdade, você deve sentir uma sensação de queimação no braço ao fazer a repetição final – o que é bom. Se fizer três séries de oito a 12 repetições usando a quantidade de peso máxima *e* descansar por apenas sessenta segundos ou menos entre as séries, seus músculos liberarão a quantidade máxima de hormônios. Terão seu tamanho e sua capacidade (força) aumentados. Isso é tão simples que faz Dave se perguntar por que tantas pessoas na academia que ele freqüenta não o fazem. Freqüentemente elas se sentam por cinco minutos ou mais entre as séries e ficam perdendo tempo com seus iPods.

Se você não deseja aumentar sua produção de hormônios porque teme começar a se parecer com o Arnold Schwarzenegger, basta fazer mais repetições com um peso mais leve. Altas repetições (15 a 30, ou mais) não lhe darão músculos salientes e são melhores para aumentar a resistência.

Pára-quedas para corredores acrescentam fator de resistência

Você quer fazer um pouco de treinamento de resistência enquanto corre? O pára-quedas para corredores, chamado de *power chute*, pode fortalecer os músculos de suas pernas e braços, permitindo-lhe passar mais tempo na pista e menos na academia. Você o usa como uma mochila e, enquanto corre, pode abri-lo para obter resistência. Depois de correr assim durante algum tempo pode dispensar o pára-quedas, o que causa um efeito de "excesso de velocidade". Os corredores dizem que é como se você tivesse sido atirado de um canhão. Nós encontramos vários desses pára-quedas na amazon.com e em outros websites, como competitiveedgeproducts.com.

A mensagem mais importante sobre treinamento de resistência é que você tem de fazê-lo direito! Isso significa seguir um programa de exercícios que trabalhe as partes superior, inferior e medianas de seu corpo. E é vital que os faça corretamente. Se você ainda não estiver usando pesos, nós recomendamos que faça aulas de musculação ou contrate um personal trainer. Se essas opções não estiverem disponíveis, encontre um amigo para ajudá-lo, ou compre um livro. Não "faça de qualquer jeito".

Os dois erros mais comuns que nós observamos nas academias são tentar levantar peso demais e, para isso, usar o "impulso" do corpo. Eles freqüentemente andam de mãos dadas. Por exemplo, se as pessoas tentam fazer flexões de bíceps com peso demais, não conseguem levantá-lo sem balançar os ombros e cotovelos e arremessar o peso para cima. Você realmente não exercita seu bíceps dessa maneira e pode sofrer lesões. Os homens jovens que acham que estão impressionando os outros tendem mais a fazer isso – os mais velhos se atêm ao básico.

DIRETRIZ Nº 7 DO EXERCÍCIO: AQUEÇA-SE E RELAXE

Nós observamos que muitas pessoas falham totalmente quando se trata de se aquecer antes do exercício. Na piscina em que Dave nada, pessoas de meia-idade mergulham na água e logo começam a nadar vigorosamente. Na academia, alguém entra, senta-se no *pulley* e começa a mover um peso muito grande, correndo o risco de sofrer uma grave lesão nos ombros. Na quadra de tênis, um casal de idosos começa a jogar sem fazer um único alongamento. E por aí vai.

Por quê? As pessoas são apressadas, preguiçosas ou simplesmente ignorantes? O aquecimento previne lesões e contribui para que o exercício seja melhor. Lubrifica as articulações, esquenta os tecidos conjuntivos, ativa o sistema nervoso e estimula o sistema circulatório. Sempre se alongue antes de fazer qualquer exercício. Comece devagar e vá aumentando cuidadosamente sua velocidade ou intensidade.

Pedalar em bicicleta ergométrica ou correr em esteira móvel exercita seu coração e faz você suar, mas não o aquece para treinamento de resistência, porque as articulações e os tecidos conjuntivos (como por exemplo, dos cotovelos ou ombros) relacionados com a maioria dos exercícios de resistência não são ativados durante o exercício aeróbico. Se você tentar imediatamente flexionar os braços em modo martelo com halteres muito pesados, poderá ter uma distensão muscular que o manterá longe da academia durante semanas.

Sempre comece com resistência ou peso baixo que lhe permita fazer trinta ou mais repetições, para poder aquecer as articulações e os músculos que estão sendo exercitados. Então, aumente a resistência ou o peso por cerca de 15 repetições e depois faça isso novamente por dez ou menos repetições. Os professores de ginástica ou *personal trainers* que lhe dizem outra coisa são idiotas.

Antes de nadar, faça uma série de alongamentos dinâmicos (dentro ou fora da água) que incluam aquecimento dos ombros e alongamento dos músculos dos braços, das pernas e da coluna lombar. Comece a nadar devagar e depois aumente o ritmo. Se você joga tênis, depois de se alongar e correr sem sair do lugar se aqueça batendo a bola por alguns minutos dentro da caixa de serviço. Esse não é só um modo seguro de começar a exercitar o coração, os pulmões, os músculos e as articulações como também um bom exercício de controle de raquete.

Seja qual for seu esporte ou exercício, primeiro se alongue e comece devagar. Quando terminar, não pare de repente – relaxe seu corpo gradualmente. Nade mais um pouco devagar; dê algumas tacadas; alongue-se um pouco mais. Pense em si mesmo como uma máquina que funcionará melhor quando bem cuidada.

DIRETRIZ Nº 8 DO EXERCÍCIO: RESPEITE SEUS LIMITES

Você pode diminuir sua idade. Aos sessenta anos, pode ter o físico, o vigor e o dobro da força que tinha quando era mais jovem. No entanto, suas articulações terão perdido um pouco de sua resiliência e seus músculos não serão capazes de se recuperar rapidamente de lesões simples. O guru e filósofo hippie Ram Dass gosta de dizer: "Agüente firmemente, desista alegremente". Essa é uma boa filosofia para ser aplicada aos esportes. Há uma hora para continuar jogando e uma hora para dizer para si mesmo: "Eu tive um bom desempenho e agora posso partir para outra coisa." Se você tem problemas no joelho, pare de correr e nade, ande de bicicleta ou reme – há muitas opções de baixo impacto. Se aquele saque de tênis inicial que fez a bola disparar a 150km por hora deixou você com uma lesão no manguito rotador, seu corpo está lhe dizendo algo. Diminua a intensidade de seu saque ou pratique um esporte diferente para evitar estresse repetitivo em seus ombros ou cotovelos.

Segundo uma pesquisa do National Ambulatory Medical Care, as lesões esportivas são o segundo motivo de ida ao consultório médico nos

Estados Unidos, ficando logo atrás do resfriado comum. Talvez você não saiba que, entre os homens, as torções e fraturas de tornozelo durante jogos de basquete ocupam o primeiro lugar na lista de lesões esportivas. Preste atenção: se você tem mais de quarenta anos, não pratique esse esporte em uma base competitiva – é muito perigoso.

Dave gosta de brincar na quadra de basquete para se aquecer antes de levantar pesos, mas sempre recusa convites de jovens em idade universitária para participar de jogos informais. Eles o vêem acertando arremessos da linha de três pontos e dizem: "Ei, esse velho sabe arremessar!" Isso é lisonjeador, mas quando você se aproxima dos sessenta anos pode demorar seis meses para se recuperar totalmente de uma torção grave de tornozelo.

DIRETRIZ Nº 9 DO EXERCÍCIO: SEMPRE SE ALONGUE

O alongamento é vital para a rotina de condicionamento físico de qualquer pessoa. Você pode se alongar o dia inteiro: um pouco ao se levantar de manhã, antes de entrar no carro, sentado em uma cadeira, esperando por seja o que for, logo após o almoço, antes do jantar, vendo TV e antes de ir para a cama.

Se você é um praticante sério de yoga, o alongamento pode ser o foco principal do exercício. Contudo, yoga é uma forma de alongamento "estático" e não é o melhor modo de se aquecer antes de um exercício aeróbico, treinamento de resistência ou qualquer esporte. O alongamento estático, em que você coloca seus músculos em uma posição e a mantém, força o músculo a relaxar e o torna temporariamente fraco. Isso pode criar um desequilíbrio entre os grupos de músculos opostos e deixá-los propensos a distensões ou rompimentos.

Por outro lado, o alongamento dinâmico envolve movimento constante; você alonga e libera o músculo e depois o alonga de novo. Um exemplo simples é o alongamento de rotação de pescoço no qual você gira lentamente seu pescoço em um círculo completo enquanto mantém as costas eretas. Todas as pessoas com mais de cinqüenta anos devem fazer esse alongamento pelo menos uma vez por dia. O melhor modo é girar totalmente o pescoço três vezes, parar, respirar profundamente e depois o girar três vezes na direção oposta. Faça isso duas ou três vezes ou com a freqüência que quiser. Pense no ato de dar ré para entrar em um portão de garagem ou em uma vaga de estacionamento: você tem dificuldade em virar seu pescoço sobre o ombro direito ou esquerdo? Muitas pessoas têm e o simples alongamento de rotação de pescoço aliviará esse problema.

Nós recomendamos que você crie uma série de alongamentos dinâmicos básicos para fazer rotineiramente antes de exercícios aeróbicos ou treinamento de resistência. Depois de se exercitar, pode fazer alongamentos dinâmicos ou estáticos. Com as dezenas, se não centenas de possibilidades existentes, você pode criar uma série que funcione para você e todas as informações para isso estão disponíveis on-line ou em livros.

O quão forte é sua espinha dorsal?

O principal motivo para se alongar é prevenir lesões musculares, certo? Obviamente isso é importante, mas o principal motivo para se alongar tem a ver com a espinha dorsal. Em qualquer momento, 65 milhões de americanos sofrem de dor nas costas – geralmente na coluna lombar, que sustenta grande parte do peso corporal. Os americanos com dor lombar gastam mais de U$50 milhões por ano em tentativas freqüentemente inúteis de diminuir seu sofrimento.

Cerca de 5% das dores nas costas são tão fortes que se tornam debilitantes. Ou você teve ou conhece alguém que teve hérnia de disco, que ocorre quando há muita compressão na espinha dorsal e o disco se desloca para fora. Às vezes a única solução é cirúrgica. Manter a espinha dorsal flexível e saudável é fundamental se você deseja ter uma vida ativa. Isso inclui a capacidade de se mover livremente, se curvar com agilidade ou fazer coisas simples como virar seu pescoço para olhar por cima do ombro ou até se levantar quando está sentado.

De cabeça para baixo

Em um dia comum de senta e levanta, o peso de seu corpo e a força de gravidade fazem você perder 6 a 12mm de altura. Você recupera essa altura quando está dormindo. Um modo de diminuir a pressão nos discos intervertebrais e aumentar o comprimento da medula espinhal é através da inversão – ou ficar de cabeça para baixo. Dave tem uma mesa de inversão que usa todos os dias por cerca de cinco minutos. Comparado com quando começa, fica 25mm mais alto, sua espinha dorsal se torna mais flexível e ele se livra de qualquer tipo de dor nas costas. O uso desses aparelhos é controverso, mas nós os achamos ótimos. Para aprender mais sobre eles, visite teeterhangups.com.

Finalmente, o alongamento melhora o equilíbrio e minimiza as chances de cair. Cerca de 12.000 idosos americanos morrem todos os anos em conseqüência de quedas e mais de 400.000 são hospitalizados (250.000 com fraturas de quadril). As quedas são um dos principais riscos do envelhecimento e, em sua maioria, evitáveis.

Você não precisa começar a fazer aulas de yoga para seguir nosso plano de condicionamento físico; contudo, a yoga é fantástica e altamente recomendada. Cerca de cinqüenta milhões de pessoas em todo o mundo praticam regularmente uma ou outra forma de yoga, por motivos físicos e espirituais. Mas apesar desse fato e da longa história da yoga há muito poucas pesquisas que comprovem que fornece benefícios reais.

Um pequeno estudo patrocinado pelo American Council on Exercise na University of Wisconsin descobriu que após oito semanas a yoga aumenta a flexibilidade, a força muscular e o equilíbrio. Não melhora muito o condicionamento aeróbico e não queima tantas calorias: uma sessão de cinqüenta minutos de Hatha yoga queima cerca de 140 calorias, o equivalente a meia xícara de sorvete de limão da marca Whole Fruit.

As aulas de yoga são realmente necessárias?

Você precisa ir a um estúdio de yoga ou ter aulas de yoga na Associação Cristã de Moços local para praticar yoga? De modo algum. Dave começou a praticar yoga em 1968 quando estudava na University of Nebraska. Inspirado por sua avó, praticante de yoga, ele comprou um exemplar do livro clássico *Autobiografia de um iogue*, de Paramahansa Yogananda, e aprendeu a ficar nas posições básicas com seus colegas de quarto da universidade. Hoje o mercado oferece muitos livros e vídeos de yoga, assim como fontes on-line de instruções passo a passo (inclusive http://santosha.com). Se você não conseguir aprender sozinho, outra estratégia é ter algumas aulas até conhecer os princípios básicos e depois praticar sozinho. Tudo de que precisa é de um quarto silencioso e um tapete de yoga.

Nós queremos enfatizar esse último ponto porque a maioria das pessoas que praticam yoga não se dedicam a outras formas de exercícios. Para elas, yoga é mais do que um exercício de alongamento – é uma escolha de estilo de vida total e absoluta. Para melhorar o condicionamento aeróbico, o único modo de fortalecer o coração e o sistema circulatório, você precisa trabalhar na zona de treinamento aeróbico.

Pesquisadores do Fred Hutchinson Cancer Research Center examinaram a atividade física de 15.500 homens e mulheres de meia-idade saudáveis. Descobriram que as pessoas de peso normal que praticaram yoga engordaram cerca de 1,5kg a menos em um período de dez anos do que as que não praticaram. Os homens e as mulheres que praticaram yoga por trinta minutos por semana ou mais perderam cerca de 2,5kg em dez anos, enquanto as que não praticaram ganharam cerca de 6,5kg. Isso foi surpreendente porque as calorias queimadas pelos praticantes de yoga não são suficientes para explicar o ocorrido. Os pesquisadores acham que o motivo tem a ver com o estado de espírito. Suspeitam que os praticantes de yoga se sentem melhor em relação a si mesmos e uma das conseqüências disso é não comerem demais.

Outro benefício real da yoga é fortalecer os músculos da coluna lombar. Pesquisadores da Universidade de Washington compararam três soluções para pessoas com dor crônica nas costas: um programa de yoga, um livro sobre o assunto e um regime de exercícios criado por um fisioterapeuta. Após 26 semanas, os praticantes de yoga tendiam menos a tomar analgésicos e afirmavam ter menos dor e mais mobilidade. O grupo de yoga também afirmou ter menos dor do que as pessoas que seguiram uma rotina de exercícios mais tradicional.

No entanto, se você tem dor nas costas, não apenas se matricule na aula de yoga mais próxima. Isso pode requerer muito esforço físico e acabar lhe causando mais dor. Procure uma aula de yoga "terapêutica" destinada a lidar com esse problema.

Por favor, compre seu próprio tapete de yoga

Se você tiver aulas de yoga, compre seu próprio tapete. Dermatologistas e pedicures estão vendo cada vez mais infecções atribuíveis ao compartilhamento de tapetes de yoga, inclusive infecção fúngica da virilha, verruga plantar, pé-de-atleta e infecções por estafilococos.

O melhor tipo de yoga

Para os iniciantes, o melhor tipo de yoga é a Hatha, que envolve exercícios de alongamento básicos e não exige muita força ou equilíbrio. Com ritmo lento e suave, não fará você se sentir constrangido ao cair.

A Vinyasa, um pouco mais difícil do que a Hatha, tem a vantagem de se concentrar em movimentos com "respiração sincronizada" em uma série de posições chamadas de saudações ao sol. Ótima para o equilíbrio mental e físico, é uma forma calmante de yoga em que você faz um alongamento mais intenso perto do fim da sessão.

Quando você se sentir à vontade com as posições básicas de yoga e quiser algo mais desafiante, deve pensar em praticar a Bikram (também conhecida como "yoga quente"), a Ashtanga ("yoga do poder") ou a Kundalini. Todas essas exigem mais do corpo e queimam pelo menos o dobro das calorias da Hatha.

DIRETRIZ Nº 10 DO EXERCÍCIO: CRIE SUA PRÓPRIA ROTINA

Dave desenvolveu uma rotina de alongamento única que segue antes, *durante* e após a natação. Não só incorpora alongamentos à natação como também acrescenta alguns exercícios de sustentação de peso, exercícios para os olhos e até um pouco de meditação. Você pode seguir a rotina de Dave ou, melhor ainda, usar as idéias a seguir como um "ponto de partida" para sua própria rotina especial. Esse é um modo de incluir trabalho aeróbico, de sustentação de peso e alongamento em um período de exercícios.

A rotina de natação de Dave

Antes de mergulhar na piscina, Dave fica na borda e faz os seguintes alongamentos:

- **Rotação de pescoço.** Abaixe o queixo e gire lentamente a cabeça a 360º em uma direção (não importa qual). Repita esse movimento na direção oposta. Dave faz isso quatro ou cinco vezes.

- **Moinho de vento.** Abra as pernas e posicione os pés para fora da direção dos ombros. Estenda os braços em linha reta. Incline-se para baixo em um movimento giratório para tocar no pé esquerdo com a mão direita. Aprume-se e repita esse movimento na direção oposta. Faça isso até dez vezes.

- **Alongamento simples do ombro.** Com o cotovelo dobrado, sustente o braço esquerdo à altura do ombro. Com a mão direita, segure e puxe suavemente o cotovelo através do peito na direção do ombro oposto. Solte e puxe o cotovelo três ou quatro vezes. Repita o alongamento com a mão esquerda puxando o cotovelo direito.

- **Giro do tronco inferior.** Fique em pé ereto olhando diretamente para a frente. Gire lentamente a parte superior do corpo para a esquerda o máximo que puder sem mover a espinha dorsal ou virar o pescoço. Repita esse movimento na direção oposta. Faça isso quatro ou cinco vezes.

- **Balanço da tromba de elefante.** Mantendo as pernas retas, incline-se para frente e deixe os braços penderem soltos. Balance-os para a frente e para trás várias vezes. Isso é bom para os ombros, a coluna lombar, os quadris, a virilha e o tendão do jarrete!

Depois Dave mergulha na piscina, volta para a borda e faz mais um pouco de alongamento.

- **Agachamento profundo.** Com as costas perto da parede da piscina, abaixe o corpo o máximo possível dobrando os joelhos. Erga o corpo e repita o exercício. Dave o repete até que a costumeira rigidez que sente nos joelhos desapareça – cerca de vinte vezes. Esse é um excelente alongamento para o quadríceps.

- **Rotação dos tornozelos.** Agache-se de costas para a parede da piscina e estenda a perna direita para a frente. Usando a leve resistência e o poder de flutuação da água, gire o tornozelo no sentido horário e anti-horário uma volta completa. Repita esse movimento várias vezes com cada tornozelo.

- **Alongamento dos dedos dos pés.** Estique e encolha os dedos dos pés. A sensação é ótima.

- **Alongamento dos dedos das mãos.** O mesmo que o dos dedos dos pés.

- **Alongamento da panturrilha e do tendão de Aquiles.** Agarre a borda da piscina, incline-se para frente e ponha todo seu peso em sua panturrilha esquerda. Levante e abaixe o corpo. Usando os dedos dos pés, erga e abaixe os pés. Repita com a panturrilha direita. Também tente fazer isso pondo seu peso nas duas panturrilhas.

  Nesse ponto, Dave respira lenta e profundamente várias vezes para oxigenar o corpo e depois nada debaixo d'água por toda a extensão da piscina. (Se você não conseguir ficar submerso por tanto tempo, suba uma ou duas vezes para respirar; a idéia é aumentar a capacidade pulmonar.) Quando Dave chega ao fim da piscina, faz um pouco mais de alongamentos.

- **Alongamento da coluna lombar e do tendão do jarrete.** Agarrando a borda da piscina com as duas mãos, ponha os pés na parede da piscina e empurre até suas pernas esticarem. Pare e repita esse movimento três ou quatro vezes. Você sentirá sua coluna lombar se abrindo e notará que esse também é um bom alongamento para a parte de trás de suas pernas (o tendão do jarrete).

- **Afastamento lateral dos membros inferiores.** Com as mãos ainda na borda da piscina, faça seus pés "caminharem" lateralmente aos poucos o máximo que puder. Fazendo o mesmo tipo de movimento, aproxime-os e afaste-os novamente três ou quatro vezes. Esse é um ótimo alongamento para a área da virilha.

- **Alongamento do quadríceps. Boiando de costas, dobre o joelho direito.** Estenda o braço e agarre com a mão direita o tornozelo direito. Puxe a perna para trás o máximo possível sem se machucar. Repita esse movimento com a outra perna e tente fazê-lo com as duas pernas ao mesmo tempo.

Tempo de nadar

Agora, Dave está pronto para seu exercício aeróbico. Durante os próximos vinte a trinta minutos, nadará principalmente crawl, embora varie um pouco com nado de costas e peito. Ele nada vigorosamente e eleva sua freqüência cardíaca para 80% de seu nível máximo. Em um bom dia, Dave nada 1.600m, o equivalente a 35 voltas (de um lado para o outro) na piscina do clube. Ele deu 59 voltas em seu 59º aniversário e anseia por dar sessenta e chegar a 104!

Exercícios no trampolim

Dave usa o trampolim de um metro de altura do Berkeley City Club, onde nada, como apoio para exercícios e plataforma para algumas posições de yoga (alongamento estático). Mantendo o corpo ereto e a cabeça acima do nível da água sob o trampolim, ele dá um impulso para cima e agarra o trampolim com as duas mãos. Então faz uma ou duas séries de exercícios de barra. Mais uma vez, o poder de flutuação da água é um fator importante, porque ajuda a manter o corpo suspenso. Na água, ele consegue dar 25 puxadas até o queixo.

Ao sair da piscina, Dave usa o corrimão da escada para fazer uma série de **flexões de tríceps**. Agarrando o corrimão, ele dobra os joelhos de modo a que todo seu peso seja sustentado por suas mãos, seus braços e ombros. Então abaixa e levanta o corpo quatro ou cinco vezes, estimulando os tríceps e também utilizando os músculos peitorais (do peito) e deltóides (dos ombros). Ao subir para o trampolim, Dave está pronto para alguns exercícios estáticos como os de yoga:

- **Posição inclinada para a frente.** Sente-se com as pernas juntas e esticadas. Incline a cintura lentamente para a frente e agarre seus pés (seus tornozelos ou suas canelas se não conseguir se inclinar tanto). Aproxime a cabeça o máximo possível dos joelhos e permaneça assim por trinta segundos ou mais enquanto respira lenta e profundamente. Repita uma ou duas vezes.

- **Posição inclinada para o lado.** Ponha seu pé direito contra sua coxa esquerda mantendo a perna esquerda esticada. Incline-se lentamente para o lado e agarre seu pé ou tornozelo esquerdo com as duas mãos. Aproxime a cabeça o máximo possível dos joelhos e permaneça assim por trinta segundos enquanto respira lentamente. Repita uma ou duas vezes e passe para a perna direita.

- **Posição de ângulo restrito.** Sente no trampolim e dobre os joelhos para trazer os pés na direção do tronco. Junte as solas e, mantendo a espinha dorsal reta, incline-se para a frente e aperte os pés com as mãos. Puxe os pés e empurre os joelhos para a superfície do trampolim (ou o mais perto que conseguir da superfície). Permaneça assim por trinta segundos enquanto respira lenta e profundamente. Repita uma ou duas vezes.

- **Posição de cobra.** Deite-se de barriga para baixo com a cabeça virada para um lado e os braços paralelos ao corpo. Vire a cabeça e ponha o queixo na superfície enquanto move os braços até pôr as mãos logo abaixo do queixo com as palmas viradas para baixo e os dedos quase se tocando. Inspire lentamente enquanto pressiona as mãos para baixo e erga o tronco do chão a partir da cintura, arqueando a espinha dorsal para trás e esticando os braços. Mantenha os quadris abaixados e incline a cabeça para trás. Fique nessa posição por trinta segundos ou mais enquanto respira lentamente. Repita.

- **Posição de arco.** Comece do mesmo modo que na posição de cobra, mas quando seu queixo estiver na superfície estenda os braços para trás e agarre o tornozelo direito com a mão direita e o tornozelo esquerdo com a mão esquerda. Inspire lentamente e levante as pernas puxando os tornozelos para cima; ao mesmo tempo, erga o queixo o máximo que puder. Incline a cabeça para trás e fique assim o máximo possível. Repita.

É claro que há muitas posições de yoga e você pode fazer variações infinitas. Os benefícios mais óbvios das posições favoritas de Dave é que aumentam ou recuperam a flexibilidade da espinha dorsal, fortalecem a coluna lombar e aliviam a tensão na coluna dorsal e na área do pescoço. Mas há outros: a alternância de alongamento e soltura dos músculos abdominais que ocorre em cada posição aumenta o fluxo sangüíneo e auxilia em todos os tipos de desordens e desconfortos digestivos. Acaba com a tensão ou fadiga nas pernas e fortalece a coluna dorsal. Incrível!

Você pode pensar que nesse ponto Dave já fez o suficiente, mas ele ainda não acabou. Sentado ereto em uma posição de semi-lótus, ele faz alguns exercícios com os olhos e depois exercícios de respiração/meditação.

- **Giro dos olhos.** Com os olhos abertos e sem mover a cabeça, olhe o máximo para cima que puder e permaneça assim por três segundos. Gire os olhos no sentido horário até um ponto situado a meio caminho entre 12 e 3 horas, novamente olhando o máximo para cima que puder. Mantenha os olhos nessa posição. Gire-os novamente para a posição de 3 horas. Continue até completar o círculo. Repita o exercício no sentido anti-horário. Faça-o duas ou três vezes em cada direção.

- **Exercício de mudar a visão.** Ponha seu dedo indicador o mais perto possível da ponta de seu nariz que lhe permita vê-lo com nitidez. Erga os olhos ligeiramente e encontre um ponto do lado oposto que possa focalizar. Agora focalize a ponta de seu dedo e depois o ponto mais distante. Repita várias vezes.

Exercitar os olhos é um modo ideal de aliviar a tensão ocular e fortalecer os músculos oculares. As pessoas que fazem esses exercícios (e alguns outros) dizem que sua visão melhora quando os nervos oftálmicos recebem um maior suprimento de sangue. Outras, dizem, são tão bem-sucedidas que conseguem jogar fora seus óculos. O Dr. V e Dave não acreditam realmente nisso, mas acham que os exercícios oculares compensam o esforço a que os olhos são submetidos todos os dias. Isso é particularmente verdadeiro se você passa muito tempo diante de um monitor de vídeo.

Depois de fazer esses exercícios Dave fica na posição de semi-lótus, fecha os olhos e respira lenta e profundamente usando os músculos de seu diafragma. Após alongar ao máximo esses músculos, ele se levanta e expande os músculos do peito para deixar entrar um pouco mais de ar nos pulmões. Prende a respiração por alguns instantes e, então, a solta de um modo lento e controlado.

Durante essa rotina de respiração, Dave relaxa os músculos do rosto e se concentra em sua respiração até ficar com a mente livre de todos os pensamentos. Em um bom dia, consegue atingir um estado de consciência expandida em que realmente tem a sensação de que seu corpo flutua sem peso!

Dave medita por cerca de cinco minutos. Isso provavelmente não é o suficiente para obter todos os benefícios da meditação – vinte minutos seriam melhores – mas ainda assim é muito bom.

A rotina de natação de Dave pode parecer absurdamente exagerada, mas não é. Do momento em que ele realiza os procedimentos de entrada na recepção do clube até o em que vai embora, passa-se cerca de 1 hora e 20 minutos, por isso sua real rotina de natação dura cerca de uma hora. Ele tem conseguido fazer um bom exercício aeróbico, um pouco de treinamento de resistência, muito alongamento dinâmico e estático, alguns exercícios para os olhos e de respiração e um pouco de meditação.

Dave se sente ótimo. *Além disso,* queimou 500 calorias!

DIRETRIZ Nº 11 DO EXERCÍCIO: ELIMINE AS TOXINAS ATRAVÉS DO SUOR

Quando era jovem, Dave deu aulas em uma reserva indígena em South Dakota. Um de seus alunos, um oglala sioux chamado Vernell White Thunder (Trovão Branco) era e ainda é um seguidor dos "costumes tradicionais", que incluem visitas freqüentes à "tenda do suor". (A "sauna indígena", como às vezes é chamada, é comum entre os índios americanos.)

A apresentação de Dave ao suor intenso foi durante sua participação em um ritual de purificação que sempre começava com Vernell batendo em um tambor de couro de veado enquanto cantava uma canção de oração em lakota.* O vapor sibilante, que pode ser extremamente quente, é criado jogando-se água sobre pedras em brasa colocadas em um buraco no meio da cabana – uma estrutura como a de uma tenda com a entrada sempre voltada para o leste (origem de sabedoria e fonte de vida e poder). As pedras são pré-aquecidas em uma fogueira.

Os sioux vêem o interior da tenda do suor como uma representação do útero da Mãe Terra, sua escuridão como a ignorância humana, as pedras quentes como o surgimento da vida e o vapor como a força criativa do universo sendo ativada. Os benefícios para a saúde logo se tornaram visíveis para Dave, assim como para os primeiros colonizadores europeus. Em 1643, Roger Williams, de Rhode Island, escreveu: "Os índios usam o suor para dois fins: o primeiro é limpar a pele e o segundo é purificar o corpo. Sem dúvida esse é um ótimo modo de protegê-los, especialmente da doença francesa (provavelmente gripe), que curam perfeita e rapidamente através do suor e de algumas poções."

Hoje parece ridículo pensar que o suor pode curar gripe ou até encurtar a duração de um resfriado, mas pode ajudar o corpo a se livrar de toxinas, emagrecer e, possivelmente, matar alguns vírus. E embora você possa achar que livrar o corpo de toxinas é importante apenas em

---

*Dialeto da língua sioux. (*N. do T.*)

nosso mundo moderno poluído, provavelmente também era para os romanos. Seus banhos elaborados podem ter evitado o envenenamento por chumbo dos romanos abastados que usavam vasos de beber feitos com esse metal.

Os finlandeses foram os primeiros a usar o calor seco, mais de mil anos atrás, e hoje são 700 mil saunas na Finlândia (uma para cada sete pessoas). As saunas seca e a vapor são usadas para relaxar e acalmar. A seca livra o corpo de mais metais tóxicos, inclusive acúmulo de chumbo, mercúrio e níquel. Também favorece mais a perda de peso do que a sauna a vapor porque consome uma quantidade maior de calorias, fazendo o coração trabalhar mais para enviar sangue para os vasos capilares sob a pele. Estudos mostram que uma pessoa pode queimar até 300 calorias durante uma sessão de sauna, o equivalente a uma corrida de 3 a 5km.

O Dr. Ernst Jokl, professor de educação física alemão, se perguntou por que nenhum das centenas de maratonistas que já havia estudado jamais apresentara qualquer sinal de câncer. Ele descobriu que o suor deles continha uma quantidade substancial das toxinas cádmio, chumbo e níquel, e concluiu que os atletas excretam elementos capazes de produzir câncer através do suor abundante.

Nós duvidamos de que você possa evitar o câncer indo regularmente à sauna ou praticando Bikram yoga, mas isso melhora a pressão sangüínea, reduz toxinas, limpa e rejuvenesce a pele e ainda ajuda a emagrecer. Contudo, você deve ver esse conceito com cautela. Se for hipertenso ou tiver qualquer problema cardiovascular, o calor poderá deixá-lo tonto e até causar ataque cardíaco ou apoplexia. No segundo em que você se sente tonto em uma sauna seca ou a vapor, tenda do suor ou aula de yoga, deve sair rapidamente – e não voltar. Seu corpo está lhe dizendo: "Isso não é para você, meu amigo."

Mais um aviso: durante apenas vinte minutos suando intensamente você pode perder um litro ou mais de água. Nós aconselhamos a todas as pessoas que se hidratem antes e depois dessa forma de terapia ou exercício – bebam litros de água!

DIRETRIZ Nº 12 DO EXERCÍCIO:
NÃO ARRANJE DESCULPAS

Se você acha que é ocupado demais para se exercitar diariamente, pense melhor sobre isso. Não há mais desculpas: se Condoleezza Rice pode encontrar tempo para se exercitar, você também pode.

A Dra. Rice sem dúvida é uma das pessoas mais ocupadas do planeta. Contudo, consegue se exercitar seriamente em uma base diária, mesmo quando está no ar ou na estrada (percorre cerca de 240.000km por mês). Como ela faz isso? Os segredos de seu bem-sucedido programa de exercícios foram recentemente revelados por Barbara Harrison, uma das novas âncoras da WRC-NBC4, em Washington, D.C., que encontrou a secretária de Estado às 5h30 no ginásio do State Department. Lá Barbara a filmou se exercitando, o que ainda pode ser visto no website da WRC (nbc4.com). Nós ficamos pasmos assistindo a essa reportagem. Ver aquela figura mundialmente famosa agachar-se com grandes pesos nos fez concentrar nossa atenção na TV. Os exercícios abdominais que ela fez segurando um peso em seu peito foram impressionantes.

Nós ficamos duplamente impressionados ao ouvir que a incrivelmente ocupada Dra. Rice faz exercícios diários para o coração que em geral consistem em 40 minutos de esteira elíptica, exercita-se com pesos três vezes por semana e faz exercícios de alongamento e abdominais. A propósito, sua escolha de uma esteira elíptica é sensata devido ao menor impacto nos joelhos, pés e tornozelos. Quando não há um aparelho elíptico disponível, Rice prefere caminhar a correr. Ela diz que o truque é "você caminhar o mais rápido que puder".

Nos aviões, ela caminha o máximo possível e faz muito alongamento. Quando chega ao destino, volta à sua rotina de exercícios. "Eu me levanto na manhã seguinte e me exercito antes de sair para reuniões", conta. Provavelmente é bom para o país a secretária de Estado se dedicar tanto aos exercícios, já que ela reconheceu: "Eu me sinto melhor quando me exercito." Independentemente de sua convicção política, você deve concordar com Condoleezza Rice quando ela diz: "Todos deveriam tentar ter disciplina para cuidar de si mesmos e ter uma vida mais saudável."

Muita, muita diversão na esteira

O exemplo de Condoleezza Rice nós fornece algumas provas muito fortes de que todos têm tempo para se exercitar. Se a mulher mais ocupada do planeta pode fazer exercícios quase todos os dias, você também pode. A segunda desculpa que ouvimos o tempo todo é: "Isso é muito entediante." Nós concordamos que os exercícios podem ser entediantes, principalmente se você seguir a mesma rotina dia após dia sem usar a criatividade. Mas há pelo menos dez milhões de modos de variar e tornar os exercícios divertidos (ok, apenas cinco milhões). Vamos começar com o tédio de se exercitar dentro de casa em uma bicicleta ergométrica ou esteira móvel. Uma alternativa é ir para uma academia com equipamentos sofisticados; os aparelhos aeróbicos tendem a ter telas de TV individualizadas para você poder ver Oprah ou a CNN – ou você pode levar seu iPod ou ler uma revista. Esse é um dos motivos pelos quais nós preferimos nos exercitar em academias, não em casa. Uma boa academia tem equipamentos melhores, mais modernos e divertidos e a responsabilidade de mantê-los é dos funcionários, não sua.

Em uma academia sofisticada, Dave experimentou uma bicicleta de realidade virtual chamada Spark, que recria a experiência de pedalar ao ar livre em vários cenários esplêndidos, inclusive o contorno de um litoral espetacular. Não só o terreno cênico é mostrado no monitor de vídeo como também a sensação de pedalar parece muito real. A resistência dos pedais corresponde ao terreno, as curvas são similares às que você faria no mundo real e há câmbio para troca de marcha. Para mais informações, visite expressofitness.com.

Nós imaginamos que no futuro haverá academias de "realidade virtual" em que você poderá participar do Tour de France, correr a maratona de Boston, nadar no Canal da Mancha, jogar golfe em Saint Andrews, basquete com Juan Marichal, tênis com Vênus Williams e talvez até lutar um ou dois rounds com Muhammad Ali.

DIRETRIZ Nº 13 DO EXERCÍCIO: DANCE RUMO À SAÚDE

Você não quer ir a uma academia, não gosta de caminhar, fazer jogging ou jogar tênis e não sabe nadar? Milhares de pessoas que se sentem assim, mas desejam manter um peso saudável e ficar em forma, descobriram um modo divertido e social de se exercitar: dançando.

Tradicionalmente, os estúdios de dança são freqüentados por dançarinos profissionais ou amadores sérios que desejam se manter em forma, mas nos últimos anos uma nova onda de clientes fez o negócio da dança se expandir em todos os Estados Unidos e em muitos outros países. Esses clientes, quase sempre iniciantes, querem dançar porque descobriram que esse é um ótimo modo de se manterem em boa condição física.

Através da dança, você exercita todos os grupos de grandes músculos. Se praticada vigorosamente, a dança também é um exercício aeróbico, e queima praticamente a mesma quantidade de calorias que você queima na bicicleta. Embora não seja de tão baixo impacto quanto a natação, ainda exige bem menos dos joelhos e de outras articulações do que o jogging. Nós achamos que o motivo pelo qual tantas pessoas emagrecem e aumentam sua capacidade aeróbica dançando é que, por ser uma atividade divertida, tendem a praticá-la por mais tempo. Uma típica aula de dança dura uma hora e geralmente é seguida de meia hora de dança livre. É claro que as festas dançantes duram muito mais. Quem sabe você não se verá dançando a noite toda?

Se salsa, samba ou hip-hop não o fizerem se exercitar o suficiente, você poderá passar diretamente para a dança aeróbica – *jazzercise*. Nós gostamos particularmente de *jazzercise* porque não é apenas dança de jazz. Criado em Chicago no ano de 1969 por Judy Sheppard, como uma combinação de jazz, dança e exercício, evoluiu até se tornar uma combinação de alta intensidade de jazz, salsa, tango, hip-hop e kickboxing –

com pilates de baixo impacto, balé e yoga. Pesos de mão e bandas elásticas para treinamento de força são parte da combinação.

Segundo a *Consumer Reports*, uma pessoa de 90kg queimará 273 calorias durante trinta minutos de *jazzercise*. A revista escolheu o *jazzercise* como a forma mais benéfica entre quinze formas de exercício – inclusive caminhada, corrida, golfe e *step* aeróbico – porque é a única que fornece benefícios em todas as categorias a seguir: cardiovascular, resistência, sustentação de peso, parte superior e inferior do corpo.

DIRETRIZ Nº 14 DO EXERCÍCIO: SEJA DE CERTA FORMA UM ATLETA

Dave não é realmente um atleta, mas se comporta como se o fosse e, como um garotinho, fantasia que marcará a cesta vencedora no final de um grande jogo. Cerca de uma vez por semana, vai ao UC Berkeley Recreation Center para levantar pesos, mas se aquece praticando seu arremesso da linha de três pontos em uma das quadras internas.

Um dos jogadores da NBA favoritos de todos os tempos de Dave é Latrelle Sprewell, que certa vez acertou nove arremessos seguidos da linha de três pontos em um jogo contra o L.A. Clippers. O objetivo de Dave é quebrar esse recorde! Na verdade, Latrelle fez isso durante um jogo do NBA com Corey Maggette agitando os braços diante de seu rosto, e Dave só está se aquecendo enterrando a bola na cesta. Ainda assim, estabelecer e tentar atingir objetivos como esse é um modo de se motivar. A propósito, Dave consegue acertar cinco arremessos seguidos.

Se você é como nós, o tédio pode ser um problema. Algumas pessoas conseguem seguir a mesma rotina dia após dia, mas nós não. Além de nadar e jogar basquete, Dave levanta pesos, anda de bicicleta, faz exercícios em aparelho elíptico, joga tênis e recentemente descobriu o remo no mar. O Dr. V freqüentemente muda sua rotina de levantamento de pesos e passa dos pesos livres para os aparelhos e cabos de resistência.

Você pode criar pequenos incentivos aos exercícios como Dave faz tentando acertar arremessos seguidos da linha de três pontos, ou grandes incentivos participando de eventos importantes. Impressione seus amigos e a si mesmo se inscrevendo em uma longa caminhada, um passeio de bicicleta ou uma corrida beneficente. Mas se certifique de que atingiu um nível de condicionamento físico que lhe permitirá completar o percurso sem se machucar ou sentir embaraço. Dave nadou da ilha de Alcatraz, na baía de São Francisco, à praia do San Francisco Dolphin Club. Essa é uma corrida anual e, embora ele não a tivesse vencido, o simples fato de ter participado surpreendeu a todos que o conhecem.

DIRETRIZ Nº 15 DO EXERCÍCIO: MANTENHA SEU CÉREBRO EM FORMA

Com o exercício diário, o risco de demência e Alzheimer é reduzido. Um estudo de cinco anos de duração com 4.600 homens e mulheres com idades a partir de 65 anos descobriu que o exercício regular reduziu em mais de 30% a possibilidade de Alzheimer. Outro grande estudo descobriu que, entre mais de 18.000 mulheres mais velhas, as mais ativas fisicamente apresentavam um risco 20% menor de deficiência cognitiva. Em outra pesquisa, imagens por ressonância magnética mostraram que os cérebros de pessoas mais velhas que se exercitam produzem padrões de atividade cerebral normalmente vistos em jovens de vinte anos.

 No entanto, reduzir em apenas 30% as chances de demência não é bom o suficiente para nós. Queremos que você as reduza ainda mais – que exercite seu cérebro assim como seu corpo. Ao contrário de um cão velho, seu cérebro – não importa qual seja sua idade – pode aprender novos truques. Algumas décadas atrás, os cientistas achavam que, cedo na vida, nossos cérebros tinham sua estrutura rigidamente estabelecida e que, à medida que envelhecíamos, o declínio cognitivo era normal porque a arquitetura do cérebro se deteriora. A crença comum era que não poderíamos fazer nada para restaurar o cérebro e as habilidades cognitivas. Hoje sabemos que isso não é verdade. O cérebro não tem sua estrutura rigidamente estabelecida; tem uma qualidade chamada plasticidade – como o plástico, pode se remodelar infinitamente.

A deterioração e a restauração são as pontas opostas do mesmo processo: uma é a plasticidade negativa e a outra é a plasticidade positiva. A negativa ocorre quando o cérebro muda de um modo que retarda ou iniibe o desempenho cognitivo. É responsável pelo declínio "natural" caracterizado por lapsos de memória, lentidão de raciocínio e dificuldades de comunicação como as palavras ficarem "na ponta da língua". A plasticidade negativa pode se tornar um espiral descendente auto-reforçador da função cerebral degradada. A velocidade em que processamos informações diminui, a acuidade é reduzida e nossa capacidade de reter ou "registrar" informações se torna menos confiável.

Pesquisas demonstraram que, com treinamento adequado, sem dúvida você pode estimular a plasticidade positiva, reverter os efeitos do declínio cognitivo e melhorar o funcionamento de seu cérebro. Segundo Michael Merzenich, Ph.D., renomado professor da Universidade da Califórnia e um dos pioneiros da plasticidade cerebral, para estimular a plasticidade positiva você precisa fazer quatro tipos de exercícios para o cérebro:

1. Para combater o *desuso* associado ao declínio cognitivo, você precisa de atividades que "engajem o cérebro em tarefas novas e que exijam muito esforço e atenção".

2. Para clarear o *vago input* associado ao declínio cognitivo, os exercícios "devem exigir cuidadosa atenção e concentração". Os estímulos certos podem ativar os caminhos neurais e acelerar as conexões.

3. Para restaurar a produção dos hormônios chamados de moduladores neuronais, faça exercícios "prazerosos ou surpreendentes", porque eles "desencadeiam a produção de moduladores neuronais".

4. Para neutralizar a tendência a evitar atividades mentais difíceis, faça o oposto: coisas que "representem desafios". Por exemplo, quando Dave tentou pela primeira vez resolver os quebra-cabeças Sudoku do jor-

nal, os achou muito difíceis, mas em vez de desistir comprou um livro sobre Sudoku que lhe deu algumas dicas de como resolvê-los e alguns exemplos fáceis para começar. Depois de completar os quebra-cabeças no livro, ele descobriu que conseguia fazer os do jornal.

Estimular o cérebro não tem a ver apenas com realizar atividades mentais. Desafios físicos que exigem a progressiva aquisição de *novas* habilidades motoras podem aumentar a vitalidade do cérebro e fazê-lo produzir novas dendrites (ramificações das células nervosas). As dendrites recebem informações de outras células nervosas através de conexões chamadas sinapses. Se você usar essas conexões irregularmente, elas se atrofiarão e reduzirão sua capacidade de se lembrar de informações novas e antigas. Uma pesquisa na Duke University mostrou que experiências novas e inesperadas envolvendo visão, olfato, emoções, coordenação e equilíbrio criam novas dendrites e provocam aumento na produção de moduladores neuronais.

O importante é você fazer coisas que nunca fez. Por exemplo, pode praticar o tiro com arco. Repetitivo e progressivamente desafiador, o tiro com arco exige habilidades motoras específicas que envolvem a coordenação de olhos e mãos, força, controle da respiração e nervos fortes. À medida que você for se tornando mais hábil, seu cérebro literalmente se "reprogramará" e, como o tiro com arco é uma atividade nova e prazerosa, produzirá um fluxo de substâncias químicas.

Dave entrou para o Open Water Rowing Club, em Sausalito, onde aprendeu o esporte (e a arte) do remo. Ele usa músculos que não sabia que tinha e descobriu que precisava aumentar seu equilíbrio para evitar que o barco virasse. A parte mais difícil era entrar e sair daquela maldita coisa. Dave obteve muitas recompensas surpreendentes, inclusive o dia em que uma foca o seguiu pela baía de Sausalito e o dia em que bateu em uma bóia, virou e descobriu que tinha força para subir novamente no barco.

Existem muitos tipos de exercício além do tiro com arco e do remo que você pode experimentar. Mesmo que você não pense em ser dançarino, as aulas de dança o ajudarão não só a controlar seu peso e manter seu sistema cardiovascular em forma, como também a evitar a demência. O ponto importante é este: se você jogou golfe durante a maior parte de sua vida, jogar mais não fará tanto pela sua saúde cerebral quanto faria se nunca tivesse jogado.

Capacite seu cérebro em várias especialidades

Um modo maravilhoso de capacitar seu cérebro em várias especialidades é ajudar seus netos a fazer seus deveres de casa ou se oferecer como voluntário para dar aulas particulares para crianças da escola local. Você ficará surpreso com o quanto uma matéria como matemática pode ser difícil e como os deveres de casa evoluíram desde que você saiu da escola. Para ficar na frente de uma classe, é necessário concentração, pensamento rápido e um pouco de agilidade mental. A grande vantagem é a recompensa emocional que você obterá, além de estimular seus moduladores neuronais.

Aeróbica para o cérebro

Lawrence Katz, grande neurobiólogo da Duke University, criou uma série de atividades destinadas a reprogramar sua mente sem exigir que você aprenda um esporte totalmente novo. Ele as chama de "neuróbicas".

- **Troque de mão para realizar tarefas rotineiras.** Se você é destro, use a mão esquerda para escovar os dentes e cabelos, se barbear e assim por diante. Da próxima vez em que fizer palavras cruzadas, escreva com a outra mão.

- **Feche os olhos ao tomar banho para estimular seus sentidos táteis.** Faça o mesmo com outras rotinas diárias. É claro que não dá para fazer isso dirigindo o carro, mas você pode entrar no carro e ligá-lo com os olhos fechados. Usando o tato e a memória "espacial", tente encontrar a chave certa, abrir a porta, sentar-se, afivelar o cinto de segurança, inserir a chave na ignição e até sintonizar o rádio ou ligar e desligar os limpadores de pára-brisa. Esses exercícios usam caminhos cerebrais raramente usados, porém importantes, que são suprimidos pelo uso exclusivo da visão.

- **Se você estiver dirigindo, caminhando ou usando transporte público para ir ao trabalho, mude sua rotina diária e siga uma rota diferente para seu destino.** Ao agir do mesmo velho modo entediante, seu cérebro fica "embotado" e opera no piloto automático. Contudo, a rota desconhecida é desafiadora, por isso o cérebro desperta, como se tentasse integrar novos cenários, cheiros e sons a um novo mapa cerebral.

- **Leia em voz alta.** Alterne o papel de leitor e ouvinte. Quando você lê em voz alta ou ouve outra pessoa lendo, em vez de ler em silêncio, seu cérebro usa circuitos muito diferentes.

Esses são alguns exemplos dos muitos exercícios neuróbicos que você pode fazer. Katz publicou um livro de 83 exercícios, intitulado *Mantenha o seu cérebro vivo*. Você pode encontrar outros na internet ou criar os seus próprios. Um verdadeiro exercício neuróbico deve envolver um ou mais de seus sentidos em um contexto novo, exigir sua atenção e quebrar uma rotina de atividade de um modo incomum e inesperado.

Aprimore suas habilidades de memória

Outro modo de exercitar a mente e aprimorar as habilidades de memória é fazer um esforço para memorizar detalhes importantes ou interessantes. Dave decorou o número, a data de validade e o código de segurança de seu cartão de crédito Visa. Agora, quando quer comprar algo pela internet, nem precisa procurar sua carteira. Ele também decorou a letra da canção de Bob Dylan "Blowin in the Wind" e a ensinou às suas netas.

Além disso, Dave tomou uma decisão consciente de se lembrar dos nomes e rostos das pessoas. Quando conhece alguém, presta atenção ao nome da pessoa e tira um retrato mental instantâneo do rosto dela. Às vezes, faz associações que o ajudarão a se lembrar de quem ela é na próxima vez em que a encontrar. Por exemplo, uma garçonete de um de seus restaurantes favoritos se chama Amanda. Ao conhecê-la, Dave se concentrou brevemente nos olhos e nos detalhes do seu rosto e tirou uma "foto virtual" dela. Ele se lembrou de que tem um jovem amigo cuja namorada também se chama Amanda. Essa namorada tem mais ou menos a mesma idade da garçonete e ambas têm cabelos castanho-claros. Na próxima vez em que Dave foi ao restaurante, foi fácil se lembrar do nome da garçonete e, quando ele disse "Oi, Amanda", ela ficou surpresa. Por sua vez, Amanda fez um esforço para se lembrar do nome de Dave. Como Dave agora sabe os nomes da maioria das garçonetes, dos *barmen* e das *hosts* de seu restaurante favorito, ele acha que é mais bem atendido (também é bom saber o nome do *dono*).

Jogos de computador para o cérebro

Posit Science, de São Francisco, tem um programa de computador para condicionamento físico, criado por programadores de videogame, que se concentra na velocidade, precisão e intensidade com que o cérebro registra o que ouve. A teoria é a de que, à medida que os usuários melhoram seu desempenho, a memória recente também melhora. O software inclui elementos de surpresa, recompensa e foco que estimulam o cérebro a aumentar sua produção de substâncias bioquímicas importantes. Dave testou esse software e acha que realmente funciona. Para mais informações, visite: positscience.com.

Eis um ótimo exercício para a memória. Antes de você ir ao supermercado, faça uma lista com o que você precisa, mas deixe-a em seu carro. É surpreendente a sua capacidade de se lembrar da maioria dos itens, se não de todos. Anotar as coisas estimula sua capacidade de recordar informações. Quando for ao cinema, faça um esforço para se lembrar dos nomes dos atores, do diretor, do roteirista e de quantos outros puder; quando chegar em casa, anote-os. Depois veja de quantos consegue se lembrar no dia seguinte.

O declínio mental e a perda da memória recente *não* são um mal necessário. Você pode combatê-lo e se tornar ainda mais atento e esperto do que jamais foi. Mande sua mente de volta para a universidade, virtual ou não.

Assuma o controle de sua saúde

Conspire com seus médicos, tome notas e acelere a diminuição de sua idade

Você se alimenta bem, se exercita feito louco, tem sono adequado e toma todos os suplementos certos; todos dizem que tem uma aparência ótima – e, então, você morre de câncer de pele. Ôpa, você não pensou em fazer um exame anual com um dermatologista e seu melanoma já apresentava metástase quando foi descoberto.

Sejamos realistas em relação ao sistema de saúde atual. Francamente, você não obterá os serviços cruciais de que precisa para diminuir sua idade se só for ao médico para fazer um check-up anual. É preciso ser extremamente *pró-ativo* em relação à sua saúde para colaborar com seu clínico geral, especialistas e outros profissionais da área de saúde – inclusive seu dentista, seu quiroprático, se tiver um, e até seu massoterapeuta.

Queremos que você seja "co-conspirador" no plano para estender sua "expectativa de saúde" bem além do que seria razoável. Você não deveria se sentir confortável sendo paciente em um sistema de saúde com apenas um médico e nenhum colaborador. Fora uma consulta ocasional com um especialista, não há realmente ninguém que possa colaborar com seu médico além de *você*. É necessário que você se mexa, arregace as mangas e faça sua parte. Nosso trabalho é lhe mostrar como.

SEU PRÓPRIO DIÁRIO DE SAÚDE

Informação é poder. Para assumir o controle de sua saúde, primeiro você precisa ter dados. Se for como a maioria das pessoas, seus dados médicos não estão em um único lugar, mas espalhados em vários consultórios. Em alguns, estão bem organizados em um arquivo de computador e em outros em uma pilha de papéis escritos a mão em uma pasta. Talvez você pense que com a tecnologia da informação avançada de hoje os registros médicos poderiam estar interligados. Para ver que remédios você está tomando, seu dentista deveria ter acesso ao arquivo no consultório de seu médico. Em vez disso, a recepcionista lhe pedirá para relacioná-los em um formulário. Se você se esquecer de um ou dois – ah, bem, isso já era de se esperar. O sistema de saúde dispõe da tecnologia mais avançada quando se trata de diagnóstico e tratamento de várias condições e doenças, mas no que diz respeito a registros médicos, receitas, sincronização e comunicações, mal saiu do tempo das carroças.

Até essa situação terrível ser resolvida, sua única opção real é fazer seu próprio registro de saúde, ao qual chamamos de "diário de saúde pessoal", que lhe será extremamente útil quando você for a um novo médico. Quando ele lhe perguntar sobre seu histórico médico, você poderá simplesmente lhe entregar uma cópia de seu diário. As informações serão exatas e atualizadas. E há um outro grande benefício: o ato de fazer o diário o incentivará a ser mais pró-ativo em relação à sua saúde. Você aprenderá muito sobre si mesmo e estará mais bem preparado para discutir seu estado de saúde com seu médico ou outro profissional da área.

Um ponto importante: manter seu diário de saúde com você ou acessível remotamente em uma base de dados da internet poderá salvar sua vida em uma situação de emergência. Dave armazena o dele em USB Flashdisk, também conhecido como *pen drive*, que pendura em seu chaveiro. O dispositivo está etiquetado com os dizeres "Em caso de emergência" e inclui seu diário, imagens escaneadas dos resultados de seus últimos exames de laboratório e algumas das notas escritas a mão mais relevantes de seus arquivos médicos.

Há muitos serviços on-line para armazenar registros médicos individuais. Alguns fornecem um cartão de acesso imprimível para você guardar na bolsa ou carteira; em caso de emergência, os socorristas ou médicos podem usar o código no cartão para acessar seu registro. Esses sites têm políticas de privacidade e segurança que apresentam no ponto de registro. Um dos melhores, WebMD Health Manager (https://healthmanager.webmd.com), é gratuito durante os primeiros seis meses e depois cobra U$29,95 por ano. Além disso, há serviços de armazenagem on-line, como xdrive.com, em que você pode armazenar todos os documentos que quiser.

Depois de testar alguns sites de registro médico pessoal, nós chegamos à conclusão de que é igualmente fácil e de muitos modos mais prático e útil criar seu próprio diário. Os sistemas preestabelecidos exigem que você não perca de vista itens dos quais poderia não precisar e deixe de fora outros que poderiam ser importantes. A quantidade total de trabalho e tempo é praticamente a mesma.

Para começar, crie uma lista de contato dos vários médicos, dentistas, terapeutas, clínicas etc. que trataram de você nos últimos anos. Guarde-a em uma agenda em seu computador. O computador é preferível porque torna mais fácil atualizar a lista. Tenha em mente que qualquer tipo de registro de saúde é um documento que precisará ser atualizado de tempo em tempo.

Você pode telefonar para o consultório ou a clínica em que foi atendido e pedir seus registros médicos. Contudo, essa abordagem raramente é bem-sucedida. O corpo de funcionários pode não saber que você tem um direito legal a esses registros e que são obrigados a fornecê-los gratuitamente, exceto pelos custos de fotocópias e correio. Nós descobrimos que uma abordagem mais produtiva é enviar cartas (não e-mails) diretamente aos médicos. Diga-lhes que está fazendo um diário de saúde e peça que lhe enviem seus registros por e-mail, fax ou correio. Se algum deles lhe disser que você precisa preencher um formulário de "autorização para fornecimento de informações" está enganado. Esses formulários só precisam ser preenchidos quando uma terceira parte (como outro médico) está pedindo seus registros.

No entanto, preencha-o assim mesmo porque isso é menos estressante do que tentar convencer alguém de que não é necessário. Então, a cada vez que tiver uma consulta, peça cópias das anotações ou dos novos registros que seu profissional da área de saúde fizer. Quando os funcionários se acostumarem com seu pedido, será mais fácil ser atendido.

Pode pôr tudo que quiser em seu diário de saúde, mas tente mantê-lo conciso. Nenhum médico irá examinar atentamente uma grande pilha de papéis. Se seu diário estiver on-line, você poderá escanear todos os documentos, inclusive resultados de exames de laboratório, anotações de médicos e até raios X, que podem ficar em um arquivo separado do documento principal. Não tem scanner? Pule esse passo ou vá a algum lugar que ofereça este serviço.

Quando você criar seu diário de saúde, imagine que desmaiou na calçada de uma cidade estranha (esperamos que *não* do lado de fora de um bar), ou sofreu um acidente de carro e está inconsciente. Alguém o encontra e chama uma ambulância. O que você desejaria que a equipe médica soubesse sobre seu histórico de saúde? Escreva essa informação no seu diário de saúde, que deve incluir o seguinte:

- Todas as suas informações de contatos.
- Data de nascimento e RG.
- Informações sobre plano de saúde.
- Altura, peso e tipo sangüíneo.
- Contatos de emergência.
- Uma declaração sobre todos os seus documentos médicos e onde estão localizados. Uma cópia pode estar em seu computador, numa pasta de arquivo ou simplesmente no escritório de seu advogado.
- Nomes e informações de contatos de todos os especialistas da área de saúde com quem se trata, assim como de seu advogado, se você tiver assinado uma ordem antecipada de cuidados médicos, uma manifestação explícita da própria vontade, uma ordem de não ressuscitar (DNR, de *Do Not Resuscitate*), uma procura-

ção, um formulário de doador de órgãos ou outros documentos relevantes.
- Uma declaração sobre quaisquer alergias.
- Condições existentes que estão sendo tratadas
- Medicamentos que você está tomando, inclusive freqüência e dosagem.
- Vacinas. Inclua o nome do médico e a data em que as tomou, se conseguir se lembrar; caso contrário, apenas as relacione.
- Suplementos que está tomando, inclusive freqüência e dosagem.
- Resumo de resultados de exames de laboratório, testes de DNA e dados vitais.
- Resumo de seu histórico médico, inclusive de doenças graves, cirurgias ou hospitalizações prolongadas.
- Histórico familiar, inclusive condições hereditárias conhecidas.
- Preocupações atuais, como problemas de saúde não tratados com os quais você está preocupado.
- Anotações de sua última visita ao médico. Anote tudo que achar que poderia ser útil para ser revisto na próxima consulta ou em uma emergência. Fazer essas anotações também o ajudará a se lembrar dos detalhes de todos os seus problemas de saúde.

Para tornar isso mais fácil, nós fornecemos um exemplo de como poderia ser um diário de saúde.

Quando completar o seu, recomendamos que envie uma cópia para cada um dos profissionais da área de saúde que tratam de você com um bilhete pedindo-lhes que a ponham em seu arquivo. No mínimo, isso lhes dirá que trata-se de um paciente que exige um pouco de atenção extra. Mais ou menos de seis em seis meses, envie-lhes uma atualização.

Modelo de diário de saúde pessoal

[Inclua os dados da atualização mais recente.]

Jonathan Barber
1130 Shearing Road
Berkeley, CA 94707
510-555-1646 (casa)
510-555-7287 (celular)
jonathan@barber.com

RG 507-85-1782

Nascido em 25/06/1945
1,76m
79kg
Tipo sangüíneo B

Convênio médico Mid-West Cheapo
Dados do plano de saúde

Contato de emergência
Jenny Barber
Esposa
510-421-461 (casa)
510-222-6345 (celular)

- Sou doador de órgãos e tenho uma ordem antecipada de cuidados médicos.
- As cópias escaneadas incluem a pasta que contém este arquivo; também há cópias com minha esposa e meu advogado.

Dra. Denise Stanford
Clínica-geral
3031 Telegraph Avenue, Suíte 235
Berkeley, CA 94705
510-318-1046 (consultório)
515-371-4531 (celular)

Dr. Arnold S. Vandever
Cardiologista e especialista em medicina antienvelhecimento
1600 Drumm Avenue
São Francisco, CA 94301
415-517-2650 (consultório)
514-369-2040 (celular)

Dra. Carmella S. McCain
Dermatologista
6955 Fairmont Avenue, Suite 10
El Cerrito, CA 94530
510-782-8865 (consultório)
514-340-5120 (celular)

Meu advogado
Patrick Alvarez
Advogado de justiça
3362 Sampson Street
São Francisco, CA 94603
415-987-4321 (consultório)

Alergias a medicamentos
Não tenho alergias conhecidas.

Condições existentes
- Hipertensão tratada com hidroclorotiazida – 25mg por dia.
- Síndrome metabólica tratada com metformina – 100mg por dia.
- Níveis baixos de testosterona tratados com Androgel, 1% – 4 jatos do aplicador por dia.
- Não estou recebendo tratamento para outro problema de saúde e que eu saiba não tenho mais nenhum.

Medicamentos
- Hidroclorotiazida – 25mg por dia.
- Metformina HCL – 100mg por dia.
- Androgel, 1% – 4 jatos do aplicador por dia.

Vacinas
- 11/05 – gripe; Dra. Stanford.
- 08/07/96 – tétano/difteria, hepatite A, pólio, tifo, meningite; Dr. Eric Weiss. Infantis: pólio, sarampo, caxumba.

Suplementos
- DHEA – 25mg.
- EPA % DHA – 600mg, 2 cápsulas.
- Ginkgo phytosome – 80mg.
- Multivitamínico.
- Vitaminas do complexo B – 1.000mg.
- Vitamina E.
- Vitamina C – 1.000mg.
- Selênio
- Ácido fólico – 1.600mg.

Dados vitais/Exames de laboratório mais recentes
- Último físico: 27/10/05.
- Pressão sangüínea – 130/87, colesterol – 220, LDL – 160, HDL – 60, relação HDL/total 3,7:1, triglicerídeos – 180mg/dL, proteína C-reativa – 4mg/dL, homocisteína – 14 μmol/L.

Nota: Meu exame de laboratório mais recente foi escaneado e está na mesma pasta deste arquivo.

Histórico médico pessoal
- 11/04 – carcinoma celular basal na face superior direita removido pela Dra. McCain.
- 09/04 – cirurgia periodontal – Dr. Swan.
- 1996 – diagnosticado com apnéia do sono, Stanford Sleep Laboratory; usei aparelho CPAP por dois anos e depois aparelho dentário colocado pelo Dr. Farley em 11/99.
- A apnéia do sono foi totalmente curada.
- 1986 – cirurgia no pulso esquerdo para reparar tendão rompido em acidente durante férias em Santa Lúcia; médico desconhecido.

Preocupações atuais
- Artrite branda nas mãos e nos joelhos.
- Estou comendo muito menos carne e gorduras saturadas em uma tentativa de abaixar meu colesterol LDL e meus níveis de homocisteína.
- Quero reduzir minha ingestão de bebidas alcoólicas para uma ou duas taças de vinho por dia e ficar alguns dias sem beber.
- Estou me exercitando vigorosamente quase todos os dias – nadando, levantando pesos, pedalando, remando, jogando basquete, tênis e usando aparelhos aeróbicos.
- Eu gostaria de abaixar minha pressão sangüínea e parar de tomar remédios.
- Continuo tentando emagrecer e comer menos; perdi cerca de 18kg nos últimos dois anos.

Histórico familiar
- Minha mãe morreu aos 82 anos. Ela era alcoólatra e tinha demência. Morreu um ano depois de sofrer uma fratura de quadril.
- Meu pai morreu aos 90 anos, de velhice.
- Minha irmã é diabética e hipertensa.
- Meu avô morreu de ataque cardíaco na casa dos setenta.
- Minha tia viveu até os 99 anos.

Notas
Em 14/04/06 fui à Dra. Stanford por causa de uma doença prolongada... achei que, dez dias antes, tinha contraído um vírus de minha neta e não conseguia combatê-lo... não tinha febre, apenas pulmões congestionados e muita fadiga... não conseguia trabalhar direito e ficava dormindo durante o dia... sentindo-me irritado e rabugento... a Dra. Davis examinou as glândulas em meu pescoço e disse que estavam bem. Verificou minha pressão sangüínea – 130/75, um pouco alta, mas não muito; examinou meus pulmões e estavam limpos... ela disse que provavelmente era um vírus que muitas pessoas têm cujos sintomas podem subsistir por até seis meses! Deu-me uma receita de um antibiótico chamado "azitromicina". Alguns dias depois eu estava melhor – sem sinais da doença.

A UTILIDADE DE FAZER ANOTAÇÕES

Seu médico e seus terapeutas (se os tiver) fazem anotações e você também deveria fazer. Sempre que for a uma consulta, leve um caderno de notas. E não faça anotações apenas durante a consulta; na sala de espera, anote todas as preocupações ou dúvidas que deseja mencionar. Inclua o máximo de detalhes possíveis sem se desviar do assunto com irrelevâncias como mencionar que sua tia Glenda teve a mesma pequena coceira nas nádegas, mas a dela era psicossomática – *e a sua é real*! Quando for ao médico, esteja pronto para discutir os tópicos a seguir:

- **Causa** – você notou o que provoca seus sintomas?
- **Gravidade** – o quanto isso realmente é ruim? É horrível, moderado ou brando?

- **Tratamentos anteriores ou atuais** – você experimentou remédios de venda livre, mudanças alimentares ou outros tratamentos? Eles fizeram qualquer diferença em seus sintomas?

Sempre se lembre de que é necessário colaboração. Você está trabalhando junto com o profissional de saúde para resolver problemas específicos e melhorar seu estado geral. Ao conspirar com essas pessoas maravilhosas, você conhecerá melhor seu corpo e terá mais noção do que perguntar e de com o que se preocupar. Se seu médico recomendar um exame, desejará saber a freqüência com que apresenta um resultado falso positivo, quais são as alternativas e se está coberto pelo seguro. Como o exame é realizado? Como se preparar? Quanto tempo depois do exame você pode voltar à vida normal? Quando terá os resultados?

Anote a receita!

Seu médico pode mandar você fazer uma tomografia *multislice* cardiovascular, que em vinte segundos produz cerca de seiscentas imagens claras de seu coração, suas artérias e válvulas. Depois um software realmente sofisticado analisa as imagens e você recebe uma receita de Lipitor escrita com uma letra ilegível para levar ao seu farmacêutico. Isso é como ir de avião para St. Louis e depois pegar carona para a cidade em uma charrete.

Somente nos Estados Unidos, mais de um bilhão de receitas médicas escritas às pressas são entregues aos pacientes. Outro bilhão são passadas pelo telefone. O Institute for Safe Medical Practices estima que três milhões de "efeitos adversos de drogas" ocorrem por ano como resultado de escrita ilegível, abreviações e doses confusas e pedidos por telefone ou outros pedidos verbais pouco claros. Muitos esforços estão sendo feitos para criar registros de saúde eletrônicos e fornecer aos médicos ferramentas que lhes permitam passar receitas eletronicamente, mas a grande maioria dos médicos ainda usa métodos antiquados.

Se a letra de seu médico for ilegível, peça que ele soletre o nome do medicamento; anote-o, com a dosagem e freqüência. Pergunte quais são os efeitos colaterais e os problemas que você poderia ter devido aos outros medicamentos ou suplementos que está tomando; anote isso também. Quando levar a receita à farmácia, compare sua anotação com o rótulo no frasco; se não corresponder exatamente, telefone para seu médico para se certificar de que não houve erro. Isso pode literalmente salvar sua vida.

VOCÊ TEM O MÉDICO CERTO?

Você consegue se comunicar com seu médico sem marcar consulta? Se, por exemplo, está pensando em se tratar com terapia de aspirina mas está tomando remédio para pressão sangüínea, você pode telefonar para seu médico e falar diretamente com ele ou lhe passar um e-mail e obter uma resposta? Seu médico tem e-mail? Se você não conseguir falar com ele, alguém no consultório transmitirá sua mensagem e lhe dará uma resposta? Os melhores médicos *querem* estabelecer uma comunicação de duas vias freqüente com seus pacientes. Não se importam de falar com você pelo telefone ou responder a um e-mail. Se suas preocupações justificarem uma consulta pessoal, eles lhe dirão para ir ao consultório.

Ao procurar seu médico por algo menor como uma mordida de carrapato, ele lhe faz perguntas não relacionadas sobre seu estado de espírito, sua alimentação, se está se exercitando, sua vida familiar e até sobre sua vida sexual? Ele é entusiasmado em dividir novidades sobre saúde que poderiam beneficiá-lo? Ou simplesmente olha para a mordida e lhe diz que não precisa se preocupar com o vírus do Nilo Ocidental; foi bom vê-lo; adeus e não se esqueça de pagar a consulta na recepção antes de sair? Os melhores médicos são holísticos; percebem que tratar doenças específicas não é suficiente. Procuram sinais de depressão, privação do sono, deficiências nutricionais, estresse, falta de exercícios e muitos outros fatores.

Qual é a atitude de seu médico em relação aos suplementos? Se você lhe diz que está tomando CoQ10 para melhorar sua saúde cardiovascular, ele lhe pergunta qual é a dosagem ou dá de ombros e diz algo como, "Puxa, isso é bom"? Um médico que não conhece CoQ10 não está acompanhando a literatura em sua área ou tem a atitude não rara de que todos os suplementos, com a possível exceção dos multivitamínicos, são perda de tempo. Um médico bem-informado sabe que seu corpo produz menos CoQ10 à medida que você envelhece e que a única fonte nutricional de uma quantidade suficiente dessa coenzima é a carne orgânica. A menos que você coma muito fígado de vitela e rim de cordeiro, provavelmente tem deficiência de CoQ10. Um bom médico desejará saber o quanto de CoQ10 você esta tomando e pode sugerir uma mudança na dosagem ou demonstrar preocupação com o fato de que, na verdade, pouca CoQ10 está sendo absorvida em sua corrente sangüínea, e talvez recomendar uma formulação líquida ou emulsificada para aumentar a absorção.

Não somos defensores da ingestão de centenas de pílulas por dia, mas uma seleção cuidadosa de suplementos pode ajudá-lo a permanecer resistente a doenças, jovem e cheio de energia. Ter um médico que o ajuda a escolher os suplementos certos é uma grande vantagem. Portanto, se o seu for do tipo "antiquado" que acha que os suplementos são apenas modos de "encarecer a urina", talvez você precise trocar de médico.

Alguns médicos realmente ótimos

The Family Medical Specialists of Texas, localizado na cidade de Plano, no Texas, é uma pequena clínica dirigida por três ótimos médicos de família com certificação do conselho em sua especialidade que reconhecem o poder da internet. Mesmo se você não morar em Plano, nós achamos que poderá se beneficiar dando uma olhada no site deles, fmstexas.com.

Os dois fundadores da clínica, o Dr. Christopher Crow e o Dr. Sander Gothard, foram considerados os "Melhores médicos do Texas" pela revista *Texas Monthly*. Caso você decida se tratar com eles, poderá marcar uma consulta on-line e encaminhar os formulários necessários. Se levar seu laptop para o consultório, poderá usar o serviço wi-fi gratuito que oferecem na sala de espera — não precisará ver um monte de revistas velhas que poderiam estar infectadas com sabe Deus o quê.

Os pacientes são incentivados a mandar e-mails para seus médicos sempre que têm dúvidas não urgentes e lhes é garantida uma resposta em 24 horas; *além disso,* eles têm acesso on-line a seus registros médicos, inclusive problemas de saúde passados e presentes, medicamentos, alergias a drogas e informações sobre farmácias. Outros serviços on-line incluem marcação automática de consultas, renovações de receitas médicas, encaminhamentos a especialistas e até assuntos de cobrança.

Esses médicos acreditam que o serviço mais importante que fornecem é ouvir seus pacientes. Segundo o website deles, a idéia é criar um "forte relacionamento médico-paciente baseado em confiança mútua, segurança e comunicação".

Nós achamos que todos os médicos deveriam ser assim.

O que torna um médico ótimo?

Você sabe distinguir um médico ótimo de um medíocre ou comum? Faça nosso teste.

■ **1. O que melhor descreve a conduta de um ótimo médico?**

- Ⓐ Arrogante.
- Ⓑ Inacessível.
- Ⓒ Agradável.
- Ⓓ Intrometido.

■ **2. Quando se trata de discutir as preocupações que você tem com sua saúde, o que um ótimo médico faz?**

- Ⓐ Faz você passar rapidamente para as partes importantes.
- Ⓑ Tenta não bocejar.
- Ⓒ Ouve atentamente.
- Ⓓ Faz perguntas incisivas.

■ **3. Como um ótimo médico reage quando você lhe pergunta sobre terapias alternativas ou não-tradicionais?**

- Ⓐ É educado, mas desdenhoso.
- Ⓑ Ri.
- Ⓒ Considera seriamente suas sugestões e concorda em tentar a terapia ou explica porque isso não é uma boa idéia.
- Ⓓ Concorda prontamente: "Sim!"

■ 4. Um ótimo médico sabe tudo?

- Ⓐ Sem dúvida.
- Ⓑ Pode não entender muito de golfe, mas quando se trata da medicina é imbatível.
- Ⓒ Conhece os próprios limites e está sempre aprendendo.
- Ⓓ Não, mas é realmente bom em procurar coisas na internet.

■ 5. Como você caracterizaria um ótimo médico quando se trata de passar tempo com os pacientes?

- Ⓐ Lida eficientemente com um grande volume de pacientes sem desperdiçar tempo com nenhum deles.
- Ⓑ Deixa seus assistentes fazerem a maior parte do trabalho para poder se concentrar nas questões importantes.
- Ⓒ Deseja conhecer você e lhe faz perguntas sobre sua saúde geral assim como sobre seu problema específico.
- Ⓓ Adora conversar.

■ 6. Um médico acha importante você ser bem-informado sobre assuntos relacionados com a saúde?

- Ⓐ Os pacientes que acham que sabem muito podem ser um perigo para si mesmos.
- Ⓑ Quando você põe sua saúde nas mãos de um bom médico, não precisa se preocupar com o que sabe.
- Ⓒ Os melhores médicos querem pacientes bem-informados e sempre dedicam tempo a instruí-los.
- Ⓓ Os melhores médicos querem pacientes que cuidem de si mesmos, exceto em emergências.

■ 7. O que acontece quando um bom médico receita um remédio?

- Ⓐ É sempre eficaz.
- Ⓑ O assistente do médico diz quantas pílulas se deve tomar.
- Ⓒ Ele explica bem o objetivo do remédio, como funciona e quais são os possíveis efeitos colaterais.
- Ⓓ Um ótimo médico pergunta se você deseja algo mais para evitar várias idas à farmácia.

■ **8. Que tipo de pessoas trabalham para um médico eficiente?**

(A) Pessoas que preservam o tempo do médico.
(B) Frias, mas profissionais.
(C) Amistosas e úteis.
(D) Sempre lhe oferecem uma bebida ou lhe perguntam se você quer ir lá fora fumar com elas.

Sua pontuação _____

Pontos: se você respondeu "C" a pelo menos sete perguntas, sabe o que é um bom médico. Se respondeu "C" a apenas cinco ou seis, sabe o que é um médico comum. Menos do que cinco descreveria um médico medíocre.

COMO ENCONTRAR O MÉDICO CERTO

Você precisa de um médico que seja seu parceiro em sua tentativa de ter uma vida mais longa e saudável – alguém que se importe com medicina preventiva e seja aberto a soluções alternativas, ao uso dos suplementos certos e ao valor de um estilo de vida saudável. O pensamento convencional é o de que encontrar o médico certo é como procurar uma agulha em um palheiro, mas nós discordamos disso. Usando uma combinação de indicações de amigos saudáveis ou pessoas bem-informadas de sua confiança (seu farmacêutico, uma enfermeira que trabalhe em sala de emergência ou talvez o gerente de uma loja de produtos naturais), pesquisas on-line e do velho trabalho de detetive, você poderá encontrar o médico certo.

Principalmente, é necessário estabelecer critérios para o tipo de médico que procura. Presumindo-se que procure um clínico-geral, precisa de alguém que seja médico de família, especialista em medicina interna ou doutor de osteopatia (DO).

Que diabos é DO?

Osteopatia é medicina holística baseada na idéia de que o papel do médico é facilitar a capacidade inata do corpo de *se curar*. Os DOs, como os quiropráticos e ao contrário dos MDs, usam manipulação para alinhar o sistema musculoesquelético. São médicos completos, autorizados a prescrever medicação e realizar cirurgias em quase todo o mundo. Para saber mais sobre eles, visite o site da American Association of Colleges of Osteopathic Medicine, aacom.org.

Questões a considerar ao procurar um médico

O possível médico:

- Aceita novos pacientes?
- Passa muito tempo atendendo pacientes ou administrando um grande consultório, tentando se tornar uma celebridade com aparições em programas de tevê ou diminuir um handicap no golfe?
- Fez uma faculdade de medicina bem conceituada e um programa de residência, ou um curso por correspondência na Academia de Medicina de Tobago?
- Na maioria das vezes atende pacientes como você ou bandidos que se recuperam de ferimentos a bala?
- Aceita seu plano de saúde?
- Tem privilégios nos melhores hospitais em sua área?
- Tem um médico igualmente qualificado que o substitua no consultório quando viaja de férias para a Riviera Francesa, ou é substituído pelo tio Billy?
- Concentra-se na medicina preventiva ou diz às pessoas para não o procurarem a menos que tenham uma doença terminal?

É claro que você quer alguém amistoso, acessível, e no mínimo, um pouco consciente de que houve uma revolução dos computadores e que até as senhoras idosas têm e-mail. Quando você tiver os critérios em mente, comece a procurar os candidatos perguntando a amigos e colegas.

Passo de detetive nº1:

Telefone para o consultório do médico e veja se consegue puxar conversa com a pessoa que atender o telefone. Se for bem-sucedido (uma grande suposição), diga que está procurando um novo médico e faça perguntas. Um bom sinal seria uma pessoa objetiva e amigável que as respondesse. Maus sinais seriam uma pessoa ocupada demais para falar com você, ou o médico só ter um serviço de atendimento automático computadorizado. Pergunte se pode ir ao consultório ter uma entrevista de dois minutos com o médico – e se a ligação for interrompida, é porque a pessoa com quem você estava falando acabou de cair da cadeira! Se ela rir, mas concordar em perguntar isso ao médico, pelo menos o está ouvindo e achando um pouco simpático. Finalmente, se a resposta for "Sim, pode vir na próxima terça-feira às 9h30", as perspectivas são boas.

Se você se sentir pronto para agir como um verdadeiro cão de caça, telefone para um hospital ou uma clínica em que o médico tenha privilégios e peça para falar com alguém que o conheça. Ouça o que o colega tem a dizer. Pergunte se você pode falar com um ou dois pacientes do médico. Quanto mais pessoas você puder entrevistar que conheçam direta ou indiretamente o trabalho do médico, mais saberá. Mas não exagere. Falar com a mãe dele não vai ajudar muito ("Ah, o meu menino Tommy – é um ótimo médico. Ele me dá essas pequenas pílulas cor-de-rosa fantásticas.")

O próximo passo é você *e seu diário de saúde* visitarem o local. Seu principal objetivo é descobrir se esse médico é alguém em quem pode *realmente* confiar em uma colaboração a longo prazo – não é bem como casar depois do primeiro encontro, mas quase isso. Primeiro observe a área da recepção. Dá a impressão de que alguém deseja que os pacientes se sintam confortáveis e bem cuidados? Há bastante ar fresco e luz natural ou é escura, abafada e um pouco poluída? As revistas são novas e interessantes ou velhas e sujas? Há folhetos com dicas de saúde interessantes escritas pelo médico ou por seus assistentes? Você não deseja tocar em nada temendo uma infecção? A recepcionista age amigável e profissionalmente ou apenas lhe entrega uma prancheta, pede o número do cartão de seu plano de saúde e nem mesmo olha nos seus olhos? Os médicos que se importam com a qualidade da recepção e o profissionalismo do pessoal de apoio tendem a se importar mais com a qualidade do serviço prestado aos pacientes, e vice-versa.

Presumindo-se que a recepção não o fez sair correndo, segue-se a primeira consulta com o médico. Como é a química: seus estilos de comunicação são compatíveis? Você se sente à vontade com a conduta geral do médico? Ele parece genuinamente interessado em ouvir o que você diz, ou estar com a mente em outro lugar? Está a par das tendências da medicina e dos benefícios da boa nutrição, dos exercícios, dos suplementos e das abordagens alternativas? Está disposto a ouvi-lo se você deseja saber sobre uma solução médica alternativa? E, sim, pergunte sobre os honorários. Você pode pagar essa pessoa? A decisão final é realmente subjetiva, envolvendo sua intuição e seu bom senso – porém, quanto mais fizer seu dever de casa, mais saberá sobre o médico e tenderá a tomar a decisão certa e escolher o médico certo.

DIMINUA SUA IDADE FÍSICA

Feito isso, você precisa iniciar o processo de colaboração procurando seu médico para fazer um "Exame físico completo para diminuir sua idade". Infelizmente, a maioria dos check-ups envolve somente exames diagnósticos e de sangue rotineiros. O Dr. V acredita que essa situação tem a ver com medo de represálias econômicas de organizações de manutenção da saúde, mas não deixa que nenhuma restrição desse tipo o impeça de fornecer aos seus pacientes os melhores exames disponíveis. A única preocupação é não perder tempo e dinheiro com exames cujos resultados apresentem um número elevado de resultados falsos positivos.

O nosso exame, planejado pelo Dr. V, inclui os testes de que você precisa para garantir que não será vítima de um desastre médico imprevisto. Nós o incentivamos a discutir esses testes com seu médico, que pode querer fazer ajustes para atender às suas necessidades pessoais. Você precisa deixar claro que deseja uma análise profunda de seu estado de saúde atual e ter o máximo controle possível sobre seu futuro médico.

Exames de sangue e diagnósticos anuais podem ajudar os adultos que estão envelhecendo a evitar doenças que ameaçam a vida. Com os resultados na mão, é possível perceber mudanças críticas antes que se manifestem como doença cardíaca, diabetes e câncer. Os testes adequados permitem que você e seu médico planejem tratamentos e programas com base científica que podem lhe acrescentar décadas de vida saudável.

Diminua sua idade com exames de sangue

Os exames de sangue anuais que o Dr. V recomenda para todos os adultos podem ser feitos em uma ida ao laboratório:

1. Perfil metabólico completo. Testes de eletrólitos, função hepática, função renal e lipídios (colesterol total, colesterol HDL, colesterol LDL e triglicerídeos).

2. Painel total da tireóide. A função tireoidiana afeta, entre outras coisas, o nível de energia, a freqüência cardíaca e o controle do peso. O hormônio estimulante da tireóide (TSH) ajuda a identificar uma tireóide hiper ou hipoativa. Uma avaliação completa deve incluir absorção de T3, T4, T7, TSH, T3 livre, T4 livre e T3 reverso.

3. Proteína C-reativa de alta sensibilidade (PCR). É uma substância produzida pelo fígado e secretada na corrente sangüínea que aumenta quando há inflamação presente.

4. **Homocisteína.** Concentrações mais altas de homocisteína foram associadas a uma maior tendência a formar coágulos sangüíneos inadequados.

5. **Subfrações de lipoproteína.** Separa o HDL e o LDL em "subfrações" com base em seu tamanho e sua densidade. Estudos demonstraram que partículas pequenas e densas de LDL tendem mais a causar arterosclerose, ou "entupimento das artérias" do que partículas de HDL leves e fofas. A presença de LDL pequeno e denso poderia ser um dos motivos pelos quais algumas pessoas têm ataques cardíacos mesmo se seu colesterol total e LDL não estão altos.

6. **Metais pesados.** O Dr. V descobriu que um número impressionante de seus pacientes apresentam níveis tóxicos de arsênico, chumbo, mercúrio e alumínio.

7. **Perfil de coagulação.** Inclui fibrinogênio, tempo de protrombina (TP) e contagem de plaquetas. Os resultados desses testes são marcadores de inflamação e coagulação. Concentrações menores de fibrinogênio podem diminuir a capacidade do corpo de formar coágulos sangüíneos estáveis.

8. **Exame de ácido úrico.** Um nível muito elevado de ácido úrico é uma indicação de gota – caracterizada por inflamação dolorosa das articulações, especialmente dos pés e das mãos.

9. **Níveis de CoQ10 e cromo.** O cromo facilita a função normal da insulina e tem papel na redução dos lipídios no sangue. Um produto natural do corpo humano, a CoQ10 é essencial para a boa saúde cardíaca. Uma deficiência de cromo ou CoQ10 pode facilmente ser corrigida com suplementos.

10. **Glicose sangüínea em jejum.** Essa é uma série de exames de glicose no sangue. Após um jejum de oito a dez horas, é tirado sangue para

esse exame. Então, você bebe uma quantidade-padrão de uma solução viscosa de glicose, espera uma hora e faz outro exame de sangue. Esse é seguido de um ou mais exames de glicose feitos a intervalos específicos para acompanhar os níveis de glicose no decorrer desse tempo. Isso revelará se você é diabético ou pré-diabético.

11. Status hormonal para *mulheres*. Exames para avaliar os níveis de hormônio folículo-estimulante (FSH, de *follicle-stimulating hormone*), prolactina, hormônio luteinizante (HL), estradiol, progesterona, testosterona, sulfato de DHEA e IgF1. O estradiol é particularmente importante, porque em níveis elevados pode indicar um risco maior de câncer de mama ou endométrio, enquanto níveis reduzidos estão correlacionados com níveis baixos de densidade mineral óssea, que é um forte fator de risco de osteoporose.

12. Exame de PSA para *homens*. Mesmo sem ser um diagnóstico de câncer de próstata, níveis elevados de PSA são preocupantes. Também podem ser observados quando há prostatite (inflamação de próstata) e hiperplasia prostática benigna (HPB).

13. Exame de testosterona para *homens*. Além de experimentar uma diminuição no desejo sexual e na função erétil, os homens com nível baixo de testosterona podem notar mudanças no humor e nas emoções, redução na massa muscular e na força devido à perda de tecido muscular e aumento da gordura corporal. O fenômeno do "velho rabugento" (andropausa) é o resultado da redução de testosterona.

14. Exame de sulfato de DHEA. A DHEA é freqüentemente chamada de hormônio "antienvelhecimento" porque, em níveis baixos, tem sido associada a disfunção erétil nos homens e perda de libido nas mulheres. Níveis saudáveis de DHEA têm efeitos antidepressivos e ajudam a melhorar a função imunológica, densidade óssea, libido e composição corporal saudável.

Para problemas de fadiga, o Dr. V recomenda um "perfil de fadiga" que verifica a existência de vírus Epstein-Barr, herpes, micoplasma (microorganismo resistente a antibiótico que se assemelha a uma bactéria), clamídia, doença de Lyme e cândida. Para problemas gastrointestinais, ele sempre faz um painel de imunidade à cândida e verifica se há alergias alimentares. Se você tem dor nas articulações, ele recomenda um perfil de artrite.

Há muitos outros exames de sangue sofisticados que geralmente não são feitos em uma base regular, a menos que sejam indicados por sua condição médica específica. Você quer saber mais? O website labtestsonline.org é um serviço sem fins lucrativos com informações detalhadas e fáceis de entender sobre todos ou quase todos os exames de sangue conhecidos.

Números do sangue que *você* deve conhecer

Você não precisa entender todos os resultados de seus exames de sangue, mas há alguns números vitais que achamos que deve conhecer e registrar em seu diário de saúde. Principalmente os que apresento a seguir:

- **Colesterol.** A unidade de medida do colesterol é miligrama por decilitro (mg/dL). Um miligrama é 1/1.000 de um grama e um decilitro é 1/10 de um litro. Uma contagem de colesterol total abaixo de 200mg/dL é desejável e supostamente reflete baixo risco de doença cardíaca; 200 a 240mg/dL é considerada de risco moderado. Qualquer resultado acima de 240mg/dL é considerado de alto risco. Manter seu colesterol total abaixo de 200mg/dL deve ser uma de suas maiores prioridades.

- **LDL (lipoproteína de baixa densidade).** Esse é o mau colesterol. Se você tem doença cardíaca ou diabetes, um LDL de 100mg/dL é altamente desejável. Para a maioria das pessoas, um LDL de

130mg/dL ou menos é ótimo. "Normal" seria 130mg/dL a 160mg/dL, enquanto algo acima de 160mg/dL é alarmante.

- **HDL (lipoproteína de alta intensidade).** O bom colesterol. Um nível ótimo de HDL é 60mg/dL ou acima disso, enquanto 40mg/dL a 60mg/dL é associado a um risco médio de doença cardíaca. Com menos de 40mg/dL você está marcado para morrer.

- **Relação colesterol total/HDL.** Alguns laboratórios apresentam esse número, mas é fácil calculá-lo: apenas divida seu colesterol total por seu HDL. Uma relação de 4 ou menos (4:1) é o nirvana. Acima de 5 (5:1) não é boa.

- **Triglicerídeos – também conhecidos como "gorduras".** O nível normal de triglicerídeos em jejum é de menos de 150 microgramas por decilitro (μg/dL). Você tem de fazer um jejum de 12 a 14 horas antes do exame. Quando os triglicerídeos estão acima de 1.000μg/dL há risco de pancreatite e o tratamento para abaixá-los deve começar imediatamente.

- **Proteína C-reativa (PCR).** Sensível marcador de inflamação sistêmica (o que significa que afeta todo o corpo) que se revelou poderoso prognosticador de doença cardíaca coronariana e outras doenças do sistema cardiovascular. Está ligada ao início do diabetes do tipo 2, à degeneração macular relacionada com a idade, à perda das habilidades cognitivas e à artrite reumatóide. Uma leitura de PCR abaixo de 3mg/dL é considerada ótima e acima de 5mg/dL "alta".

- **Homocisteína.** O nível ótimo de homocisteína para homens e mulheres é abaixo de 7,2μmol/L. Um número acima de 16μmol/L para homens e 14μmol/L para mulheres é considerado alto.

> **Que diabos é "μmol/L"?**
>
> Se você ainda não adivinhou, μmol/L significa "micromols por litro". Um micromol é um milionésimo de mol, a quantidade de substância que contém seiscentos sextilhões de moléculas (600.000.000.000.000.000.000.000). Parece muito, mas não é. Portanto, um micromol é uma das menores unidades de medida existentes – realmente diminuta.

Exames diagnósticos

Sentimos muito, mas exames de sangue não são suficientes. O Exame físico completo para diminuir sua idade também inclui exames diagnósticos. Felizmente, você não precisa fazer todos eles anualmente. A menos que sua condição de saúde determine o contrário, o primeiro exame deve ser feito a cada dez anos a partir dos cinqüenta anos. Todos o detestam, mas é absolutamente necessário.

1. Colonoscopia. Em todo o mundo, o câncer de cólon mata mais de meio milhão de pessoas por ano – 56.000 nos Estados Unidos. Quando detectado precocemente, é altamente tratável. Mesmo se produziu metástase, pode ser eficazmente tratado com uma droga inovadora da companhia de biotecnologia Genentech chamada Avastin. Usada em combinação com quimioterapia, Avastin reduz tumores evitando o crescimento de novos vasos sangüíneos e ajuda a prolongar a vida. (Para mais informações, visite avastin.com.)

Todas as pessoas com cinqüenta anos ou mais deveriam fazer uma colonoscopia. Presumindo-se que o gastroenterologista ou "endoscopista" lhe diga que você está gozando de boa saúde, só precisará fazer outra daqui a dez anos. Até lá, a "colonoscopia virtual", hoje ainda não tão precisa quanto a real, terá melhorado muito. Com um pouco de sorte, da próxima vez você poderá fazê-la. Por enquanto, três novos avanços tornaram a colonoscopia mais suportável. Nós sugerimos que você *fale* para seu médico que deseja ser encaminhado a um gastroenterologista que use:

- **Tabletes Visicol.** Qualquer um que já tenha feito uma colonoscopia lhe dirá que a pior parte é a solução de gosto horrível para limpar o intestino que você deve beber na véspera. A Mayo Clinic afirma que a relutância em fazer a preparação intestinal é "o único grande obstáculo ao exame que previne câncer colorretal". Mas agora você pode simplesmente tomar uma pílula. Está certo, você terá de tomar 32 delas (ao longo do tempo), mas isso ainda é melhor do que fazer a preparação comum. Fabricado pela Salix Pharmaceuticals, o Visicol ainda não é universalmente usado, por isso se certifique de que o tomará.

- **Entonox.** Sedativo para ser inalado, é uma mistura na porcentagem 50/50 de óxido nitroso e oxigênio ministrada através de uma máscara. É muito melhor do que a sedação intravenosa convencional. Os pacientes que o usam dizem que sentem menos dor e são liberados mais rapidamente quando a colonoscopia termina. Outra vantagem é que você pode voltar dirigindo para casa.

- **NeoGuide.** Apresentado pela primeira vez na Alemanha, em 2006, é um sistema de colonoscopia guiado por computador que exige metade da força de um sistema convencional. Mais flexível porque o tubo é articulado, não "se envolve sobre si mesmo" ao ser inserido no cólon, sendo, portanto, menos desconfortável.

Se você ainda não se decidiu a fazer uma colonoscopia, pelo menos faça a próxima coisa melhor a fazer: uma colonoscopia virtual. Mais moderna e menos invasiva, não exige o colonoscópio usado na colonoscopia tradicional. Em vez disso, usa tomografia computadorizada (TC) para produzir imagens do cólon geradas por computador. Contudo, um tubo tem de ser inserido no reto para encher o cólon de ar e estudos mostraram que a colonoscopia virtual não é tão eficiente quanto a tradicional no que diz respeito a encontrar pólipos, que são crescimentos de tecido benignos, embora também possam ser malignos. Os pólipos não são removidos durante esse procedimento.

2. Teste imunoquímico fecal (FIT, de *fecal immunochemical test*). Não deve ser confundido com a pesquisa de sangue oculto nas fezes (FOBT, de *Fecal Occult Blood Test*). O FIT é um tipo mais novo de teste que detecta sangue (oculto) nas fezes e produz menos resultados falsos positivos. Não é afetado por vitaminas ou alimentos e algumas formas só exigem duas amostras de fezes (ao contrário das três do FOBT), por isso as pessoas podem achá-lo mais tranqüilo. Você pode fazê-lo em casa com o CARE HOME Colon Cancer Test, à venda em Home Health Testing (homehealthtesting.com) por U$24,95 – e obter os resultados em dez minutos. Esse teste deve ser feito uma vez por ano. Mostre os resultados ao seu médico.

3. Tomografia computadorizada (TC) cardíaca. Principal causa de morte na maioria dos países industrializados, a doença cardíaca pode ser revertida quando detectada a tempo. Um dos motivos de isso não ocorrer é que as tecnologias para detectá-la são imprecisas. Testes de estresse, imagens por ressonância magnética (IMR) e tomografia axial computadorizada (TAC) deixam escapar a maioria dos sintomas precoces e freqüentemente apresentam resultados falsos positivos. A TC cardíaca fornece uma imagem tão detalhada do coração e de suas artérias que presença de placas, estreitamento (estenose) arterial, quantidade de cálcio coronário e vasos cardíacos anormais podem ser detectados com a precisão antes obtida apenas com procedimentos invasivos como a angiografia. O custo é de cerca de U$500 e pode não ser coberto pelo seguro – mas essa é uma tecnologia incrível que pode salvar sua vida. A Oprah fez uma TC cardíaca e você também deveria fazer. Para ver um videoclipe do exame de Oprah, visite heartscanofchicago.com.

4. *Screening* de carótida. As artérias carótidas são as principais fornecedoras de sangue para o cérebro, e a formação de placas nelas é a principal causa de apoplexia. Um exame simples que usa tecnologia de ultra-som fornece imagens das carótidas dos dois lados do pescoço e mede a velocidade com que o sangue flui através delas.

5. Ecocardiograma sob estresse. É um exame não invasivo que combina dois testes: de esteira e ecocardiograma (ECO). O ECO, que usa ultra-som para fornecer imagens das estruturas internas, do tamanho e do movimento do coração, é feito com você em repouso e repetido no pico de freqüência cardíaca. Ajuda o médico a avaliar sua condição cardíaca relacionada com ritmos cardíacos irregulares, diminuição do fornecimento de sangue e oxigênio, condicionamento cardiovascular geral, o quanto seu coração tem de trabalhar antes que se desenvolvam quaisquer sintomas e a rapidez com que se recupera após o exercício.

Como poupar 90 mil vidas por ano

O exame das artérias carótidas sugerido para a maioria dos homens americanos com mais de 45 anos e das mulheres com mais de 55 poderia evitar 90 mil mortes por ano em conseqüência de ataque cardíaco, segundo um relatório do *American Journal of Cardiology*. A força-tarefa de especialistas que recomendam esse exame universal estima que também seriam poupados U$21,5 bilhões por ano em custos médicos se as pessoas em risco fossem identificadas mais precocemente.

---

6. Tomossíntese digital anual (para mulheres). A tomossíntese digital cria uma imagem tridimensional da mama usando raio X e é muito melhor do que a mamografia comum, que é bidimensional. Quando uma mamografia é feita, a mama é afastada do corpo, comprimida e mantida entre duas chapas de vidro, o que cria um problema porque o câncer pode ficar oculto no tecido sobreposto. A mamografia deixa de detectar 17% dos tumores em mulheres com câncer de mama.

A tomossíntese digital produz imagens de raio X múltiplas de muitos ângulos de cada mama. As informações são enviadas para um computador, onde são reunidas para produzir imagens tridimensionais muito claras e nítidas de toda a mama. As lesões cancerosas são vistas mais facilmente entre o tecido mamário fibroglandular denso e esse exame pode detectar tumores minúsculos que nunca seriam percebidos em uma mamografia. Nós recomendamos que seja feito uma vez por ano por mulheres de 45 anos ou mais – fale sobre isso com seu médico.

7. Densitometria óssea. Seguro, totalmente indolor e não invasivo, é o único modo de saber se você tem séria perda óssea ou osteoporose. Há vários tipos de densitometria, algumas avaliam os quadris e a espinha dorsal, outras os punhos e/ou calcanhares. Seu médico saberá qual é a ideal para você. A National Osteoporosis Foundation (nof.org) recomenda que todas as mulheres de 65 anos ou mais façam a densitometria óssea independentemente de fatores de risco. Nós concordamos com isso. E toda pessoa, de qualquer idade, que apresente dois ou mais dos fatores de risco a seguir deve fazer esse exame:

- **Idade.** Quanto mais velho você é, maior seu risco de osteoporose.

- **Sexo.** Suas chances de ter osteoporose são maiores se você é mulher.

- **Histórico familiar.** A suscetibilidade a fraturas pode ser, em parte, hereditária.

- **Raça.** As mulheres caucasianas e asiáticas tendem mais a ter osteoporose.

- **Estrutura óssea e peso corporal.** As mulheres magras (com menos de 56kg) e de ossos pequenos correm risco maior.

- **Menopausa/história menstrual.** A menopausa normal ou precoce aumenta o risco de osteoporose. Além disso, as mulheres que param de menstruar antes da menopausa devido a problemas como anorexia, bulimia ou excesso de exercícios físicos também podem perder tecido ósseo e ter osteoporose.

- **Estilo de vida.** O fumo, o abuso de bebidas alcoólicas, o consumo de uma quantidade inadequada de cálcio, magnésio e potássio *alimentar* ou a insuficiência ou ausência de exercícios de levantamento de peso aumentam as chances de você ter osteoporose.

- **Medicações.** Um fator de risco de osteoporose importante e freqüentemente desconsiderado é o uso de certas medicações para problemas de saúde crônicos como artrite reumatóide, desordens endócrinas (isto é, hipotireodismo), distúrbios convulsivos e doenças gastrointestinais.

8. Exame ginecológico anual (para mulheres). É vital que as mulheres tenham um ótimo ginecologista. Se você ainda não tem, peça indicação ao seu clínico-geral ou a amigas em quem confie. Os exames ginecológicos são exatamente os mesmos para todas as pacientes. Tipicamente incluem histórico médico, um breve exame físico, exame das mamas e da vagina, testes para verificar a existência de doenças sexualmente transmissíveis (DST), outros exames laboratoriais e aconselhamento. Para a maioria das mulheres, o exame vaginal é na pior das hipóteses um pouco incômodo e embaraçoso. Você pode dizer a seu médico o que está sentindo durante o exame para que ele possa ir mais devagar ou fazer ajustes para mantê-la o mais confortável possível. Um bom ginecologista descreverá exatamente o que está acontecendo e você tem todo o direito de interromper o procedimento se assim o desejar. Um exame ginecológico pode detectar muitos problemas de saúde, inclusive anormalidades nas mamas, infecções vaginais e câncer cervical.

Para algumas mulheres, o ginecologista é como se fosse um clínico-geral e nós não temos nada contra isso. Só não se esqueça de fazer anotações em seu diário de saúde sempre que for a uma consulta.

9. Exame de pele anual. Todas as pessoas com mais de quarenta anos devem fazer esse exame com um dermatologista qualificado que examinará a pele de todo o corpo em busca de verrugas, sinais ou lesões suspeitas. O exame é realizado com o uso de uma luz forte e ocasionalmente lentes de aumento. O dermatologista examina o couro cabeludo dividindo os cabelos e até entre os dedos dos pés. Fazendo anotações e às vezes tirando fotos, cria um "mapa" de sua pele para que, quando você voltar no ano seguinte, quaisquer mudanças em uma verruga ou um sinal possam ser detectadas.

Nos Estados Unidos, cerca de 800.000 novos casos de carcinoma celular basal e 200.000 novos casos de carcinoma celular escamoso são diagnosticados por ano. O carcinoma *celular basal* é o tipo mais comum de câncer de pele. Desenvolve-se devagar e raramente se espalha, mas pode danificar o tecido próximo. Geralmente, aparece como uma protuberância perolada branca ou cor-de-rosa ou uma pinta que apresenta irritação. O *carcinoma celular escamoso* é menos comum, mas pode ser mais perigoso porque se desenvolve mais rápido e pode se espalhar. Pode aparecer como uma protuberância cor-de-rosa ou pinta escamosa com uma ferida aberta no centro.

Novo protetor solar fornece mais proteção

O U.S. Food and Drug Administration (FDA) finalmente aprovou o protetor solar que contém mexoril, um agente que protege a pele dos raios UVA de ondas curtas – algo que os protetores solares disponíveis nos Estados Unidos eram incapazes de fazer. Além de câncer de pele, os UVA causam envelhecimento da pele. Os protetores solares que contêm mexoril são vendidos na Europa, na Ásia e no Canadá desde 1993. Anthelios SX, da L'Oreal, é o primeiro protetor solar com mexoril vendido nos Estados Unidos.

Estima-se que 62.000 americanos recebem a cada ano o diagnóstico de melanoma, o tipo mais grave de câncer de pele, segundo a American Cancer Society, e quase 8.000 morrem dessa doença todos os anos. Um sinal na pele que muda é o aviso mais importante de que um melanoma poderia estar se desenvolvendo. Um pequeno melanoma poderia realmente estragar seus planos de longevidade, mas todos os cânceres de pele são totalmente tratáveis se detectados antes de produzirem metástase.

10. Exame oftalmológico. A partir dos quarenta anos, você precisa fazer um exame oftalmológico de dois em dois anos (acima dos sessenta, anualmente). O motivo para ir a um oftalmologista e não apenas a um optometrista é identificar sinais de presbiopia (incapacidade do olho de focar todas as direções), catarata (opacidade do cristalino), glaucoma (aumento da pressão intra-ocular que pode atingir um nível perigoso antes do surgimento de sintomas) retinopatia diabética (quando os vasos sangüíneos param de nutrir adequadamente a retina) ou degeneração macular (distorção gradual e às vezes perda completa da visão central).

Os números são assustadores. Cerca de 1,1 milhão de americanos são oficialmente cegos. Segundo a Organização Mundial de Saúde, 100 milhões de pessoas nos Estados Unidos têm deficiências visuais, das quais 80 milhões sofrem de doenças que podem levar à cegueira. A catarata afeta 5,5 milhões de pessoas, 2 milhões têm deficiências visuais causadas pelo glaucoma, 230.000 são cegas devido à degeneração macular relacionada com a idade e 700.000 de 7 milhões de diabéticos com retinopatia diabética correm atualmente risco de cegueira. A American Federation for the Blind tem um ótimo website em que você pode aprender tudo que precisa saber sobre doenças oculares: afb.org.

11. Exame odontológico. Nós não sabemos se periodontite causa outras doenças – inclusive doença cardíaca e diabetes, ou as exacerba. O Dr. Michael Rethman, periodontista e presidente da American Association of Periodontology, afirma que há mais de dez anos sabe-se que as pessoas com doenças periodontais tendem mais à doença cardíaca. Periodontite e doenças periodontais relacionadas também têm sido associadas a apoplexia, a diabetes do tipo 2 e até a parto prematuro. Você precisa cuidar muito bem de seus dentes fazendo exames odontológicos regulares e limpeza de tártaro (recomendamos que seja a cada seis meses), escovando-os constantemente, usando fio dental, irrigadores orais do tipo Water-Pick, estimuladores gengivais, limpadores interdentais, líquidos para higiene bucal e tudo que puder imaginar.

CHECK-UPS QUE VOCÊ PODE FAZER EM CASA

Se você já recebeu o diagnóstico de diabetes, provavelmente sabe tudo sobre exames médicos porque precisa monitorar seus níveis de glicose no sangue. Há centenas de sistemas de teste de glicose que tornaram essa tarefa mais fácil, conveniente e precisa. Se você precisar de informações sobre alguns dos sistemas mais avançados e de tiras de teste com preço razoável, visite o website da Home Diagnostics em homediagnostics.com.

Há literalmente centenas de testes domésticos. Às vezes, as pessoas os usam porque estão preocupadas em proteger a própria privacidade, mas muitas vezes também são mais baratos do que os que um médico pediria e ajudam você a se tornar mais pró-ativo em relação à sua saúde. Por que correr para o médico sempre que está preocupado com algo se pode comprar um teste simples pela internet?

Medição de pressão sangüínea

Se você é hipertenso ou seu médico lhe disse que tem "pré-hipertensão", recomendamos que meça sua pressão rotineiramente em casa. Você pode comprar um aparelho de pressão em farmácias ou pela internet. Como a pressão sangüínea pode aumentar e abaixar durante o dia, é útil conhecer seu padrão para que você e seu médico possam, se necessário, ajustar o *timing* das medicações que está tomando. Além disso, medir a própria pressão o engajará no processo de controlar e até resolver essa situação.

Da próxima vez em que for ao médico, leve seu aparelho de pressão para ver se sua leitura é a mesma do médico.

O que significam os números da pressão sangüínea?

Pressão sangüínea é a pressão do sangue contra as paredes arteriais. Há duas leituras: a sistólica e a diastólica. A pressão sistólica é o número maior e ocorre quando o coração se contrai para bombear sangue para o corpo. A pressão diastólica é o número menor e representa a pressão quando o coração relaxa entre os batimentos. Uma leitura *abaixo* de 120 por 80mmHG (milímetros de mercúrio) é considerada saudável. Uma leitura *acima* de 140 por 90mmHG é considerada alta. Algo no meio disso significa: pré-hipertensão.

Teste para câncer de mama

Se você é mulher, certamente conhece o auto-exame de mama e esperamos que o faça uma vez por mês. O que talvez não conheça é o i-Find, um aparelho portátil de cerca do tamanho de um baralho de cartas que detecta tecido canceroso usando luz infravermelha para medir quanto sangue está fluindo em locais diferentes da mama. Como os tumores precisam de sangue para crescer, as áreas cancerosas têm mais sangue. Testes descobriram que o aparelho tem 96% de sensibilidade para detecção de câncer – muito mais do que você com o auto-exame comum. Projetado para custar U$100 no varejo, o aparelho estava para ser aprovado pelo FDA quando escrevíamos este livro.

Câncer de testículo

Altamente curável, é o câncer mais comum nos homens americanos entre 15 e 34 anos, o que não significa que não apareça nos mais velhos. É fácil de detectar pelo auto-exame, mas, infelizmente, os homens parecem relutar em falar sobre câncer de testículo ou se examinar. Os homens com menos de cinqüenta anos deveriam fazer exame para detectá-lo a cada três meses, e os mais velhos uma ou duas vezes por ano. O melhor momento para isso é após o banho. As instruções são simples:

1. Apóie os testículos em uma das mãos e sinta cada um com a outra mão.
2. Procure inchações ou caroços.
3. Se você os detectar, procure um médico imediatamente.

Os outros testes

Eis alguns testes que você pode fazer em casa:

- Para as mulheres, um teste doméstico de urina para detecção da menopausa simples, rápido e fácil de fazer. Ele lhe diz se seus níveis de FSH estão altos, o que poderia significar que você está na menopausa. Veja menocheck.com.

- Exame de fezes para detecção de câncer de cólon, com resultados disponíveis em apenas cinco minutos. Veja healthtestingathome.com e clique em "Colon Testing".

- Testes domésticos de colesterol que determinam seu nível de colesterol total em alguns minutos usando uma ou duas gotas de sangue da ponta de seus dedos. Se você também quiser conhecer seus níveis de LDL, HDL e triglicerídeos, envie o "kit de coleta" para um laboratório. BioSafe é vendido em farmácias e on-line na Amazon.

- Um exame de rins que lhe permite coletar uma amostra de urina na privacidade de seu lar e enviá-la para um laboratório autorizado para teste de microalbumina. Os resultados são rapidamente enviados pelo correio para você e seu médico determinará se você tem uma doença renal que precisa ser tratada. Uma boa fonte é healthtestingathome.com.

- Exame de antígeno prostático específico (PSA). Usando a lanceta fornecida, você colhe três gotas de sangue do dedo e envia a amostra por correio para um laboratório autorizado. Os resultados do teste saem em aproximadamente cinco dias. Níveis altos de PSA não significam necessariamente que você tem câncer de próstata, mas são motivo de preocupação. BioSafe tem um desses exames que você pode comprar em homehealthtesting.com e algumas farmácias.

- Teste simples de saliva para as mulheres avaliarem seus níveis de estradiol, progesterona e testosterona. BodyBalance (bodybalance.com) vende um produto chamado FemaleCheck que pode ser comprado on-line por cerca de U$65.

- MineralCheck, da BodyBalance, mede o nível em seu corpo de 11 minerais e nove elementos tóxicos, inclusive alumínio e mercúrio. Você envia uma amostra de cabelo para o laboratório de testes da empresa.

Para ver o que mais está disponível, visite websites que vendem exclusivamente kits para testes domésticos:

- Healthestingathome.com
- Homehealthtesting.com
- Testsymptomsathome.com

CONHEÇA SEU DNA

Um teste de DNA doméstico é mais fácil do que a maioria das pessoas pensa – e pode ser muito útil. O que exatamente está envolvido? A resposta é bastante simples: você fricciona a parte interna de uma de suas bochechas com o cotonete bucal fornecido, parecido com o comum porém maior. Depois o coloca no envelope apropriado e envia por correio para o laboratório. O laboratório examina a amostra celular para ver se contém um bioquímico específico, cromossomal, ou marcador de DNA. Esses marcadores podem indicar seu risco de doença genética e se você se beneficiaria com uma terapia específica de drogas. Os resultados são totalmente válidos, apesar das bactérias que possam existir em sua boca quando você fricciona o cotonete. Você pode fazer o teste logo após comer bolo de chocolate.

Muitas empresas on-line fornecem testes genéticos domésticos, vários dos quais se concentram em estabelecer a paternidade de recém-nascidos. O suposto pai (ou não) tem de enviar um cotonete com material de sua boca e da boca da criança. Outras empresas, inclusive DNA-direct (dnadirect.com) se concentram em fornecer testes que dizem se sua composição de DNA o predispõe a vários problemas médicos. Por exemplo, cerca 160 milhões de pessoas em todo o mundo são portadoras de uma desordem genética chamada deficiência de Alfa-1 antitripsina, que pode causar asma e até doença pulmonar ou hepática. DNA-direct vende um kit para teste doméstico por U$330 que revela se você é ou não portador de Alfa-1. Inclui uma consulta por e-mail ou telefonema gratuito com um especialista certificado, além da análise de um laboratório especial e um relatório personalizado explicando os resultados que "interpreta seus genes no contexto" de seu estilo de vida, suas relações familiares, passos preventivos etc.

Há três testes genéticos para câncer de mama e ovário que lhe dizem se você apresenta maior risco dessas doenças. O primeiro é para as mulheres que têm um membro da família que obteve resultado positivo para mutação dos genes BRCA1 ou BRCA2. O segundo é para mulheres de linhagem judaica asquenaze (da Europa Oriental) e o terceiro para mulheres com histórico familiar de câncer de mama ou ovário sem linhagem asquenaze. Cerca de uma em cada quarenta mulheres de linhagem asquenaze carregam uma mutação genética que envolve um alto risco de câncer de mama e ovário.

As pessoas de linhagem asquenaze tendem mais à fibrose cística (FC) – doença hereditária que pode causar infertilidade masculina e danos nos pulmões, no aparelho digestivo e nas glândulas sudoríparas. Mais importante do que sua linhagem é se você tem um parente com essa doença. Caso um de seus pais ou filhos tem FC, suas chances de ser portador são de 100%. Se você tem uma tia ou um tio com FC, suas chances de ser portador são de 33%.

A desordem genética mais comum nas famílias é a hemocromatose hereditária (HH), conhecida como "doença de sobrecarga de ferro". Os primeiros sintomas são cansaço e dor nos músculos e nas articulações, mas depois os problemas se tornam muito mais sérios. A HH imita doença hepática, doença cardíaca e diabetes. Na verdade, a hemocromatose é responsável por cerca de 15% dos casos de início do diabetes em adultos. Uma em dez pessoas nos Estados Unidos tem o gene relacionado com a HH, e entre as pessoas de linhagem celta a ocorrência é de uma em quatro.

Os vários testes domésticos custam entre U$199 (teste para HH) e U$3,325 (testes para câncer de mama ou ovário). As pessoas podem evitar os testes genéticos porque prefeririam não saber se são predispostas a alguma doença. Essa atitude é muito míope. Os testes podem lhe fornecer informações úteis para tratar ou prevenir doenças – e ajudar seus filhos. Como os genes são herdados, os filhos precisam saber o que poderiam ter de enfrentar. Conhecer seus genes e os genes de seus filhos lhe permite tomar atitudes que evitam doenças que ameaçam a vida.

NÃO VÁ PARA O HOSPITAL

Um dos motivos para gastar tempo e dinheiro com os testes que acabamos de discutir é não ter de fazer isso em um hospital. As pessoas não só morrem como são freqüentemente mortas nos hospitais. Geralmente é uma boa idéia só usá-los como um último recurso. Estima-se que 200.000 pessoas nos Estados unidos morrem desnecessariamente todos os anos em hospitais em conseqüência de erros médicos evitáveis. Para você ter uma idéia desse problema aterrador, 200.000 é um número quatro vezes maior do que o de americanos que morrem anualmente em acidentes de carro – e três vezes maior do que o de americanos que morreram na Guerra do Vietnã.

Para sermos totalmente justos, o Institute for Healthcare Improvement, uma organização sem fins lucrativos sediada em Massachusetts, desafiou os administradores de serviços de saúde a melhorar a qualidade de seu atendimento e evitar erros em hospitais, e seu trabalho está sendo útil. Cerca de 3.100 hospitais participaram, partilhando dados de mortalidade e realizando procedimentos testados através de estudos para ajudar a evitar infecções e erros. Os especialistas afirmam que o esforço cooperativo foi incomum para uma indústria competitiva que, por tradição, não gosta de se concentrar publicamente no problema da mortalidade de pacientes.

O que podemos fazer a esse respeito? Em primeiro lugar, se você for a um hospital, pergunte aos médicos ou a outros profissionais da equipe médica se lavaram as mãos antes de entrar em seu quarto. Se não lavaram, peça que lavem e se certifique de que usam um desinfetante para as mãos à base de álcool, como Purell, muito mais eficaz do que o sabonete comum. Não tenha vergonha de insistir para que os médicos e a equipe lavem as mãos; as chances são de que só precise dizer isso uma vez para ser atendido.

Embora nós recomendemos que você não vá para o hospital, obviamente há momentos em que não tem outra escolha. Se quando você for, tome algumas decisões que minimizarão seu risco. A menos que more em uma área rural, a primeira decisão é: qual hospital? Se for fazer uma cirurgia, procure um com muita experiência nesse tipo de procedimento. Por exemplo, se for fazer uma substituição completa do quadril e o Hospital A realiza 350 dessas cirurgias por ano, enquanto o Hospital B somente 25, vá para o Hospital A. (Se, para isso, tiver de trocar de cirurgião, troque.)

Para obter um relatório de qualidade completo do hospital que você tem em mente, pode fazer um download on-line em healthgrades.com. Como no caso dos médicos que já discutimos, os relatórios hospitalares fornecem muitas informações úteis, inclusive sobre segurança do paciente, como "prevenção de infecções graves no pós-operatório", taxas de mortalidade de vários procedimentos, tempo médio de internação e estimativa de custos. Os hospitais com taxas de infecção menores são os com as maiores taxas gerais quando se trata da prevenção de todos os tipos de erros médicos. Esses hospitais, que recebem as melhores avaliações de Health Grades, têm uma "cultura de segurança" que os coloca um nível acima de todos os outros.

Na hora de escolher o hospital, o modo mais importante de evitar erros é ser seu próprio defensor. Participe das decisões sobre seu tratamento médico. Faça perguntas e não aceite coisas que não entenda. Se estiver doente demais para ser seu próprio defensor, a melhor coisa a fazer é pedir a um amigo ou parente que o seja. O ideal é alguém que possa acompanhá-lo durante toda a sua permanência no hospital e seja bastante esperto para fazer boas perguntas e firme para insistir em que você receba o melhor tratamento.

Você ou seu defensor devem checar seus medicamentos para verificar o que são e como atuam. Conheça suas cores e formas e descubra se o hospital tem uma farmácia com um sistema informatizado de distribuição de medicamentos. Peça para ficar o mínimo possível internado no pós-operatório. Quanto menos tempo você ficar no hospital, menores serão as suas chances de pegar uma infecção resistente a antibióticos. Pergunte sobre qualquer procedimento ou exame a que será submetido. Realmente é para o seu bem ou o hospital só está tentando "despistar"? Freqüentemente os testes são usados apenas para detectar problemas improváveis e você não tem de se submeter a eles se acha que não fazem sentido.

Além disso, sempre se certifique de que seu nome está visível na pulseira em seu pulso e, se a pulseira não for resistente, peça outra. Não se torne um chato, mas lembre-se de três coisas:

- A estada em um hospital custa muito mais do que em um hotel de luxo e você tem o direito de ser exigente.
- Sua vida pode depender de sua capacidade de se defender sozinho.
- Finalmente, deixe o hospital o mais rápido possível.

HÁ ALGUMA *SAÍDA* FÁCIL?

Há algum modo de você parecer e se sentir mais jovem sem modificar seus hábitos alimentares, se exercitar como louco e se preocupar com todas as questões médicas que abordamos? De certa forma, sim. O hormônio do crescimento (GH, de *Growth Hormone*) injetável foi aprovado pelo FDA para corrigir sua deficiência em adultos, e milhares de pessoas o estão usando como terapia antienvelhecimento. Estudos publicados no *New England Journal of Medicine* mostram que o GH pode reverter o envelhecimento em pelo menos uma dúzia de modos mensuráveis. Eis os principais exemplos:

- Restaurando a massa muscular, os cabelos perdidos, o tamanho do fígado, do coração e de outros órgãos que encolhem com a idade.
- Reduzindo a gordura corporal.
- Aumentando a energia, a função sexual e o volume de sangue bombeado por batimento cardíaco.
- Melhorando o perfil de colesterol, a visão e a memória.
- Engrossando a pele e reduzindo rugas.
- Normalizando a pressão sangüínea.

Uau, e qual é o lado negativo? – você pode se perguntar. Com um custo de U$10.000 por ano, a terapia do hormônio do crescimento é cara e provavelmente não é coberta pelo plano de saúde. E ainda há riscos de efeitos colaterais, inclusive de um aumento de resistência à insulina (particularmente se você não se exercita), síndrome do túnel do carpo, dores nas articulações e edema nas mulheres. Alguns médicos acham que também aumenta o risco de câncer.

Nós não nos opomos ao uso do GH para corrigir deficiências. A vida sem os níveis adequados de hormônios pode ser de má qualidade e levar a mais inflamações e morte precoce. Se você quiser usá-lo para combater o envelhecimento, nós recomendamos que aja com cautela e não pense nele como substituto de um estilo de vida saudável. Certifique-se de que terá o médico certo que o monitorará para verificar a ocorrência de efeitos colaterais. Algumas pessoas que conhecemos usam GH injetável a cada semana ou mês, outras três vezes por mês e depois interrompem seu uso por três meses. Os resultados podem ser dramáticos.

A terapia de reposição de estrogênio com hormônios "bioidênticos" em vez de sintéticos pode fornecer vários benefícios antienvelhecimento para mulheres na pré e pós-menopausa. Além de reduzir os sintomas da menopausa, esses benefícios incluem prevenção da osteoporose e doença de Alzheimer; melhora do perfil de colesterol, da concentração e do sono; e aumento da libido. Como um resultado do aumento de ataques cardíacos, apoplexia e câncer de mama entre mulheres que usam hormônios sintéticos como Prempro, os hormônios bioidênticos passaram a ser a escolha de milhões delas. Para saber mais sobre isso e assuntos relacionados, inclusive o uso de progesterona e hormônios bioidênticos compostos, veja womentowomen.com.

Finalmente, há a terapia da testosterona. Às vezes, é prescrita às mulheres na forma de pequenas quantidades de cremes para a pele a fim de estimular a libido em declínio e restaurar a capacidade de atingir orgasmos. Para os homens com níveis baixos de testosterona, essa terapia pode ser maravilhosa no combate à depressão, à fadiga e à disfunção erétil, ao mesmo tempo abaixando o colesterol e diminuindo a resistência à insulina. Os homens nessa terapia devem fazer *screenings* regulares para detecção de câncer de próstata e exames de PSA, porque a testosterona pode estimular o crescimento da próstata.

Além da reposição hormonal, outra "saída fácil" é uma cirurgia cosmética. Se você seguir nossos planos, terá uma aparência muito melhor, mas se quiser mais, nosso conselho é: vá em frente! Tudo que aumente sua auto-estima e o faça se sentir mais jovem tem o nosso apoio. Apenas seja esperto e saiba que essa é uma solução artificial. Um *lifting* na testa pode fazer seu rosto rejuvenescer anos, mas não diminui sua idade. Um bom lugar para começar a se informar sobre isso é plasticsurgery.org.

Plano antienvelhecimento

Sua pontuação no teste antienvelhecimento do Capítulo 1 deveria lhe dar uma boa idéia de seu estado de saúde atual e algumas pistas sobre o que precisa fazer. Combinando esses resultados com todas as informações que agora tem sobre nutrição, condicionamento físico, estilo de vida e assistência médica, você está pronto para criar seu próprio plano para diminuir sua idade. Para ajudá-lo nisso, reunimos uma série de recomendações que podem se aplicar a você.

Em cada uma das cinco listas a seguir, preencha os espaços em branco e *acrescente* alguns itens seus. Para a versão on-line, visite countdownyourage.com

Recomendações nutricionais
- Tomar café-da-manhã todos os dias.
- Encontrar um bom cereal de grão integral com pouco ou nenhum açúcar.
- Começar a comer farinha de aveia _____ dias por semana.
- Comer frutas cruas todas as manhãs.
- Acrescentar blueberries à minha dieta.
- Parar de beber sucos.
- Parar de pôr açúcar no café e/ou chá.

- Optar por torradas integrais.
- Deixar de comer geléia.
- Tornar grapefruit parte de minha vida.
- Certificar-me de que estou ingerindo bastante fibra – pelo menos _____ gramas por dia.
- Comer ovos uma vez e não mais de três vezes por semana.
- Reduzir o consumo de bacon e/ou salsicha.
- Reduzir o consumo de café para uma ou duas xícaras por dia.
- Começar a tomar chá verde.
- Tomar mais chá verde.
- Acrescentar iogurte ao meu universo.
- Aumentar meu consumo de vegetais crus e cozidos de modo a comer, em média, _____ porções por dia.
- Parar de comer batata frita.
- Parar de comer ketchup.
- Comer salada no almoço pelo menos _____ vezes por semana.
- Comer mais frango.
- Beber mais água – pelo menos _____ copos por dia.
- Parar de beber refrigerante.
- Aprender a ler rótulos de informações nutricionais nos alimentos embalados.
- Evitar xarope de milho de alta frutose.
- Consumir alimentos orgânicos.
- Reduzir meu consumo de carne bovina para não mais de _____ vezes por semana.
- Optar por vinho tinto.
- Limitar meu consumo de bebidas alcoólicas (inclusive vinho) a não mais de dois copos por dia.
- Parar de tomar bebidas alcoólicas.
- Aprender a substituir os carboidratos simples por carboidratos complexos.
- Consumir peixes com baixa contaminação por mercúrio _____ vezes por semana.

Plano antienvelhecimento ■ 255

- Só comer sobremesa ocasionalmente.
- Reduzir o consumo de alimentos amiláceos.
- Reduzir drasticamente o consumo de gorduras saturadas.
- Cozinhar com azeite de oliva.
- Tentar comer pelo menos uma porção dos alimentos a seguir a cada duas semanas. (Anote *todos* que escolher):

- Ⓐ Blueberry
- Ⓑ Grapefruit
- Ⓒ Amêndoa
- Ⓓ Maçã
- Ⓔ Abacate
- Ⓕ Beterraba
- Ⓖ Brócolis
- Ⓗ Cranberry ou suco de cranberry
- Ⓘ Linhaça
- Ⓙ Alho
- Ⓚ Azeite de oliva
- Ⓛ Cebola
- Ⓜ Laranja
- Ⓝ Salmão
- Ⓞ Soja
- Ⓟ Chá
- Ⓠ Tomate
- Ⓡ Grãos integrais
- Ⓢ Vinho tinto
- Ⓣ Feijões
- Ⓤ Algas marinhas
- Ⓥ Repolho
- Ⓦ Couve-galega

- Comer mais devagar para comer menos.
- Pôr menos comida no prato.
- Desenvolver uma estratégia para comer menos quando for a um restaurante – como pedir duas entradas, não comer sobremesa e guardar um pouco da refeição em uma quentinha.
- Reduzir gradualmente meu consumo diário de calorias para _____ por dia. (Nota: essa é uma decisão que você deve tomar baseado no tamanho de seu corpo, no quanto se exercita e no quanto quer ser agressivo em relação à perda de peso. Nós recomendamos para todas as pessoas a ingestão de menos de 3.000 e mais de 1.500 calorias por dia).
- Outras recomendações? Em uma folha de papel separada ou em seu computador, anote outras diretrizes relacionadas com nutrição que você gostaria de seguir. Por exemplo, se decidiu se tornar vegetariano, poderia escrever: "Parar de comer carne."

Recomendações sobre suplementos
- Encontrar um bom multivitamínico e começar a tomá-lo diariamente.
- Acrescentar os suplementos a seguir à minha rotina diária:

- Ⓐ Ômega-3 (óleo de peixe)
- Ⓑ Vitaminas do complexo B
- Ⓒ Ácido alfa-lipóico
- Ⓓ Acetil-L-carnitina
- Ⓔ Curcumina
- Ⓕ Vitamina D
- Ⓖ Vitamina E
- Ⓗ CoQ10
- Ⓘ Magnésio
- Ⓙ Selênio
- Ⓚ SAMe
- Ⓛ Fosfatidil serina (FS)
- Ⓜ Nattokinase
- Ⓝ Glucosamina e condroitina
- Ⓞ *Saw palmetto*
- Ⓟ *Milk thistle*
- Ⓠ *Black cohosh*
- Ⓡ Luteína e zeaxantina
- Ⓢ Licopeno
- Ⓣ Vitamina K
- Ⓤ Cromo
- Ⓥ Ácido gama-aminobutírico (GABA)
- Ⓦ DHEA
- Ⓧ _____
- Ⓨ _____
- Ⓩ _____

- Outras recomendações? Em uma folha de papel separada ou em seu computador, relacione quaisquer outros suplementos que ache que poderia tomar.

Recomendações sobre condicionamento físico
- Começar a fazer exercícios em uma base regular – pelo menos _____ dias por semana.
- Começar a caminhar – pelo menos _____ minutos por dia.
- Comprar um pedômetro.
- Aumentar a intensidade de meus exercícios.
- Estabelecer um objetivo de queimar em média _____ calorias por dia através de exercícios.
- Aumentar a duração de minha sessão de exercícios para pelo menos _____ minutos.

- Fazer um *verdadeiro* exercício aeróbico (por no mínimo vinte minutos durante os quais minha freqüência cardíaca se eleva para entre 60 e 80% de sua capacidade máxima) pelo menos _____ vezes por semana.
- Nadar em uma base regular.
- Fazer o aquecimento adequado antes de exercícios vigorosos e relaxar ao terminar.
- Entrar para uma academia ou organização parecida que ofereça instalações para exercícios.
- Fazer treinamento de resistência pelo menos _____ vezes por semana.
- Começar a me alongar regularmente.
- Ir a um estúdio de yoga ou praticar outra forma de exercício como _____.
- Ir à sauna seca (ou a vapor) a cada _____.
- Dançar com freqüência.
- Criar uma rotina de exercícios que eu possa cumprir.
- Reduzir minha porcentagem de gordura corporal para _____%.
- Começar a praticar um esporte ou exercício novo que exija esforço.
- Exercitar meus olhos.
- Exercitar conscientemente meu cérebro.
- Realizar uma atividade diferente que exija que eu me esforce de um modo novo para usar minha mente.
- Outras recomendações? Em uma folha de papel separada ou no computador, anote outras diretrizes relacionadas com condicionamento físico que você gostaria de seguir.

Recomendações sobre estilo de vida
- Determinar a quantidade de sono que eu preciso mantendo um diário do sono.
- Estabelecer o objetivo de ter em média _____ horas de sono por noite.
- Ter um quarto propício ao sono.

- Seguir uma rotina que conduz ao sono antes de ir para a cama.
- Experimentar melatonina.
- Buscar ajuda profissional para meus problemas de sono.
- Esquecer das pílulas para dormir. Não tomar bebidas alcoólicas duas horas antes de ir para a cama.
- Evitar discussões ou conversas estressantes antes de dormir.
- Certificar-me de que não tenho apnéia do sono.
- Obter ajuda para parar de fumar.
- Obter ajuda para parar de tomar bebidas alcoólicas.
- Lidar com minha depressão.
- Começar a ser honesto comigo mesmo.
- Aproveitar mais a vida.
- Fazer mais sexo.
- Falar sobre sexo com meu médico.
- Praticar a respiração profunda.
- Meditar _____ dias por semana.
- Aprender a deixar fluir.
- Juntar-me a um grupo comunitário.
- Encontrar um sentido real em minha vida.
- Ver humor nas pequenas coisas.
- Buscar a comédia (filmes, livros, clubes de comédia, TV).
- Agir com cautela (não ser imprudente).
- Proteger minha audição de ruídos altos.
- Não chutar o cachorro (controlar a raiva).
- Nunca me entediar.
- Outras recomendações? Em uma folha de papel separada ou no computador, anote outras diretrizes relacionadas com estilo de vida que você gostaria de seguir.

Recomendações sobre assistência médica

- Criar meu próprio diário de saúde.
- Levar informações médicas em minha carteira, bolsa ou algum lugar de meu corpo.

- Aprender a colaborar com meu médico.
- Encontrar um novo médico.
- Fazer o "Exame Físico Completo para Diminuir sua Idade".
- Conhecer minha contagem de colesterol.
- Descobrir quais são meus números de LDL e HDL.
- Abaixar minha contagem de colesterol.
- Certificar-me de que meu nível de triglicerídeos em jejum está normal.
- Fazer tratamento para abaixar meu nível de triglicerídeos.
- Idem para proteína C-reativa.
- Idem para homocisteína.
- Fazer anotações sempre que for a um profissional da área de saúde.
- Anotar o nome dos remédios que me forem prescritos e verificar os rótulos para me certificar de que recebi os certos.
- Estabelecer o objetivo de reduzir o tamanho de minha cintura em _____ cm.
- Fazer todo o possível para reduzir o risco de doença cardíaca.
- Seguir o conselho de meu médico para lidar com meu pré-diabetes ou diabetes.
- Conhecer o padrão de minha pressão sangüínea.
- Medir regularmente minha pressão sangüínea.
- Se eu tenho hipertensão ou pré-hipertensão, fazer tudo que for possível para reduzir ou controlar minha pressão sangüínea.
- Agendar uma colonoscopia.
- Fazer regularmente o auto-exame de pele.
- Fazer regularmente o auto-exame de mama.
- Perguntar ao meu médico sobre a possibilidade de fazer uma TC cardíaca.
- Perguntar ao meu médico sobre a possibilidade de fazer uma mamografia digital ou uma tomossíntese digital.
- Fazer uma densitometria óssea.
- Marcar uma consulta no ginecologista.

- Ir ao dermatologista.
- Ir ao oftalmologista.
- Falar com meu médico sobre o exame de PSA.
- Não ir para o hospital.
- Se eu for para o hospital, seguir os conselhos dados neste livro sobre como escolhê-lo e lidar com a situação quando estiver lá.
- Descobrir meu histórico familiar.
- Examinar um teste de DNA.
- Outras recomendações? Em uma folha de papel separada ou no computador, anote outras medidas relacionadas com a saúde que você gostaria de tomar.

SEU PRÓPRIO PLANO: O PRÓXIMO PASSO

O plano é seu. A partir deste ponto, você tem de fazer sua parte – nós fizemos a nossa. Usando seu computador ou caderno de notas (pode ser uma parte de seu diário de saúde), escreva uma breve descrição de seus objetivos pessoais para os próximos meses ou anos. Pode ser que você queira estabilizar seu peso; aumentar sua energia; ficar em boa forma física; correr uma maratona; começar a namorar pessoas mais jovens; recuperar sua acuidade mental; ou inúmeras outras coisas – isso cabe apenas a você.

A seguir, escreva o seguinte: "Para realizar meu plano, terei de seguir estas recomendações nutricionais."

Abaixo dessa frase, relacione as recomendações que acha que deve seguir, *na ordem de sua importância*. Por quê? O processo de determinar a prioridade das recomendações e depois anotá-las reforça sua importância e o ajuda a tê-las em mente. Suas chances de segui-las melhoram muito com esse simples passo.

Faça o mesmo em relação às recomendações sobre suplementos, condicionamento físico, estilo de vida e médicas. Quando você terminar, leia todo o plano em voz alta para si e então o coloque em algum lugar em que possa ser facilmente encontrado.

SEU PRÓPRIO PLANO: COMO IR EM FRENTE

No calendário que você normalmente usa (pode ser em seu computador, sua agenda ou na parede) escolha um dia e momento a cada duas semanas ou uma vez por mês em que possa checar seu progresso. Marque seu calendário no mínimo seis meses para a frente (por exemplo, um sábado sim outro não às 10 horas): "Importante – Checar meu plano."

Quando chegar o dia marcado, cheque todas as recomendações que você seguiu e faça um breve relatório de seu processo, incluindo recomendações para se sair melhor. Talvez você tenha iniciado um programa de exercícios aeróbicos mas ainda não tenha descoberto um programa para treinamento de resistência; nesse caso, anote: "Eu preciso descobrir um programa para treinamento de resistência."

Após seguir seu plano por seis meses, e daí para a frente a cada seis meses, refaça o teste (countdownyourage.com). Se sua pontuação total estiver aumentando mais rápido do que sua idade real, você de fato está progredindo. Está, basicamente, revertendo sua idade – e, em um sentido biológico real, ficando mais jovem! Está diminuindo sua idade.

Apêndice

Conteúdo de fibras dos alimentos básicos

Amêndoas (punhado – ¼ de xícara) = 4,5 gramas de fibras
Maçã (uma média) = 3 gramas
Aspargos (uma xícara) = 3 gramas
Abacate (um médio) = 2 gramas
Banana (uma média) = 3 gramas
Cevada (uma xícara) = 13 gramas
Beterraba (uma xícara) = 3,5 gramas
Pimentão (uma xícara) = 2 gramas
Feijão preto (uma xícara) = 15 gramas
Blueberries (uma xícara) = 4 gramas
Brócolis (uma xícara) = 4,5 gramas
Couve-de-bruxelas (uma xícara) = 4 gramas
Repolho (uma xícara) 3,5 gramas
Melão-cantalupo (uma xícara) = 1 grama
Cenoura (uma xícara) = 3,5 gramas
Castanha-de-caju (um punhado – ¼ de xícara) = 1 grama
Couve-flor (uma xícara) = 3 gramas
Aipo (uma xícara) = 2 gramas
Couve (cozida – uma xícara) = 5 gramas

Milho (uma xícara) = 4,5 gramas
Pepino (uma xícara) = 3 gramas
Berinjela (uma xícara) = 2,5 gramas
Grão-de-bico (uma xícara) = 12,5 gramas
Grapefruit (metade) = 1,5 gramas
Uvas (uma xícara) = 1 grama
Vagem (uma xícara) = 4 gramas
Ervilhas verdes (uma xícara) = 9 gramas
Couve-galega (uma xícara) 2,5 gramas
Feijão-vermelho (uma xícara) 11 gramas
Alho-poró (1/2 xícara) = 0,5 grama
Lentilha (uma xícara) = 15,5 gramas
Feijão-de-lima (uma xícara) = 13 gramas
Cogumelos (punhado – 140 gramas) = 1 grama
Folhas de mostarda (uma xícara) = 3 gramas
Aveia (uma xícara) = 4 gramas
Cebola (uma xícara) = 3 gramas
Laranja (uma média) = 3 gramas
Papaia (metade, média) = 3 gramas
Amendoim (punhado – ¼ de xícara) = 4 gramas
Pêra (uma média Bartlett) = 4 gramas
Feijão rajado (uma xícara) = 15 gramas
Batata (média, assada com casca) = 3 gramas
Sementes de abóbora (punhado – ¼ de xícara) = 1,5 gramas
Uva-passa (punhado – ¼ de xícara) = 1,5 gramas
Framboesas (uma xícara) = 8 gramas
Arroz (uma xícara, integral) = 3,5 gramas
Alface romana (duas xícaras) = 7,5 gramas
Centeio (1/3 de xícara) = 8 gramas
Feijão-soja (uma xícara) = 10 gramas
Espinafre (uma xícara) = 4 gramas
Morangos (uma xícara) = 3 gramas

Sementes de girassol (punhado – ¼ de xícara) = 4 gramas
Batata-doce com casca (uma média) = 12,5 gramas
Acelga (uma xícara) = 3,5 gramas
Tomate (fresco – uma xícara) = 2 gramas
Nozes (punhado – ¼ de xícara) = 1,5 gramas
Trigo (uma xícara) = 8 gramas

Leitura recomendada

Prefácio

Perls, Thomas T., e Silver, Margery Hutter. *Living to 100.* Nova York: Basic Books, 1999.

Capítulo 1

Crowley, Chris e Henry S. Lodge. *Fique mais jovem a cada ano.* Rio de Janeiro: Sextante, 2007.

Oge, Eray. *Counterclockwise.* Nova York: Third Millennium Publishing, 2004.

Capítulo 2

Bunnell, David. "Are You Really Sure You Don't Have Sleep Apnea?" LongLifeClub, 25 fev. 2006, on-line.

Dement, William C., e Vaughan, Christopher. *The Promise of Sleep.* Nova York: Dell, 1999.

Heller, Richard F., *et al. The Carbohydrate Addict's Healthy Heart Program.* Nova York: Ballantine, 1999.

Khalsa, Dharma Singh, e Stauth, Cameron. *Meditation as Medicine.* Nova York: Fireside, 2001.

Levy, Daniel, e Brink, Susan. *A Change of Heart.* Nova York: Alfred A. Knopf, 2005.

Maas, James B. *O poder do sono.* São Paulo: Ground, 2001.

Mayo Clinic. "Skin Cancer Reaching Epidemic Status". *Mayo Clinic Health Letter*, 25 abr., p. 20-24.

Messinis, Lambros, *et al.* "Neuropsychological Deficits in Long-Term Frequent Cannabis Users". *Neurology,* nov. 2005, p. 737-39.

Rush University Medical Center. "Melatonin Most Effective for Sleep When Taken for Off-Hour Sleeping". News Release, 1º maio. 2006.

Thornton, Mark. *Meditation in a New York Minute.* Boulder, CO: Sounds True, 2004.

Capítulo 3

Atkins, Robert C. *A solução do vitanutriente.* São Paulo: Arx, 1999.

Balch, Phyllis A. *Receitas para a cura através de nutrientes.* Rio de Janeiro: Campus-Elsevier, 2000.

Bounds, Gwendolyn. "After Bottled Water? Purified Ice Cubes". *Wall Street Journal,* 25 jul. 2006, B1.

Brand-Miller, Jennie, *et al. A nova revolução da glicose.* Rio de Janeiro: Campus-Elsevier, 2003.

Bunnell, David. "Are You Drinking Enough Water?" LongLifeClub, 24 set. 2005, on-line.

Campbell, T. Colin, Campbell II, Thomas MJ. *The China Study.* Dallas: Benbella Books, 2004.

de Vrese, M., P. Winkler, *et al.* "Effect of *Lactobacilluys gasseri* PA 16/8, *Bifidobacterium longum* SP 07/3, *B. bifidum* MF 20/5 on Common Cold Episodes: A Double-Blind, Randomized, Controlled Study". *Clinical Nutrition* 24, nº 4 (2005), p. 481-91.

Faloon, William. "Blueberries – the World's Healthiest Food". *LifeExtension Magazine,* inverno 2005/2006, p. 2-6.

_____. "Dietary Supplements Attacked by the Media". *LifeExtension Magazine,* jun. 2006, p. 7-18.

Harvard University. "Dietary Fiber and Colon Cancer: The Pendulum Swings (Again)". *Harvard Medical International,* ago. 2005

Iso H., M. Kobayashi, *et al.* "Intake of Fish and Omega-3 fatty Acids and Risk of Coronary Heart Disease Among Japonese". *Circulation* 113, nº 2 (2006), p. 195-202.

Johnson, Nathan. "Swine of the Times: The Making of the Modern Pig". *Harper's*, maio. 2006, p. 47-56.

Joyal, Steven V., e Kefer, Dale. "Calorie Restriction Without Hunger!" *LifeExtension Magazine*, jul. 2006, p. 21-25.

Khalsa, Dharma Singh. *Food as Medicine*. Nova York: Atria Books, 2003.

Nestle, Marion. *What to Eat*. Nova York: North Point Press, 2006.

Netzer, Corrine T. *The Complete Book of Food Counts*. Nova York: Bantam Dell, 2006.

Oliff, Heather S. "Why Lutein and Zeaxantyhin Are Becoming so Popular". *LifeExtension Magazine*, set. 2005, p. 38-45.

Perricone, Nicholas. *A promessa Perricone*. Rio de Janeiro: Campus-Elsevier, 2005.

Pratt, Steven G., Matthews, Kathy. *Superfoods HealthStyle*. Nova York: William Morrow, 2006.

Rosick, Edward R. "Antioxidants, Mitochondrial Damage, and Human Aging. *LifeExtension Magazine*, fev. 2006, p. 63-67.

Shahani, Khem. *Cultivate Health from Within*. Danbury, CT: Vital Health Publishing, 2005.

Staelin, Earl. "Strong Bones or Osteoporosis". *Well Being Journal*, mar./abr. 2006, p. 1, 34-41.

Tufts University. "Shaking the Salt Habit". *Health & Nutrition Letter*, fev. 2006, suplemento.

_____. "Vitamin D May Protect Against Breast Cancer". *Health & Nutrition Letter*, jul. 2006, p. 1-2.

Tuttle, Dave. "Protecting Your DNA from Lethal Mutations". *LifeExtension Magazine*, set. 2005, p. 31-32

Weil, Andrew. *Alimentação ideal para uma saúde perfeita*. Rio de Janeiro: Rocco, 2006.

Willet, Walter C. *Coma, beba e seja saudável*. Rio de Janeiro: Campus-Elsevier, 2002.

Capítulo 4

Anderson, Bob. *Alongue-se*. São Paulo: Summus, 2003.
Braverman, Eric R. *The Edge Effect*. Nova York: Sterling, 2004.

Bunnell, David. "Having Fun, Fun, Fun on an Exercise Bike". LongLifeClub, 20 ago. 2005, on-line.

_____. "Pumping Iron with Condi". LongLifeClub, 6 mar. 2006, on-line.

Hu, Gang, et al. "Leisure Time, Occupational, and Commuting Physical Activity and the Risk of Stroke". Department of Epidemiology and Health Promotion, National Public Health Institute. Helsinki, Finlândia, 4 ago. 2005.

Katz, Lawrence C., e Manning Rubin. *Mantenha o seu cérebro vivo.* Rio de Janeiro: Sextante, 2000.

Larson, Eric, et al. "Exercise Is Associated with Reduced Risk for Incident Dementia Among Persons 65 Years of Age and Older". *Annals of Internal Medicine,* 17 jan. 2006, p. 73-81.

Mason, Douglas J., Kohn, Michael L. *The Memory Workbook.* Oakland, CA: New Harbinger, 2001.

MensHealth Magazine. Total Body Guide. Emmaus, PA: Rodale, 2001.

Mora S., et al. "Ability of Exercise Testing to Predict Cardiovascular and All-Cause Death in Asymptomatic Women". *Journal of the American Medical Association,* 24 set. 2003, p. 1.600-07.

Richardson, Caroline R., et al. "Physical Activity and Mortality Across Cardiovascular Disease Risk Groups". *Medicine and Science in Sports and Exercise,* nov. 2004, p. 1.923-29

Robinet, Jane-Ellen. "Regular Exercise Can Help Young and Old Fight Depression". LongLifeClub, 4 fev. 2005, on-line.

Roizen, Michael F., Oz, Mehmet C. *Você – manual do proprietário.* Rio de Janeiro: Campus-Elsevier, 2005.

Sherman, Karen J., et al. "Comparing Yoga, Exercise, and a Self-Care Book for Chronic Low Back Pain". *Annals of Internal Medicine* 143, nº 12, 20 dez. 2005, p. 849-56.

Small, Gary. *The Memory Bible.* Nova York: Hyperion, 2002.

Capítulo 5

American Academy of Dermatology. "You Really Need to Learn How to Spot the Warning Signs of Hidden Melanomas". News Release, 1º maio. 2006.

Baron, Penny. "The 10 Most Important Blood Tests". *LifeExtension Magazine,* maio 2006, p. 43-51.

Doheny, Katherine. "Technology May Bring Kinder, Gentler Colonoscopy". HealthDay, 24 maio. 2006, on-line.

Edelson, Ed. "Self-Monitoring of Blood Drug Helps Patients". HealthDay, 2 fev. 2006, on-line.

Isaacs, Scott, Vagnini, Frederic. *Overcoming Metabolic Syndrome*. Omaha, NE: Addicus, 2006.

Kurzweil, Ray, Grossman, Terry. *Fantastic Voyage: Live Long Enough to Live Forever*. Nova York: Penguin, 2005.

Landro, Laura. "Hospitals Combat Errors at the 'Hand-Off'". *Wall Street Journal*, 26 jun. 2006, D1.

Raucher, Megan. "Be Assertive to Stay Safe in the Hospital". Reuter's Health, 20 abr. 2006, on-line.

Reinburg, Steven. "New Sunscreen Promises More Protection". HealthDay, 25 jul. 2006, on-line.

Robinet, Jane-Ellen. "Cancer Screenings, Prevention Efforts Pay Off in Declining Death Rates". LongLifeClub, 10 jun. 2004, on-line.

_____. "Here Are Ways to Lower Your Risk of Getting Colon Cancer". LongLifeClub, 13 fev. 2005, on-line.

Roizen, Michael F., Oz, Mehmet C. *You: The Smart Patient*. Nova York: Free Press, 2006.

Vagnini, Frederic, Fox, Barry. *The Side Effects Bible*. Nova York: Broadway Books, 2005.

Weil, Andrew. *Envelhecer com saúde*. Rio de Janeiro: Rocco, 2006.

Wurman, Richard Saul. *Diagnostic Tests for Men*. Newport, RI: TOP, 2001.

Índice remissivo

Aboutyogurt.com, 110
Academias, 171-73, 175-77, 179-83, 200-01
Açafrão-da-terra, 154
Acetil-L-carnitina, 154-55
Acidez, 99, 114-15
Ácido alfa-linolênico (ALA), 119
Ácido alfa-lipóico, 153, 155
Ácido docosahexaenóico (DHA), 119, 151
Ácido eicosapentaenóico (EPA), 119, 151
Ácido fólico, 106, 107, 139, 141-42, 151, 152-53
Ácido linoleico conjugado (CLA), 131
Ácido pantotênico, 151, 153
Ácido pinolênico, 147
Ácidos graxos essenciais, 123, 149, 181
Ácidos graxos ômega-3, 118-19, 133, 134, 136
    proporção entre ômega-6 e, 120
    propriedades dos, 120
    suplementos, 148-49
Ácidos graxos ômega-6, 120
Açúcar no sangue, 55, 90, 97, 161
  café-da-manhã e, 100
  carboidratos e, 97
  cebola e, 105
  cromo e, 161
  exercícios e, 175
  feijões e, 142
  jejum, 105, 144, 230

Açúcar, 115-17 Veja também açúcar no sangue.
  índice glicêmico, 97-98
  nas frutas, 99
  nos cereais, 100-02
  nos rótulos de alimentos, 116-17
  nos sucos de frutas, 95
  refinados vs. complexos, 116
Adenosil-L-metionina (SAMe). Veja SAMe
Adventistas do Sétimo Dia (estudo dos), 94, 125
  benefícios do, 76-77
  estresse e, 76
  perguntas do medico sobre, 77
  Sexo, 77-78
  sono e, 68, 73, 76
  valor de exercício do, 176
Afastamento lateral dos membros inferiores, 192
Agachamento profundo, 191
Água, 112-15, 168, 179, 193
  antes das refeições, 146
  da torneira, 114
  dicas para beber o suficiente, 113-14
  engarrafada, 115
  filtros, 114
  ingestão ótima de, 113
Albumina, 159
Álcool, 59
  calorias no, 120

distúrbios do sono e, 72
milk thistle e, 159
osteoporose e, 239
vitamina B1 e, 151
Alergias, 116
Alga azul esverdeada, 159
Alginato de sódio, 142
Alho, 140
Alimentos orgânicos, 61
Alimentos para a longevidade, 137
Alimentos processados, 90, 114-15
Alongamento da coluna lombar e do tendão do jarrete, 191
Alongamento da panturrilha e do tendão de Aquiles, 192
Alongamento dinâmico, 185-86
Alongamento do quadríceps, 191
Alongamento dos dedos dos pés, 174
Alongamento dos dedos, 191
Alongamento estático, 185-86
Alongamento simples do ombro, 190-91
Alongamento, 183-84, 185-87
Alumínio, 230, 245
Alzheimer, 144, 148
  acetil-L-carnitina e, 154-55
  ácido fólico e, 152
  ácidos graxos ômega-3 e, 119, 151
  exercícios e, 163, 173, 203
  HNE e, 121
  niacina e, 148, 152
  Veja também função cognitiva; demência.
Amazon.com, 182,
Ambien, 63
Ameixa, 99
Amêndoa, 118, 139
American Academy of Anti-Aging Medicine, 228
American Association for Cancer Research, 155

American Association of Colleges of Osteopathic Medicine (AACOM) (aacom.org), 226
American Association of Periodontology, 241
American Board of Internal Medicine (abim.org), 207
American Board of Medical Specialties (ABMS) (abms.org), 207
American Cancer Society, 129, 241
American Council on Exercise, 166, 187
American Dietetic Association, 89
American Federation for the Blind (afb.org), 241
American Heart Association, 108, 117, 119
American Institute for Cancer Research, 124
American Journal of Cardiology, 137, 237
American Journal of Clinical Nutrition, 141, 151
American Journal of Sociology, 84
American Medical Association, 174
American Sleep Disorders Association, 70
Ames, Bruce, 154
aminoácidos essenciais, 126, 141
Aminoácidos, 111, 125, 181
Amor & sobrevivência: a base científica para o poder curativo da intimidade (Ornish), 77
Análise de impedância bioelétrica, 166
Andrógenos, 161
Andropausa, 231
Ansiedade, 161
Antibióticos na alimentação animal, 91, 130-31, 132
Antioxidantes, 96, 124, 128, 138, 140, 150
Antocianinas, 128
Aparelho Bowflex, 181

Aparelhos de resistência, 180-81
Apnéia do sono, 74-75
Apoplexia, 106, 251
AquaICE, 115
Aquecimento para exercícios, 183-84
Arame, 142
Archives of Internal Medicine, 85, 141
Arritmias, 133
Arroz, 98, 108
Arsênico, 230
Artrite reumatóide, 119, 141, 156, 233, 239
Artrite, 232
    ácido fólico e, 152
    ácidos graxos ômega-3 e, 119
    couve-galega e, 143
    curcumina e, 154
    glucosamina-condroitina e, 148
    Natação e, 201
    osteoartrite, 152
    proporção entre ômega-3 e ômega-6 e, 120
    reumatóide, 119, 141, 156, 233, 239
    SAMe e, 157
    Vitamina B6 e, 152
Ascorbigeno, 143
Ashtanga ("yoga do poder"), 189
Asma, 120, 141, 153, 154, 246
Assistência médica, 253, 258. Veja também
Ataques cardíacos, 251
    ácidos graxos ômega-3 e, 140
    calor e, 198
    desordens do sono e, 63, 70
    fibras e, 94
    homocisteína e, 129
    ingestão de água e, 112
    nattokinase e, 158
    sexo e risco reduzido de, 75
    vegetarianismo e, 126
Aterosclerose, 98, 129, 141

Atorvastatin, 167
Autobiografia de um iogue (Yogananda), 188
Avastin (avastin.com), 234
Aveia, 102-03
Avelã, 118
Avocado, 118, 139
Azeite de oliva, 118, 121, 122, 140-41

B12 Patch (b12patch.com), 153
Balanço da tromba de elefante, 191
Banana, 157
Basquete, 185
Batata, 97-98
Benson, Herbert, 83
Berger, Hans, 64
Berkeley City Club, 193
Berkeley Bowl, 102, 103
Betacaroteno, 150
Beta-sitosterol, 139
beterraba e, 139
    apnéia do sono e, 74-75
    blueberries e, 138
    calor e, 198
    cromo e, 161
    doença periodontal e, 242
    exercícios e, 174
    fibras e, 93
    HNE e, 121
    Homocisteína e, 129
    ingestão de água e, 113
    linhaça e, 140
    nattokinase e, 158
    peixe e, 133
    vitamina Bl2 e, 153
Beterraba, 139
Bifenis policlorados (PCBS), 136
Bikram yoga ("yoga quente"), 198
BioSafe, 244, 245
Biotina, 151, 153

Black cohosh, 159
Blueberry, 138
BodyBalance (bodybalance.com), 245
Borg, Gunnar, 28
British Medical Journal, 75
Brócolis, 95, 140
Bunnel, Dave (autor)
   aprimoramento das habilidades de memória e, 207-08
   cereal para o café-da-manhã de, 109-10
   diário de saúde pessoal de, 212
   mudanças de estilo de vida feitas por, 56
   prática de yoga por parte de, 185
   rotina de exercícios de, 169, 170, 171, 168-69, 170-71, 174
   rotina para suar de, 197-98
   terapia do riso e, 78-9
Bursite, 153

Café, 113, 114, 124
Café-da-manhã, 100-10
Cafeína, 72
Cálcio, 130, 139, 142, 150, 155, 161, 168, 236
Calorias, 88-9
   em carboidratos, 120, 144-45
   em gorduras alimentares, 120, 145-46
   em proteínas, 145-46
   exercícios e, 170, 172-73, 175, 198
   reduzindo com a idade, 164
   suor e, 197-98
   yoga e, 185, 187, 188
Caloriesperhour.com, 176
Cama elástica (needakrebounders.com), 172
Caminhada com pesos nos membros superiores, 178
Caminhada, 174, 178-79
Câncer de bexiga,
Câncer de cólon (colorretal)
   alho e, 140
   carne e, 129
   exames para detecção de, 229, 231, 236, 237-39
   exercícios e, 164
   feijões e, 142
   fibras e, 94
   grãos integrais e, 142
   licopeno e, 105
   repolho e, 143
   selênio e, 155-56
   vitamina B6 e, 152
   vitamina D e, 155
Câncer de endométrio, 105, 231
Câncer de esôfago, 140
Câncer de estômago, 140, 142
Câncer de intestino, 143
Câncer de mama, 239, 243
   alho e, 140
   brócolis e, 140
   chá verde e, 141
   couve-galega e, 143
   exames para detecção de, 231, 237-38, 243, 246, 247
   exercício e, 164
   fibras e, 94
   grãos integrais e, 142
   ingestão de água e, 113
   licopeno e, 105
   repolho e, 143
   salmão e, 141
   soja e, 141
   vitamina D e, 155
Câncer de ovário, 155, 246, 247
Câncer de pâncreas, 105, 129
Câncer de pele, 140, 240-41
Câncer de próstata, 140, 245
   abacate e, 139
   ácido alfa-linolênico e, 119

couve-galega e, 143
DHEA e, 161-62
exames para detecção de, 231, 245
exercícios e, 164
fibras e, 94
grãos integrais e, 142
licopeno e, 105, 142, 160
selênio e, 155
sexo e, 76
soja e, 141
vitamina D e, 155
Câncer de pulmão, 105, 141, 143, 156
Câncer de testículo, 243
Câncer do aparelho digestivo, 141
Câncer gástrico, 140
Cancer Research, 155
Câncer, 198
  alho e, 140
  brócolis e, 140
  carne e, 129
  chá verde e, 141
  couve-galega e, 143
  de bexiga, 113, 143
  de cólon (veja câncer de cólon [colorretal])
  de endométrio, 105, 231
  de esôfago, 140
  de estômago, 140, 142
  de intestino, 143
  de mama (veja câncer de mama)
  de ovário, 155, 246, 247
  de pâncreas, 105, 129
  de pele, 140, 240-41
  de próstata (veja câncer de próstata)
  de pulmão, 105, 141, 143, 156
  de testículo, 243
  do aparelho digestivo, 141
  exercícios e, 164, 169, 173

fibras e, 94
fitonutrientes e, 96
gástrico, 140
grãos integrais e, 142
HNE e, 121
hormônio do crescimento e, 250
ingestão de água e, 113
ingestão de frutas e vegetais e, 124
licopeno e, 105, 142, 160
multivitamínicos e, 148
proporção entre ômega-3 e ômega-6 e, 120
selênio e, 155
vegetais marinhos e, 142
vitamina B2 e, 151
vitamina D e, 154, 155
Capacidade aeróbica, 167
Capacidade Oxidativa, 167
Carbohydrate Addict's Diet, The (Heller e Heller), 56
Carbohydrate Addict's Healthy Heart Program, The (Heller, Heller e Vagnini), 56
Carboidratos, 55, 56, 117, 120
  ácido alfa-lipóico e, 153
  bons e maus, 89, 93
  calorias em, 120, 145-46
  dietas de baixo, 121, 122
  moderando a ingestão de 100
Carcinogênicos, 140
Carcinoma celular basal, 218, 240
Carcinoma celular escamoso, 240
Cardiovascular Heart Study, 134
CARE HOME Colon Cancer Test, 236
Carne bovina, 131
Carne de gado alimentado no pasto, 131
Carne de porco, 132
Carne orgânica, 130-31
Carne processada, 129

Carne, 121, 122, 125, 128-33
Carotenóides, 139, 160
Casamento, 85-86
Castanha-de-caju, 118
Castanha-do-pará, 118
Catarata, 139, 160
Cebola, 105
Celebrex, 148-49
Células matadoras naturais, 140
Anotações, 219
   Atividades neuróbicas, 206
   Barras de cereais Nutri-Grain, 117
   Fator NT, 160
   Moduladores neuronais, 204-05, 206
   Natural Resources Defense Council, 114
   NeoGuide, 235
   New England Journal of Medicine, 79, 148, 250
   New York Health Spa, 170-71
   New York Times, 148
   Niacina, 106-08, 132, 148, 152, 167
   Niacinamida, 152
   Niaspan, 152
   Nori, 143
   Nurses' Health Study, 155
   Pesadelos, 70
   Rotação de pescoço, 185-86, 190
   Suores noturnos, 159
Células-tronco, 159
Centenários, 86
Cereais inteligentes Smart Start da Kellogg's, 117
Cereal de trigo integral da Uncle Sam, 103
Cérebro, 117
   exercitando o, 203
   nattokinase e, 158
   plasticidade do, 203-04
   salmão e, 141

Cereja, 99
Chá branco, 141
Chá preto, 141
Chá verde, 141
Chá, 112, 114, 141
Chicago Health and Aging Project, 134
China Study, 94
Chocolate preto, 104
Chumbo, 110, 230
Ciclo do sono, 64-65, 70
Cirrose, 157, 159
Cirurgia cosmética, 251
Citoquinas, 169-70
Clamídia, 232
Clinton, Bill, 53
Coágulos sangüíneos, 158
Cochilos, 66-67
Coentro, 106
Colágeno, 153
Colecistoquinina (CCK), 147
Colestase, 157
Colesterol, 107-08, 233, 244. *Veja também* lipoproteína de alta densidade (HDL); lipoproteína de baixa densidade (LDL).
   ácido linoleico conjugado e, 131
   açúcar e, 116
   alimentar, 106, 108
   blueberries e, 128
   carne e, 129
   feijão rajado e, 106
   feijões e, 142
   fibras e, 94
   grapefruit e, 138
   laranja e, 141
   ovos e, 106-07
   pimentão e, 105
   proporção de colesterol total/HDL, 233-34
   sérico, 107

terapia da testosterona e, 251
testes de, 231, 245
Colina, 107
Colite, 152
Colonoscopia virtual, 234, 235
Colonoscopia, 234-35
Competitiveedgproducts.com, 182
Condicionamento físico. Veja exercícios.
Condroitina, 149, 158
Consumer Reports, 202
Controle da raiva, 81
Coração
  CoQ10 para o, 230
  exercícios para o, 176-79
  sistema elétrico do, 134
CoQ10, 156, 221-22, 230
Corrida, 178
Countdownyourage.com, 15, 253
Cousins, Norman, 78
Couve-galega, 143
Creme de leite, 121
Crisco, 123
Cromo, 161, 230
Crook, Thomas, 158
Crow, Christopher, 222
Curcumina, 154

Damasco seco, 99
DanActive, 111
Dança, 201-02, 206
Davis, Adelle, 57
Defeitos congênitos, 152
Deficiência de alfa-1 antitripsina, 246
Degeneração macular, 119, 150, 160, 233, 241
Dehidroepiandrosterona. Veja DHEA
Deixar fluir (meditação), 82
  Demência, 98. *Veja também* Alzheimer; função cognitiva.
  ácido fólico e, 152-53

ácidos graxos ômega-3 e, 118
exercícios e, 163, 164, 203
peixe e, 119
vitamina E e, 155-56
Dement, William, C., 62, 66
Dendrites, 205
Densidade nutricional, 90
Densidade óssea, 168. Veja também osteoporose.
carne e, 129
chá e, 141
couve-galega e, 143
exames para avaliar a, 231, 238
exercícios e, 168
vitamina K e, 161
Densitometria óssea, 238
Department of Agriculture, U.S. (USDA), 89
Depressão pós-parto, 152
Depressão
açúcar e, 116
casamento e, 85-86
distúrbios do sono e, 67
exercícios e, 149
pós-parto, 152
proporção entre ômega-3 e ômega-6 e, 120
SAMe e, 157
teanina e, 161
vitamina B12 e, 153
DHA. Veja ácido docosahexaenóico.
DHEA, 161-62
Diabetes do tipo 2, 98, 115, 161, 167, 233, 242
Diabetes, 98, 100, 133, 247
ácidos graxos ômega-3 e, 118
açúcar e, 116
apnéia do sono e, 74-75
blueberries e, 138
cromo e, 161

do tipo 2, 98, 115, 161, 167, 233, 242
doenças periodontais e, 241-42
exercícios e, 173
fibras e, 94
gorduras trans e, 123
niacina e, 148, 151
passas de uva e, 101-02
pré-, 231
proteína C-reativa e, 233
teste de, 229
vegetarianismo e, 125
vitamina B6 e, 152
xarope de milho de alta frutose e, 116
Diário de saúde pessoal, 212-15, 216-19
Diário de saúde. *Veja* diário de saúde pessoal.
Diário do sono de diminua sua idade, 68, 69
Diário do sono 68-69
dicas estratégicas para ter, 70-73
Dieta Atkins, 121
Dieta de South Beach, 121
Diminua sua idade física, 228-32
Diminua sua idade física; médicos.
   anotações e, 212-19
   check-ups domésticos e, 242
   diário de saúde pessoal e, 225-27
   em hospitais, 247-49
   recomendações, 253
   teste de DNA e, 245-46
Diminuição do sabor, 147
Disfunção erétil, 231, 251
Diuréticos, 114, 151, 157
DNA-direct (dnadirect.com), 246
Doença cardíaca, 100-101
   beterraba e, 139
   proteína C-reativa e, 233
   exercícios e, 173
   fibras e, 94
   linhaça e, 140

ácido fólico e, 152-53
grapefruit e, 138
HDL e, 107-08
HNE e, 121
couve-galega e, 143
riso e, 78-79
LDL e, 107-08
casamento e, 85-86
multivitamínicos e, 148
ácidos graxos ômega-3 e, 120
proporção entre ômega-3 e ômega-6 e, 121
doença periodontal e, 242
salmão e, 141
gorduras saturadas e, 121
distúrbios do sono e, 65, 75
soja e, 141
açúcar e, 115-17
exames para detecção de, 236-37
gorduras trans e, 123
vegetarianismo e, 125
vitamina B6 e, 152
vitamina B12 e, 153
vitamina E e, 155
grãos integrais e, 142
Doença cardiovascular, 107, 129. *Veja também* doença cardíaca.
Doença celíaca, 103
Doença de Huntington, 121
Doença de Lyme, 232
Doença de Parkinson, 121
Doença periodontal, 94, 242
Dor de cabeça, 113
Dor nas articulações, 113
Dor nas costas, 113, 172, 186
Doutor de osteopatia (D.O.), 225
D-ribose, 160
Duke University, 76, 205, 206

Índice remissivo ■ 281

Ecocardiograma (ECO), 237
Ecocardiograma sob estresse (Stress ECHO), 237
Ecocardiograma sob estresse, 237
Edison, Thomas, 66
Eletroencefalograma (EEG), 64
Endorfinas, 73, 77, 170
Endotélio, 81
Entonox, 235
EPA. *Veja* ácido eicosapentaenóico.
Erva de São João, 86
Esclerose múltipla, 152, 161
Espelta, 104
Espinafre, 160
Estatinas, 167
Esteira elíptica, 199
Esteiras, 199
Esteróis, 118
Estilo da dieta mediterrânea, 133
Estilo de vida, 53-86. *Veja também* riso; meditação; redes de relacionamento social; sexo; sono.
  mudança dos autores no, 54-59
  recomendações, 253-54
  coisas a não fazer, 59-60
Estradiol, 231, 245
Estresse
  saudável (exercício), 167
  meditação e, 83
  sexo e, 77
Estrogênio, 78, 140, 143, 140, 159
Euforia dos maratonistas, 170
Evitação da fome extrema, 144
Exame de ácido úrico, 230
Exame de pele, 240
Exame de PSA, 231, 260
Exame de rins, 244
Exame ginecológico, 239
Exame odontológico, 241
Exame oftalmológico, 241

Exames de sangue, 231
Exames diagnósticos, 234-42
Exames físicos. *Veja* Diminua sua idade física.
Exercício de levantamento de peso, 173, 239
Exercício de mudar a visão, 195-96
Exercícios aeróbicos, 176, 186
Exercícios de barra, 193
Exercícios isométricos, 180
Exercícios no trampolim, 193
Exercícios, 114, 125, 163-209
  aeróbicos, 176, 186
  marcadores de envelhecimento controlados por, 165-209
  abordagem atlética dos, 202-03
  para o cérebro, 203-09
  relaxamento após os, 183-84
  criando uma rotina, 190
  diários, 169-80
  dança, 201-02, 205
  desculpas para evitar, 199-200
  começando, 169-70
  como estresse saudável, 168-69
  para o coração, 176-79
  lesões, 179
  mínimo de tempo necessário para, 176-78
  recomendações, 253-54
  de resistência, 164, 180-81, 182
  respeitando seus limites, 184
  alongamento e, 183-84, 185-90
  suor e, 197-98
  uso da imaginação nos, 171-72
  aquecimento para, 183
  de levantamento de peso, 173, 239
Expressofitness.com, 200

Fadiga crônica, 152, 160
Fadiga. *Veja* fadiga crônica

Faixa de treinamento, 177
Falência cardíaca congestiva, 156, 160
Falência cardíaca, 156, 160
Family Medical Specialists of Texas, 222
Farelo de aveia, 122
Farinha branca, produtos feitos de, 95
Farinha de aveia, 102
FDA. *Veja* Food and Drug Administration
Feijão rajado, 106
Feijões, 96, 99-100, 142
FemaleCheck, 245
FiberChoice (fiberchoice.com), 95
Fibras insolúveis, 143
Fibras, 93-95, 143
  benefícios das, 96-97
  cereais com alto teor de fibras, 102-103
  conteúdo de fibras dos alimentos básicos, 263-65
  factóides sobre as, 95
  alimentos com alto teor de, 96
  no feijão rajado, 106
  ingestão recomendada de, 96
  solúveis e insolúveis, 143
Fibrina, 157
Fibrinogênio, 230
Fibrose cística, 247
Fígado, 111, 112, 118, 157
Fitonutrientes, 96-97, 124, 127-28
Flavonóides, 96-97, 102, 139
Flexibilidade da espinha dorsal, 186-90, 195
Flexões de tríceps, 193
Fluxo sangüíneo, 81, 157
Fmstexas.com, 222
Fontes ocultas de sal/sódio, 90-91
Food and Drug Administration (FDA), 115, 135, 149, 240, 243, 250
Fosfatidil serina (FS), 158
Fosfolipídios, 117
Fotossíntese, 97

Frango caipira, 132
Frango orgânico, 132
Frango, 108, 132
Fraturas de quadril, 130, 187
Fred Hutchinson Cancer Research Center, 188
Freqüência cardíaca máxima, 177 Mayo Clinic, 235
Freqüência cardíaca, 134, 137, 177
Frituras, 122, 123
Frutas
  no café-da-manhã, 101-02
  fibras nas, 102
  índice glicêmico, 98-99
  importância das, 124
  pigmentação das, 127-28
  porção, 125
  casca de, 95, 101, 128
Frutose, 99, 102, 104, 116. *Veja também* xarope de milho de alta frutose.
Fumo, 54, 76, 85, 121, 164, 239
Função cognitiva, 144. *Veja também* doença de Alzheimer; demência.
  proteína C-reativa e, 233
  exercícios para a, 203-06
  peixe e, 133-34
  nattokinase e, 158
  ácidos graxos ômega-3 e, 151
  fosfatidil serina e, 158
Resfriados, 113, 153

Ganho de peso. *Veja também* obesidade.
  alimentos processados e, 90
  privação de sono e, 66
  açúcar e, 115-17
Gelo, 115
Gene BRCA1, 246
Gene BRCA2, 246
gene econômico, 145
Genentech, 234

Germe de trigo, 95, 103
Giro do tronco inferior, 191
Giro dos olhos, 195
Glândula pineal, 73
Glaucoma, 241
Glicose sangüínea em jejum, 105, 230-31
Glicose, 100. *Veja também* açúcar.
Glucosamina, 149, 158
Glutationa, 152
Gordura corporal, 88-9
   tolerância à glicose e, 167
   composição da, 118-23
   medindo a, 166
   ingestão de água e, 113
Gordura. *Veja* gordura corporal; gorduras alimentares
Gorduras alimentares, 117-23
   ácido alfa-linolênico, 119
   ruins, 121
   calorias em, 120, 145
   boas, 118
   duvidosas, 119-20
   monoinsaturadas, 118
   ômega-3 (*veja* ácidos graxos ômega-3)
   ômega-6, 120, 131
   poliinsaturadas, 120-21
   saturadas (*veja* gorduras saturadas)
   trans, 108, 123
   Dietas, 88
Gorduras hidrogenas. *Veja* gorduras trans.
Gorduras monoinsaturadas, 118
Gorduras poliinsaturadas, 120-21
Gorduras saturadas, 118, 121-23
   tolerância à glicose e, 167
   propriedades das, 121-23
Gorduras trans, 123
Got Mercury, 136
Gota, 230
Gothard, Sander, 222

Granola, 102
Grãos integrais, 98, 142
Grape Nuts, 103
Harrison, Barbara, 199
Harvard Medical School, 83, 152
Harvard School of Public Health, 56
Hatha yoga, 187, 189
HDL. *Veja* lipoproteína de alta intensidade.
Health Grades (healthgrades.com), 248, 249
Health Psychology, 85
Healthtestingathome.com, 244-45
Heartscanofchicago.com, 236
Helicobacter pylori, 140
Heller, Rachel, 56
Heller, Richard, 56
Hemocromatose hereditária (HH), 247
Hepatite, 157, 159
Hesperetina, 141
Hijiki, 142
Hiperplasia prostática benigna (HPB), 231
Hipertensão. *Veja* pressão sangüínea.
   cromo e, 161
   exercícios e, 173
   calor e, 198
   monitoramento em casa da, 242-43
   carne e, 129
   pré-, 242, 243
   distúrbios do sono e, 67
   soja e, 141
   açúcar e, 116
HNE, 121
Home Diagnosis (homediagnostics.com), 242
Home Health Testing (homehealthtesting.com), 236
Homens
   ingestão de ovos, 107

exercícios e, 163-64
ingestão de fibras, 95
exames de hormônios para, 231
benefício do casamento e, 84-5
obesidade em, 56-7, 166
sexo e, 75, 76, 77
desordens relacionadas com o estresse em, 83
terapia da testosterona para, 251
Homocisteína, 60, 129, 130, 141, 153 230, 233-34
Hope, Bob, 172
Hormônios de crescimento, 64, 91, 181, 250
Hospitais, 247-49
Http://doctor.webmed.com, 223
Http://santosha.com, 188
Http://webapps.ama-assn.org/doctor-finder, 223
HTTP-5, 86
Https://healthmanager.webmd.com, 213
Huevos de La Casa, 105-09
Human Growth hormone, 250-51
Human Nutrition Research Center, USDA, 165

I-Find, 243
Impressionante cereal para o café-da-manhã de Dave, O, 104
Incidência de cancer no Japão, 142
Índice de massa corporal (IMC), 101
Índice glicêmico (IG), 97-99
Indole-3-carbinol, 140
Infecções por cândida, 111, 227
Infecções por fungos, 111
Infertilidade, 83
Inflamação, 119, 140, 153, 169
Ingestão diária ótima(ONA), 150

Ingestão diária recomendada (RDA), 150
Insônia, 83
Institute for Healthcare Improvement, 248
Institute for Safe Medical Practices, 220
Insulina, 55, 98, 115-16
  carboidratos e, 100, 101
  cromo e, 161, 230
  exercícios e, 167
  fibras e, 95
  fructose e, 117
  vegetarianismo e, 125
Institute of Medicine, 95, 174
International Classification or Sleep Disorders, Diagnostic and Coding Manual, The, 70
Intolerância à glicose, 103
Intolerância à lactose, 101, 111
Inuits, 119
Iodo radioativo, 142
Iodo, 142
Iogurte, 110-111
Ionizers.org, 114

Jazzercise, 202
Jogging, 178-79
Johns Hopkins University, 140
Johnson, Lori, 145
Johnson, Ron, 145
Jokl, Ernst, 198
Journal of the American Dietetic Association, 101
Journal of Sports Medicine, 175
Juvenon (juvenon.com), 154

Katz, Lawrence, 206, 207
Kelp, 142
Kingpin (filme), 81
Krill, 137

Kroger, 137
Kundalini yoga, 189

Laboratórios do sono, 75
Labtestsonline.org, 232
Lanou, Amy Joy, 126
Laranja, 99, 141
Laticínios, 101, 122. *Veja também* tipos específicos
LDL. *Veja* lipoproteína de baixa densidade
Legumes. Veja feijões.
Leite de amêndoa, 101, 122
Leite de castanha-de-caju, 101
Leite de soja, 101, 122
Leite, 121, 122
Ler em voz alta, 207
Let's Eat Right to Keep Fit (Davis), 57
Levedura de arroz vermelho, 167
Licopeno, 105-06, 128, 142, 160
Lignina, 140
Linhaça, 140
Linhagem judaica asquenaze, 246-47
Lipitor, 151
Lipoproteína de alta densidade (HDL)
 colesterol, 118
 exercícios e, 167-68
 peixe e, 133
 gorduras monoinsaturadas e, 118
 niacina e, 148
 farelo de aveia e, 122
 ácidos graxos ômega-3 e, 151
 cebola e, 105
 gorduras poliinsaturadas e, 120-21
 probióticos e, 111
 propriedades do, 107-08
 proporção de colesterol total, 167, 232-33
 testes de, 229, 230
Lipoproteína de baixa densidade (LDL), 118, 144, 167-68

maçã e, 139
beterraba e, 139
blueberries e, 138
niacina e 148, 151
aveia/farelo de aveia e, 104, 122
ácidos graxosômega-3, 119
gorduras poliinsaturadas e, 120-21
probióticos e, 111
propriedades da, 107-08
gorduras saturadas e, 121-22
exames de, 229-30
gorduras trans e, 123
Longlife.com, 162
LongLifeClub (longlifeclub.com), 7, 54, 86
Lunesta, 75
Luteína, 128, 139, 160, 161,

Maçã, 99, 139
Maconha, 62, 72
Maggette, Corey, 202
Magnésio, 106, 150, 157, 239
Maharishi Mahesh Yogi, 83
Mamografia, 237-38
Manifestação explícita da própria vontade, 214-15
Manteiga, 121, 122
Mantenha o seu cérebro vivo (Katz), 206, 207
Máquinas de ruído branco, 68
Massa muscular, 166
Matthews, Kathy, 141
McDonald's, 109, 145
Médicos, 221-26
 com certificação do conselho, 222
 avaliando, 223-25
 holísticos, 221
 como encontrar o certo, 225-27
 questões sexuais e, 77

O que torna um médico ótimo? (questionário), 223-25
Meditação simples de diminua sua idade, 84
Meditação Transcendental, 83
Meditação, 72, 82-84, 193-96
Mel, 116
Melancia, 160
Melanoma, 241
Melatonina, 73
Memantina, 148
Memória, 65, 135, 158, 204-06
Memory Assessment Clinic, 158
Menocheck.com, 244
Menopausa, 152, 159, 239, 244. *Veja também* terapia de reposição com hormônios bioidênticos.
Mercúrio, 110, 133, 134-37, 151, 155, 230, 245
Merzenich, Michael, 204
Mesa de inversão, 187
Metchnikoff, Ilya Ilich, 110
Metformina, 60
Metilmercúrio, 155
Método das dobras cutâneas, 166
Mexoril, 240
Michigan State University Food and Nutrition Database Research Center, 107
Micoplasma, 232
Microalbumina, 244
Micromols por litro (μmol/L), 234
Milk thistle, 159
Miller, Michael, 78
Mind Body Medical Institute (mbmi.org), 83
Minerais essenciais, 149-50
MineralCheck, 245
Mitocôndria, 149, 154, 160
Moinho de vento, 190
Molhos de salada, 122-23

Monitor de freqüência cardíaca, 178
Monterey Bay Aquarium (mbayaq.org), 135
Mount Zion Osteoporosis Center, 130
Movimentos oculares rápidos (REM), 64-5, 67
Mozaffarian, Dariush, 134
Mulheres
  tomossíntese digital para, 219
  ingestão de ovos, 107
  exercícios e, 164-66
  ingestão de fibras, 95
  exames ginecológicos, 239-40
  exame de hormônios para, 245
  benefício do casamento e, 85
  obesidade em, 57, 166
  sexo e, 76, 77-78
  desordens relacionadas com o estresse em, 83
  terapia da testosterona para, 251
Multivitamínicos, 150
Mutagênicos, 154

Natação, 190
  benefícios da, 179-80
  rotina de Dave, 190-96
National Ambulatory Medical Care, 184
National Cattlemen's Beef Association, 130
National Cholesterol Education Program, 108
National Institutes of Health, 89, 150
National Osteoporosis Foundation (nof.org), 238
National Sleep Foundation, 62
National Yogurt Association, 110
Nattokinase, 158
Nozes, 99, 119
Nutrição, 87-162. *Veja também* gorduras alimentares; fibras; peixes; frutas;

carne; açúcar; suplementos; vegetais; água.
café-da-manhã, 100-110
cor em, 127-28
comer menos e, 144-47
adorar comer, 90-3
fontes fantásticas de, 145
alimentos para a longevidade, 137-43
recomendações, 253-54
Nutritiondata.com, 145

O que torna um médico ótimo? (questionário), 223-25
Obesidade. *Veja também* ganho de peso
gordura corporal correlacionada com, 165
café-da-manhã e, 101
cromo e, 161
grapefruit e, 138-39
xarope de milho de alta frutose e, 116-17
apnéia do sono e, 75
açúcar e, 115-16
gorduras trans e, 123
níveis muito mais altos do que os divulgados, 57
vegetarianismo e, 125
Óleo de açafrão, 120
Óleo de canola, 119, 120
Óleo de fígado de bacalhau, 118
Óleo de girassol, 120
Óleo de linhaça, 119
Óleo de milho, 120
Óleo de nozes, 119
Óleo de peixe, 118, 151
Óleo de semente de uva, 118
Ondas de calor, 83, 159
Open Water Rowing Club, 205
Orações, 72-3
Ordem de não ressuscitar (DNR), 214

Organicconsumers.org, 135
Organização Mundial de Saúde, 241
Orgasmo, 75, 78
Ornish, Dean, 77
Osteoartrite, 152
Osteocalcina, 161
Osteoporose, 111, 150, 231, 251. *Veja também* densidade óssea
beterraba e, 139
exercícios e, 168
couve-galega e, 143
carne e, 130
multivitamínicos e, 149-50
fatores de risco de, 238-39
exames para detecção de, 238
Otimismo, 86
Ovos, 107, 118
Oxford Vegetarian Study, 126
Oxidação, 139

Painel da tireóide, 229
Pâncreas, 98
Pancreatite, 233
Pão integral, 95, 96
Passa de uva, 101, 102
Pectina, 139, 141
Pedometer.com, 172
Pedômetro, 172
Peixes, 120, 133-37
Pêra, 99
Perda e controle de peso, 88-9
dietas e, 89
exercícios e, 167-68
fibras e, 95
saunas e, 197
vegetais marinhos e, 142
ingestão de água e, 112
yoga e, 185
Perfil de coagulação, 230
Perfil de fadiga, 232

Perfil metabólico, 229
Perricone, Nicholas, 153
Pesos livres, 178
Pesquisa de sangue oculto nas fezes (FOBT), 236
Pêssego, 99
Physicians Committee for Responsible Medicine, 126
Pilates, 176, 201-02
Pílulas para dormir, 65-6
Pimentões, 105
Pinhão, 147
Piridoxina. *Veja* vitamina B6.
Plano para diminuir sua idade, 253-60
   recomendações sobre condicionamento físico, 256-57
   recomendações sobre estilo de vida, 257-58
   recomendações sobre assistência médica, 258-60
   recomendações nutricionais, 253-55
   recomendações sobre suplementos, 256
Plasticidade do cérebro, 203-04
Plasticsurgery.org, 251
Polifenóis, 141
Pólipos no cólon, 143
Poluentes orgânicos persistentes (POPs), 136
Posição de ângulo restrito, 194
Posição de arco, 195
Posição de cobra, 194
Posição inclinada para frente, 194
Posição inclinada para o lado, 194
Posit Science (positscience.com), 208
Potássio, 106, 139, 157, 239
Power chute, 182
Pratt, Steven G., 141
Pré-diabetes, 231
Pré-hipertensão, 242-43
Prempro, 251

Prender a respiração, 31
Presbiopia, 241
Pressão sangüínea diastólica, 243
Pressão sangüínea, 137. Veja também hipertensão.
   diastólica e sistólica, 243
   exercícios e, 26
   fibras e, 95
   couve-galega e, 143
   baixa, 151
   casamento e, 85-86
   meditação e, 83
   ácidos graxos ômega-3 e, 119, 150
   laranja e, 140
   soja e, 140
   vitamina B12 e, 152
Pressão sistólica, 243
Probióticos, 111
Procter & Gamble, 123
Progesterona, 231, 245
Programa de computador para condicionamento físico, 204
Proporção de colesterol total/HDL, 166, 229-30
Protegendo a audição, 60
Proteína animal, 124, 126
Proteína C-reativa (PCR), 229, 233
Proteína, 124, 125-26, 145
Proteínas completas, 125-26
Proteínas incompletas, 125-26
Protetor solar, 240
Protocolo Bruce de esteira, 164
Psoríase, 119
Pterostilbene, 138
PumpOne (pumpone.com), 174
Purell, 248

4-hidroxi-trans-2-nonenal (HNE), 121
Quebra-cabeças Sudoku, 204-05
Quedas, 185

Quefir, 112
Queijo, 109, 121, 122
Quercitina, 138

Radicais livres, 97, 141, 144, 154
Ram Dass, 184
Reação de luta ou fuga, 83
Ready, Elizabeth, 175
Receitas médicas, 220
Redes de relacionamento social, 85-6
Redução na contagem de esperma, 83
Refeições em restaurantes, 145
Refrigerantes, 114
Relaxamento após os exercícios, 176, 181
Relógios biológicos, 67, 68
Remo, 202
Repolho, 143
Resgate do soldado Ryan, O (filme), 81
Resistência à insulina, 92, 99, 109, 160, 251
  ácido linoleico conjugado e, 131
  açúcar e, 111
  terapia da testosterona e, 247
Resposta de relaxamento, 83
Restaurantes de fast-food, 144
Retenção de água, 112
Rethman, Michael, 241-42
Retinopatia diabética, 241
Riboflavina, 151
Rice, Condoleezza, 199-200
Rins, 112, 130
Riso, 78-82
Ronco, apnéia do sono e, 75
Rotação dos tornozelos, 188
Rush Institute for Healthy Aging, 148

Safeway, 136
Salada, 127
Salix Pharmaceuticals, 235

Salmão selvagem, 136, 141
Salmão, 136, 141
SAMe, 86, 157
Saponina, 103
Sarcopenia, 165-66
Saturday Review, 78
Saudações ao sol, 186
Saúde ocular, 158
Sauna a vapor, 197-98
Saunas, 197
Saw palmetto para tratamento da próstata, 159
Saw palmetto, 159
Scientific American, 144
Screening de carótida, 237
Scripps Clinic, San Diego, 138
Selênio, 108, 132, 155
Sellmeyer, Deborah E., 130
Sementes de abóbora, 118
Sementes de gergelim, 118
Sementes, 96
Sensibilidade à insulina, 94, 100, 125, 165
Senso de objetivo, 86
Sentara Norfolk General Hospital Sleep Disorder Center, 63
Serotonina, 157, 170
Sexo para alívio da dor, 77
Sheppard, Judy, 201-02
Sinapses, 205
Síndrome do intestino irritável, 154
Síndrome do túnel do carpo, 250
Síndrome metabólica, 98, 157
Sistema imunológico
  exercícios e, 168, 179
  alho e, 140
  probióticos e, 110
  vitamina B6 e, 152
  vitamina C e, 156
Sleep Quest (sleepquest.com), 75

SleepMate, 68
Soja, 118, 141
Sonhos, 64
Sono REM. *Veja* movimentos oculares rápidos
Sono, 62-75
   quarto propício para, 68
   conseqüências da privação de, 63
   energia usada durante o, 64
   quantidade ótima de, 63-64
   REM, 64-65
Sopa, 146
Spark (exercício de bicicleta), 200
Sprewell, Latrelle, 202
Stafilococus aureus resistentes à meticilina (MRSA), 140
Starbucks, 175
StemEnhance, 159
Streeter, Tanya, 31
Suco de frutas, 95, 102
Suco de maçã, 99
Sulforafano, 140
Suor, 197-98
SuperFoods HealthStyle (Pratt and Matthews), 145
Suplementos para a longevidade, 150-58
Suplementos, 148-62
   atitudes do médico em relação aos, 221-22
   visão geral dos, 148-50
   probióticos, 111
   recomendações, 256
   como terapia alvo-dirigida, 158-62
   principais suplementos para a longevidade, 150-62
Sushi, 137, 143

Tabletes Visicol, 235
Taxa metabólica basal (TMB), 166
Taxas de mortalidade
   diabetes e, 115-16
   falta de exercícios e, 163-65
   sexo e, 75-6
   vegetarianismo e, 125-26
Taylor, Sadie, 57
Teanina, 161
Tédio, 59
Teeterhangups.com, 187
Teitelbaum, Jacob, 160
Televisão, 66, 72
Temperatura corporal interna, 168
Tenda do suor, 197-98
Terapia de reposição com hormônios bioidênticos, 251
Terapia de reposição de estrogênio. *Veja* Teste Antienvelhecimento, 15-50
Teste da Escala de Borg, 28-9
Teste de DNA, 245-46
Teste de exercícios, 163-64
Teste de QI para comprar alimentos, 91-93
Teste de subfrações de lipoproteína, 230
Teste de sulfato de DHEA, 231
Teste do Risco de Diminua sua idade, 79-80
Teste imunoquímico fecal (FIT), 236
testes diagnósticos, 234-42
Testes/questionários
   Antienvelhecimento, 15-50
   Da Escala de Borg, 28-9
   do Risco de Dimunua sua idade, 79-80
   de QI para comprar alimentos, 91-93
   O que torna um médico ótimo?, 223-25
Testosterona, 76, 162, 181, 217, 231, 245, 251
Testsymptomsathome.com, 245
TetraPak International, 111
Texas Monthly, 222

Tiamina, 151
Tireóide, 229
Tolerância ao açúcar no sangue, 167
Tomate, 105-06, 142, 160
Tomografia computadorizada (TC) cardíaca, 236
Tomossíntese digital, 237-38
Tortilhas, 108, 122
TPM, 83
Treinamento de resistência, 166-67, 180-86
Triglicerídeos, 117
    fibras e, 94
    grapefruit e, 138
    niacina e, 148, 151
    ácidos graxos ômega-3 e, 133, 136
    cebola e, 105
    gorduras saturadas e, 121
    exames de, 232-33
Trigo, 104
Triticale, 104
Trombose venosa profunda, 158
Tufts University, 168

Ubiquinona. *Veja* CoQ10.
Úlceras, 140, 143, 154
Union of Concerned Scientists, 131
Universidade da Califórnia, Berkeley Recreation Center, 202
Universidade da Califórnia, São Francisco, 130, 204
Universidade de Harvard, 94, 100-101
Universidade de Stanford, 163
University of East London, 140
University of Maryland Medical Center, 78
University of Maryland School of Medicine, 81
University of Toronto, 147
University of Wisconsin, 187
Uvas, 101-102

Vagnini, Frederic J. ("Dr. V" – autor)
    café-da-manhã do, 109-110
    jantar com, 133
    rotina de exercícios do, 173, 202-203
    terapia do riso e, 81
    mudanças no estilo de vida feitas por, 54-56
    sobre exames físicos, 228-231
Vagnini.com, 162
Vegans, 125, 126
Vegetais marinhos, 142
Vegetais
    cozidos vs. crus, 128
    fibras nos, 96
    importância dos, 124-26
    pigmentação dos, 127-28
    marinhos, 142
    tamanho da porção de, 124
    casca dos, 128
Vegetarianos, 125-26, 133, 153
Vinho, 114
Vinyasa yoga, 189
Virtual fitness trainers (virtualfitnesstrainer.com), 174
Vírus de herpes, 232
Vírus Epstein-Barr, 232
Vital Vittles 12 Grain, 95
Vitality101.com, 160
Vitamina B1, 151
Vitamina B12, 153
Vitamina B2, 151-52
Vitamina B3. *Veja* niacina.
Vitamina B5. *Veja* ácido pantotênico.
Vitamina B6, 152
Vitamina B7. *Veja* biotina.
Vitamina C, 156
Vitamina D, 155
Vitamina E, 155
Vitamina K, 161
Vitamina T, 77

Vitamina U, 143
Vitaminas do complexo B, 151-54
Vitaminas essenciais, 149
Volume de sangue bombeado por batimento cardíaco, 137
Volume sistólico, 137

Wakame, 142
Ware, J. Catesby, 63
Warfarina, 161
WebMD (webmd.com), 213
WebMD Health Manager, 213
Well, Andrew, 155
White Thunder, Vernell, 197
Whole Foods, 88, 102, 127
Williams, Roger, 197
Winfrey, Oprah, 236
Women's Health Initiative Low Fat Diet Study, 121
Women's Hospital, Boston, 134
Womentowomen.com, 232
Worldhealth.net, 225
World's Healthiest Foods, The (whfoods.com), 143

Xantelasma, 55
Xdrive.com, 213

Yoga, 57, 171, 176, 168, 185-87, 188-89
Tapetes de yoga, 188
Yogananda, Paramahansa, 188
Xarope de milho de alta frutose, 116-17
Yogasite.com, 171

Zeaxantina, 160, 161
Zinco, 150

Este livro foi composto na tipologia Minion,
em corpo 11.5/16.1, e impresso em papel offwhite 80g/m^2
no Sistema Cameron da Divisão Gráfica da Distribuidora Record.